临床护理技术

主　编　杨红艳　王晓春

副主编　闫　薇　郭松奇　李　爽

U0291199

人民卫生出版社
·北京·

图书在版编目（CIP）数据

临床护理技术 / 杨红艳，王晓春主编. -- 北京：
人民卫生出版社，2024. 9. -- ISBN 978-7-117-36787-5

I. R47

中国国家版本馆 CIP 数据核字第 2024XG6566 号

人卫智网	**www.ipmph.com**	医学教育、学术、考试、健康，购书智慧智能综合服务平台
人卫官网	**www.pmph.com**	人卫官方资讯发布平台

临床护理技术
Linchuang Huli Jishu

主　　编：杨红艳　王晓春
出版发行：人民卫生出版社（中继线 010-59780011）
地　　址：北京市朝阳区潘家园南里 19 号
邮　　编：100021
E - mail：pmph @ pmph.com
购书热线：010-59787592　010-59787584　010-65264830
印　　刷：北京市艺辉印刷有限公司
经　　销：新华书店
开　　本：889×1194　1/32　　**印张**：14.5
字　　数：348 千字
版　　次：2024 年 9 月第 1 版
印　　次：2024 年 10 月第 1 次印刷
标准书号：ISBN 978-7-117-36787-5
定　　价：52.00 元

打击盗版举报电话: 010-59787491　**E-mail**: WQ @ pmph.com
质量问题联系电话: 010-59787234　**E-mail**: zhiliang @ pmph.com
数字融合服务电话: 4001118166　**E-mail**: zengzhi @ pmph.com

编委名单 （按姓氏笔画排序）

王　健　哈尔滨医科大学附属第一医院
王　晶　哈尔滨医科大学附属第一医院
王晓春　哈尔滨医科大学附属第一医院
刘　爽　哈尔滨医科大学附属第一医院
刘春艳　哈尔滨医科大学附属第一医院
闫　薇　哈尔滨医科大学附属第一医院
关　震　哈尔滨医科大学附属第一医院
孙佳琦　哈尔滨医科大学附属第一医院
李　爽　哈尔滨医科大学附属第一医院
李伟鹤　哈尔滨医科大学附属第一医院
李丽辉　哈尔滨医科大学附属第一医院
李利平　哈尔滨医科大学附属第一医院
李明明　哈尔滨医科大学附属第一医院
杨红艳　哈尔滨医科大学附属第一医院
吴建南　哈尔滨医科大学附属第一医院
邱　辉　哈尔滨医科大学附属第一医院
张　萍　哈尔滨医科大学附属第一医院
张　琳　哈尔滨医科大学附属第一医院
张寓静　哈尔滨医科大学附属第一医院
林丽丽　哈尔滨医科大学附属第一医院
赵　娜　哈尔滨医科大学附属第一医院
郝谦依　哈尔滨医科大学附属第一医院
栗　丽　哈尔滨医科大学附属第一医院
高殿钰　哈尔滨医科大学附属第一医院
郭松奇　哈尔滨医科大学附属第一医院
郭建多　哈尔滨医科大学附属第一医院
接成刚　哈尔滨医科大学附属第一医院

前　言

　　护理技术是护理临床实践行为的核心内容，护士的技术水平直接决定护理服务的安全与质量。本书旨在为护理专业人员开展临床实践、规范护理行为、规避护理技术操作风险，提高护理质量与安全，提供最新、最全面的临床护理知识与技能，以满足人民群众日益增长的健康需求。本书涵盖临床护理50余项基本技术操作，包含操作标准、操作流程与操作目的、注意事项、并发症规避等相关知识。在现代医疗服务中，高质量的临床护理是确保患者满意度及治疗效果的重要因素之一。一支技术精湛、操作规范的护士队伍，不仅能提高患者的治愈率，还能增强患者对医疗机构的信任感。因此，我们致力于通过本书将理论与实践相结合，帮助护理从业者掌握关键的护理操作和技巧，从而更好地服务社会，守护大众健康。

　　作为护理人员，您是患者康复路上的守护者和伙伴。我们深知您的工作责任重大，也理解在忙碌的工作之余，不断学习和提升自己的难度。因此，我们力求使本书通俗易懂、实用性强，便于您在工作间隙也能高效学习。

　　最后，感谢参与编写的各位专家。同时在编写过程中难免存在不足之处，希望广大读者提出宝贵意见和建议，以便修订，不断完善。

编者

2024年4月

目　录

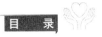

第1章

生命体征测量技术

一 适应证

需要获得患者生理状态的基本资料。

二 目的

判断体温、脉搏、呼吸、血压有无异常,为诊断、治疗、康复及护理提供依据。

三 物品准备

1. 治疗车上层　治疗盘、体温计、清洁容器2个(一个清洁容器为盛放已消毒的体温计,另一个为盛放测温后的体温计)、纱布、脉枕、治疗巾、表(带秒针)、血压计、听诊器、弯盘、记录本、洗手液、PDA扫描器。

【肛温测量要备棉签、卫生纸、润滑剂】

2. 治疗车下层　生活垃圾桶、医用垃圾桶、锐器回收盒。

四 操作步骤

(一)操作前准备

1. 核对医嘱　查阅病例,双人核对医嘱、执行单,用两种以上的方式核对患者的信息。

【需双人核对患者信息,并用两种以上方式】

2. 评估　评估患者病情、意识状态、配合程度,向清醒患者及家属解释该项操作的目的、配合方法、注意事项,询问患者 30min 内的进食、运动、用药等情况。

3. 病室环境　安全、整洁、安静、光线充足,环境适宜操作。注意保护患者隐私。

4. 护士准备　衣帽整洁,修剪指甲,七步洗手法洗手,戴口罩。

5. 用物准备　核对用物是否完好(体温计甩至 35℃ 以下,血压计内水银汞柱归零),以摆放整齐、省力为标准。

(二)操作中要点

1. 体温测量

(1)携用物至患者床旁,做好解释,取得患者配合。采取两种以上方式核对患者信息。

【避免影响体温测量的因素,如运动、进食、洗澡、冷热敷、冷热饮等】

(2)测口温:检查口温计(甩至 35℃ 以下)或可弃式体温计,将口表水银端斜放置于舌下热窝,指导患者闭紧口腔,勿用牙齿咬住体温计,用鼻部呼吸,测量 3min 取出口温计,擦干唾液,读数并记录,待消毒处理。

(3)测腋温:检查体温计(甩至 35℃ 以下),清洁腋下,指导患者屈臂过胸,将体温计水银端放于腋窝正中,夹紧体温计,测量 10min 取出体温计,读数并记录,待消毒处理。

(4)测肛温:检查肛温计(甩至 35℃ 以下),润滑肛表水银端,插入肛门 3~4cm(婴幼儿可取仰卧位,护士一手握住患儿双踝,提起双腿;另一手将已润滑的肛表插入肛门,婴儿 1.25cm、幼儿 2.5cm),注意保持测量体位,预防肛温计折断,测量 3min,取出肛温计,用消毒纱布擦净肛表,读数并记录,待消毒处理。

2. 脉搏测量

(1)携用物至患者床旁,做好解释,取得患者配合。采取两种以上方式核对患者信息。

(2)患者取卧位或坐位,手腕伸展,手臂放于舒适位置。

（3）护士用手指（示指、中指、环指）指端按压桡动脉（首选），按压力量适中，测量30s，异常者测量1min，记录脉率。

【若患者脉搏短绌，由2名护士同时测量，一人听心率，另一人测脉率，由听心率者发出"起"或"停"口令，计时1min】

3. 呼吸测量　继续触压脉搏，观察患者胸廓起伏运动（女性以胸式呼吸为主，男性和儿童以腹式呼吸为主），测量30s内呼吸次数（危重患者呼吸不易被观察时，用观察棉絮被吹动次数的方法，计时1min），记录呼吸次数。

4. 血压测量

（1）携用物至患者床旁，做好解释，取得患者配合。采取两种以上方式核对患者信息。

（2）协助患者取坐位或仰卧位，保持血压计零点与肱动脉、心脏在同一水平（坐位：平第4肋；仰卧位：平腋中线）。

（3）暴露患者手臂，手掌向上，测量血压。

（4）打开血压计，排空袖带内空气，平整置于上臂中部，下缘距肘窝2～3cm，松紧程度以能插入一指为宜。

（5）触摸肱动脉搏动，将听诊器胸件置于肱动脉搏动最明显处，一手固定，另一手握加压气球，关气门，充气至肱动脉搏动消失再升高20～30mmHg。

【充气不可过猛、过快，以免水银溢出或导致患者不适】

（6）缓慢放气，速度以水银柱每秒下降4mmHg为宜。

（7）听诊器出现的第一声搏动音，此时水银柱所指的刻度，即为收缩压；当搏动音突然变弱或消失，水银柱所指的刻度即为舒张压。

【眼睛视线保持与水银柱弯月面同一水平，若视线低于水银柱弯月面读数偏高，反之读数偏低】

（三）操作后处理

1. 整理用物，按垃圾分类原则处理用物。将使用后的体温计放入消毒液中，清水冲洗擦干后放入清洁容器中备用。

2. 七步洗手法洗手,摘口罩,记录。

(四)评价

1. 操作过程中评估、沟通,应体现对患者个性化的护理及人文关怀。

【操作过程中注重人文关怀】

2. 相关理论知识及并发症的规避。

五 注意事项

(一)测量生命体征前

测量生命体征前,若患者有剧烈运动、紧张、恐惧、哭闹等,应安静休息 20～30min 后再测量。

(二)测量体温

1. 根据病情选择合适的测温方法:

(1)婴幼儿、精神异常、昏迷、口腔疾患、口鼻手术、张口呼吸者禁忌口温测量。

(2)腋下有创伤、手术、炎症或出汗较多者,肩关节受伤或消瘦无法夹紧体温计者禁忌腋温测量。

(3)直肠或肛门手术、腹泻者禁忌肛温测量;心肌梗死患者不宜测肛温,以免刺激肛门引起迷走神经反射,导致心动过缓。

2. 测口温时,若患者不慎咬破体温计时,应立即清除玻璃碎屑,再口服蛋清或牛奶,以延缓汞的吸收。若病情允许,可食用粗纤维食物,以加速汞的排出。

3. 发现体温与病情不符时,及时查找原因并复测体温。

(三)测量脉搏

1. 不可用拇指诊脉(拇指动脉的搏动较强,易与患者的脉搏混淆)。

2. 测量脉搏时,应同时注意脉搏节律、搏动强弱等情况。

3. 异常脉搏应测量 1min(脉搏短绌患者应由 2 名护士同时测量心率及脉率)。

（四）测量呼吸

1. 呼吸易受意识控制，测量时应不使患者察觉。

2. 异常呼吸的患者或婴儿应测量 1min。

（五）测量血压

1. 对于需要密切观察血压者应做到"四定"，定时间、定部位、定体位、定血压计。

2. 测血压前 30min 内禁止吸烟或饮咖啡，需排空膀胱。

3. 正确选择测量肢体，有偏瘫者应选择健侧肢体。若一侧肢体正在输液或施行过手术，应选择对侧肢体测量。

4. 发现血压听不清或有异常时，应重新测量。待水银柱降至零点，片刻后再测量，必要时双侧对照。

5. 测量血压时，袖带松紧适度，衣袖不可过紧，不可隔袖测量，以免影响测量结果。

6. 测量血压时，充气不可过猛、过快，放气不可过慢、过快，以免影响测量结果。

六　相关知识

1. 成人体温的正常范围：口温 36.3～37.2℃，腋温 36.0～37.0℃，肛温 36.5～37.7℃。

2. 体温计的检查：在使用新体温计前或消毒体温计后，应对其进行检查。

方法：将全部体温计的水银柱甩至 35℃以下，于同一时间放入已测好的 40℃以下的水中，3min 后取出检查；若误差在 0.2℃以上、玻璃管有裂痕、水银柱自行下降，则不能使用；用纱布擦干合格的体温计，放入清洁容器内备用。

3.《中国高血压防治指南（2024 年修订版）》血压测量的要求：测量血压时，应相隔 30～60s 重复测量，取 2 次读数的平均值记录。如果收缩压或舒张压的 2 次读数相差 10mmHg 以上，应再次测量，取 3 次读数的平均值记录。

（刘　爽）

第 2 章

入院 / 出院护理技术

一 入院护理技术

患者入院护理是指患者经门诊或急诊医生诊查后,因病情需要住院做进一步的观察、检查和治疗时,经诊查医生建议并签发住院证后,由护士为患者提供的一系列护理工作。

(一)入院护理目的

1. 协助患者了解和熟悉环境,使患者能尽快熟悉和适应医院生活,消除紧张、焦虑等不良情绪。

2. 满足患者的合理需求,调动患者积极性,能够配合治疗和护理。

3. 做好健康教育,满足患者对疾病知识的需求。

(二)入院程序

入院程序是指门诊或急诊患者根据医生签发的住院证,自办理入院手续至进入病区的过程。

病区护士接到患者入院通知,根据患者病情做好接纳新患者的准备工作。与门诊或急诊护士就患者病情、所采取的或需要继续的治疗与护理措施、患者的个人卫生情况及物品进行交接。根据入院患者的病情及身体情况,协助患者进行必要的卫生处置。

(三)物品准备

病区护士接到住院处工作人员通知后,立即根据患者病情需要准备患者床单位。测量生命体征用物(体温:治疗盘、体温计、弯盘、纱布。脉搏:脉枕、治疗巾、表。呼吸:必要时备棉絮。血压：血压计、听诊器)、一览卡、床尾卡、清洁用品，必要时备急救物品。

【包括急救药物和急救设备】

（四）操作步骤

1. 操作前准备

（1）病室环境：安全、整洁、安静、光线充足，温湿度适宜，空气清新。

（2）床位准备：将备用床改为暂空床，急诊手术患者需改铺麻醉床，危、重症患者应安置在危重病室，并在床单上加铺橡胶单和中单。

（3）护士准备：衣帽整洁，修剪指甲，七步洗手法洗手，戴口罩。

（4）核对用物：是否完好备用，摆放整齐，一次性物品在有效期内。

【检查用物完好无破损，可以使用】

2. 操作中要点

（1）接待患者：了解患者入院原因、诊断，根据患者病情安排床位，介绍主治医生、责任护士、护士长。向患者说明护士的工作职责及将为患者提供的服务。

【消除患者的不安情绪，增强患者的安全感和对护士的信任感】

（2）通知主治医生诊查患者，必要时协助医生为患者进行体检、治疗。

（3）信息采集：填写电子病历及相关资料（一览卡、床尾卡等）。

（4）根据患者病情通知营养室准备膳食。

（5）为患者佩戴腕带标识，放置床尾卡。

（6）护理评估：协助患者取合适体位，测量生命体征，收集患者健康资料。

【通过评估，了解患者的身体情况、心理需要及健康问

题,为制订护理计划提供依据】

(7)介绍与指导:为患者介绍病区环境、作息时间及有关规章制度,指导床单位及相关设备的使用方法。

(8)执行入院医嘱及给予紧急护理措施。

3.操作后处理

(1)整理用物,按垃圾分类原则处理用物。

(2)七步洗手法洗手,摘口罩。

(3)告知患者相关知识,指导常规标本的留取方法、时间及注意事项。

4.评价

(1)操作过程中评估、沟通,体现对患者的个性化护理。

【操作过程中注重人文关怀】

(2)相关理论知识及注意事项。

(五)注意事项

1.协助患者办理入院手续,护士应以适宜的行动和语言消除患者紧张、焦虑等不良情绪,减轻其心理压力。

2.接到急诊患者的入院通知时,护士应立即通知医生做好抢救准备,并备好急救药物和急救设备,如急救车、氧气、吸引器、输液器具等。

3.入院评估时,对于不能正确叙述病情和需求的患者(如语言障碍、听力障碍患者)、意识不清的患者、婴幼儿患者等,需暂留陪送人员,以便询问患者病史。

4.密切观察患者病情变化,积极配合医生进行救治,并做好护理记录。

二 出院护理技术

通过医务人员的治疗和护理活动,患者病情好转、稳定、痊愈需出院或需转院(科),或不愿接受医生的建议而自动离院时,护士均应对其进行一系列的出院护理工作。同时指导出院患者如何巩固治疗效果,不断提高患者的自护能力,使其恢复并保持健康,提高生活质量。

（一）出院护理目的

1. 对患者进行出院指导,协助其尽快适应原工作和生活。

2. 经过指导,患者能遵照医嘱继续按时接受治疗或定期复诊。

3. 指导患者办理出院手续。

4. 清洁、消毒、整理床单位。

（二）出院准备

当医生根据患者康复情况决定出院日期,开写出院医嘱后,护士应做好下列工作:

1. 通知患者及家属 遵医嘱将出院信息告知患者及家属,指导并协助患者办理出院手续。

2. 健康教育 护士根据患者的康复情况,进行健康指导,告知患者出院后在休息、饮食、用药、功能锻炼和定期复查等方面的注意事项。

【可提供有关书面资料,便于患者或家属掌握知识、技能和护理要求】

3. 心理支持 护士应特别关注病情无明显好转、转院或自动离院的患者,并做好相应的护理。增进患者康复信心,以减轻患者焦虑情绪。自动出院的患者应在出院医嘱上注明"自动出院",并要求患者或家属签名认可。

4. 征求意见 征求患者及家属对医院医疗、护理等各项工作的意见,以便不断提高医疗护理质量。

（三）操作步骤

护士在患者出院当日应根据出院医嘱停止相关治疗并处理各种医疗护理文件,协助患者或家属办理出院相关手续,整理病室及床单位。

1. 医疗护理文件的处理

（1）执行出院医嘱:①停止一切医嘱;②撤去一览卡及床尾卡;③填写出院患者登记本;④体温单注明出院日期并

填写出院时间。

（2）按要求书写患者出院护理记录单。

（3）完成病历整理，交病案室保存。

2．患者的护理

（1）为患者解除腕带标识。

（2）协助患者整理用物，收回患者住院期间所借物品，并消毒处理。

（3）协助患者或家属办理出院手续。

3．病室及床单位的处理

（1）病室空气消毒，开窗通风。

（2）床单位处理：①整理、清洁及消毒床单位，撤去病床上的污被服，放入污物桶中，送相应科室消毒、清洗。②指导护理员用消毒液擦拭床旁桌、床旁椅及床。③床垫、床褥、棉胎、枕芯等用紫外线灯照射消毒或使用臭氧机消毒，也可置于日光下暴晒。④传染性疾病患者离院后，需按传染病终末消毒法进行处理。

（3）铺好备用床，准备接收新患者。

（四）注意事项

1．沟通过程中，体现对患者个性化的出院指导及人文关怀。

2．鼓励患者参与自我健康管理，建立良好的依从性。

3．指导患者识别可能的并发症或紧急状况，告知遇到问题时联系的途径和方式。

4．安全评估，如家中是否有适合患者康复的生活设施，确保患者居家安全。

5．护士应定期电话回访或门诊随访，了解患者在家中的恢复情况，对存在的问题给予及时指导和建议。

出院护理是一个系统化的过程，目的是保证患者出院后能够得到连续的照护，减少再入院率，促进康复，提高生活质量。每个环节都应细致周到，充分考虑患者个体差异和需求。

（李伟鹤）

第3章

晨 间 护 理

一 目的

1. 使患者整洁、舒适。
2. 观察和了解患者病情变化及心理反应。
3. 预防压力性损伤、肺炎等并发症。
4. 保持病室和床单位整洁、美观。

二 物品准备

口腔护理包、护理盒（棉签、50% 乙醇、手电筒、纸巾、指甲刀、小剪刀、梳子、床刷及床刷套）、治疗巾、大毛巾、小毛巾、弯盘、水壶、污水桶。

三 操作步骤

（一）操作前准备

1. 核对并评估患者　向清醒患者及家属解释该项操作的目的、配合方法、注意事项，以取得合作。
2. 病室环境　安全、整洁、安静、光线充足，环境适宜操作，注意保护患者隐私。
3. 护士准备　衣帽整洁，修剪指甲，七步洗手法洗手，戴口罩。
4. 用物准备　核对用物是否包装无破损、在有效期内，摆放整齐，以不违反无菌原则、省力为标准。

（二）操作中要点

1. 携用物至患者床旁，再次向清醒患者核对并指导配合，关闭门窗，遮挡患者，放下近侧床挡，协助患者取合适体位。

2. 给予患者口腔护理　具体方法详见第37章"口腔护理技术"。

3. 给予患者清洁面部　移开床旁桌、椅，拉起对侧床挡，备好温水，洗脸时先洗眼睑（由内眦向外眦擦洗），再洗额部、鼻翼、脸颊、耳廓、耳后至颌下，再用较干的毛巾擦洗一遍（注意洗净耳廓、耳后皮肤皱褶处）。

4. 给予患者清洁手部　协助患者侧卧，将大毛巾铺于床沿，脸盆放至于大毛巾上，轻轻擦洗前臂、手部（注意洗净指缝），同法擦洗对侧（必要时修剪指甲）。

5. 给予患者清洁背部　协助患者翻身背向护士侧卧，检查背部皮肤受压情况，调节水温，由上至下擦洗背部（边擦洗边按摩），再取50%乙醇按摩肩胛部、脊柱、隆突处、骶尾部、髋部（促进局部血液循环，预防压力性损伤），注意保暖，取下大毛巾。

6. 清扫床单位　从床头至床尾扫净床褥，具体方法可参考第7章"卧床患者更换床单技术"。

7. 给予患者梳头　拍松枕头并铺治疗巾于枕上，梳发顺序为先对侧再近侧（促进患者舒适、美观及头皮血液循环），梳头毕，卷出治疗巾。

（三）操作后处理

1. 整理用物，移回床旁桌、椅，酌情开窗通风。

2. 七步洗手法洗手，摘口罩，记录，给予相关指导。

（四）评价

1. 操作过程中评估、沟通，体现对患者个性化的护理及人文关怀。

【操作过程中注重人文关怀】

2. 相关理论知识及注意事项。

四 注意事项

1. 在晨间护理过程中应注意保护患者，防止患者受凉。

2. 为患者洗脸时应注意洗净耳廓、耳后的皮肤皱褶处。

3. 洗手时应洗净指缝。

4. 为患者擦背时，第一次分段擦洗，第二次边擦洗边按摩。

5. 在晨间护理的过程中应注意随时观察患者的病情变化。

（闫　薇）

第4章

晚 间 护 理

一 目的

1. 保持病室安静、整洁。
2. 使患者清洁、舒适，易于入睡。
3. 观察病情，满足患者身心需要。
4. 预防压力性损伤的发生。

二 物品准备

口腔护理包、护理盒（棉签、50% 乙醇、手电筒、纸巾、指甲刀、小剪刀、梳子、床刷及床刷套）、治疗巾、大毛巾、小毛巾、弯盘、水壶、洗脚盆、污水桶。

三 操作步骤

（一）操作前准备

1. **核对并评估患者** 向清醒患者及家属解释该项操作的目的、配合方法、注意事项，以取得合作。

2. **病室环境** 安全、整洁、安静、光线充足，环境适宜操作，注意保护患者隐私。

3. **护士准备** 衣帽整洁，修剪指甲，七步洗手法洗手，戴口罩。

4. **用物准备** 核对用物是否包装无破损、在有效期内，摆放整齐，以不违反无菌原则、省力为标准。

（二）操作中要点

1. 携用物至患者床旁，再次向清醒患者核对并指导配合，关闭门窗，遮挡患者，放下近侧床挡，协助患者取合适体位。

2. 给予患者口腔护理　具体方法详见第37章"口腔护理技术"。

3. 给予患者清洁面部　移开床旁桌、椅，拉起对侧床挡，备好温水，洗脸时先洗眼睑（由内眦向外眦擦洗），再洗额部、鼻翼、脸颊、耳廓、耳后至颌下，再用较干的毛巾擦洗一遍（注意洗净耳廓、耳后皮肤皱褶处）。

4. 给予患者清洁手部　协助患者侧卧，将大毛巾铺于床沿，脸盆放至于大毛巾上，轻轻擦洗前臂、手部（注意洗净指缝），同法擦洗对侧（必要时修剪指甲）。

5. 给予患者清洁背部　协助患者翻身背向护士侧卧，检查背部皮肤受压情况，调节水温，由上至下擦洗背部（边擦洗边按摩），再取50%乙醇按摩肩胛部、脊柱、隆突处、骶尾部、髋部（促进局部血液循环，预防压力性损伤），注意保暖，取下大毛巾。

6. 指导并协助患者清洁会阴部。

7. 给予患者清洁足部　备盛有热水的洗脚盆，铺大毛巾于双足下，洗脚盆置于大毛巾上，双脚浸泡其中，先擦洗患者双小腿，再搓洗患者双足（共擦洗两遍），取出洗脚盆，用大毛巾擦干双脚。

8. 清扫床单位　从床头至床尾扫净床褥，具体方法可参考第7章"卧床患者更换床单技术"。

9. 给予患者梳头　拍松枕头并铺治疗巾于枕上，梳发顺序为先对侧再近侧（促进患者舒适、美观及头皮血液循环），梳头毕，卷出治疗巾。

（三）操作后处理

1. 整理用物，移回床旁桌、椅，拉起双侧床挡。

2. 七步洗手法洗手，摘口罩，记录，给予相关指导。

3. 关闭病房的大灯,打开地灯。

(四)评价

1. 操作过程中评估、沟通,体现对患者个性化的护理及人文关怀。

【操作过程中注重人文关怀】

2. 相关理论知识及注意事项。

四 注意事项

1. 为患者擦背时,注意观察皮肤状况;动作敏捷,避免患者受凉。

2. 与患者交流时,了解患者睡眠情况。

3. 随时观察患者的病情变化。

4. 用热水泡脚时,注意水温适宜。

(闫　薇)

第5章

变换卧位技术

一 协助患者移向床头

（一）目的

协助滑向床尾而不能自行移动的患者移向床头，恢复舒适而安全的卧位。

（二）操作前准备

1. 评估患者并解释

（1）评估：评估患者的年龄、体重、病情、治疗情况，心理状态及合作程度。

（2）解释：向清醒患者及家属解释该项操作的目的、配合方法及注意事项，以取得合作。

2. 环境准备　整洁、安静、温度适宜、光线充足。

3. 护士准备　衣帽整洁、洗手，视患者情况决定护士人数。

4. 用物准备　根据病情准备好枕头等物品。

（三）操作步骤

1. 核对　核对床号、姓名、腕带。

【确认患者，避免差错】

2. 固定　固定床脚轮。

3. 安置　将各种导管及输液装置安置妥当，必要时将盖被折叠至床尾或一侧。

【避免导管脱落；视患者病情放平床头支架或靠背架，避免撞伤患者，将枕头横立于床头】

4. 移动患者

（1）一人协助患者移向床头法：适用于半自理的患者。

1）患者去枕平卧，枕头横立于床头，双手握住床头，双腿屈曲。

2）护士一手托肩，一手托大腿根部，护士在托起患者同时，嘱患者两脚蹬床面，挺身上移，使其移向床头。

（2）二人协助患者移向床头法：适用于不能自理或体重较重的患者。

1）患者去枕平卧，枕头横立于床头，双手握住床头，双腿屈曲。

2）护士两人分别站于床的两侧，交叉托住患者颈肩部和臀部，两人同时抬起患者移向床头。

【不可拖拉，以免擦伤皮肤；患者的头部应予以支持】

5. 舒适安全　放回枕头，视病情需要摇起床头或支起靠背架，保持管路通畅，协助患者取舒适卧位，整理床单位。

二 协助患者翻身侧卧

（一）目的

1. 协助不能起床的患者更换卧位，使患者感觉舒适。

2. 满足检查、治疗和护理的需要。

（二）操作前准备

1. 评估患者并解释

（1）评估：评估患者的年龄、体重、病情、治疗情况，心理状态及合作程度。

（2）解释：向清醒患者及家属解释该项操作的目的、配合方法及注意事项，以取得合作。

2. 环境准备　整洁、安静、温度适宜、光线充足。

3. 护士准备　衣帽整洁、洗手，视患者情况决定护士人数。

4. 用物准备　根据病情准备好枕头等物品。

（三）操作步骤

1. 核对　核对床号、姓名、腕带。

【确认患者，避免差错】

2. 固定　固定床脚轮。

3. 安置　将各种导管及输液装置安置妥当，必要时将盖被折叠至床尾或一侧。

【防止翻身时引起导管连接处脱落或扭曲受压】

4. 协助卧位　协助患者仰卧，两手放于腹部，双腿屈曲。

5. 翻身

（1）一人协助患者翻身侧卧法：适用于体重较轻的患者。

1）先将患者肩部、臀部移向护士侧床沿，再将患者双下肢移近护士侧的床沿。

【不可拖拉，以免擦破皮肤，注意应用节力原则】

2）一手托肩，一手扶臀，轻轻将患者转向对侧。

【必要时拉起床挡，防止坠床】

（2）两人协助患者翻身侧卧法：适用于体重较重或病情较重的患者。

1）两名护士站在床的同一侧，一人托住患者颈肩部和腰部，另一人托住臀部和大腿根部，同时将患者稍微抬起移向近侧。

【患者的头部应予以托持；两人动作应协调平稳】

2）两人分别托扶患者的肩、腰部和臀、大腿根部，将患者转向对侧。

6. 舒适安全　按侧卧位的要求，在患者背部、胸前及两膝间放置软枕，使患者安全舒适；必要时使用床挡。

【扩大支撑面，确保患者卧位稳定、安全】

7. 检查安置　检查并安置患者肢体各关节处于功能位置；各种管道保持通畅。

【促进舒适，预防关节挛缩】

8. 记录交班　观察背部皮肤并进行护理，记录翻身时间

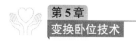

及皮肤状况,做好交接班。

三 注意事项

1. 根据患者的需要选择适当的卧位。

2. 注意保持患者维持良好的功能位置。

3. 移动患者时动作应轻柔,不可拖拉以免擦伤皮肤。

4. 协助患者翻身时注意节力。

5. 翻身时应注意为患者保暖并防止其坠床。

6. 二人协助患者翻身侧卧时注意动作协调轻稳。

7. 在翻身时注意观察患者病情与受压部位的情况,确定翻身间隔的时间。

8. 若患者身上有各种导管或输液装置时,应先将导管安置妥当,翻身后仔细检查导管是否有脱落、移位、扭曲、受压,保持导管通畅。

9. 为手术患者翻身前应先检查伤口敷料是否潮湿或脱落,确定敷料固定妥当后再行翻身,翻身后注意伤口不可受压。

10. 颈椎或颅骨牵引者,翻身时不可放松牵引,翻动时使头、颈、躯干保持在同一水平位,翻身后注意牵引方向、位置及牵引力是否正确。

11. 颅脑手术者,头部转动过剧可引起脑疝,导致患者突然死亡,故应卧于健侧或平卧。

12. 石膏固定者,应注意翻身后患处位置及局部肢体的血运情况,防止受压。

(闫 薇)

第6章

轴线翻身法

一 适应证

神经瘫痪、颅骨牵引、脊椎损伤、脊椎手术、脊椎不稳定、髋关节术后的患者床上翻身。

二 禁忌证

疾病处于危重期、生命体征不稳定的患者。

三 物品准备

1. 治疗车上层　软枕。
2. 治疗车下层　生活垃圾桶、医用垃圾桶、锐器回收盒。

四 操作步骤

（一）操作前准备

1. 核对并解释　核对医嘱，向清醒患者及家属解释翻身侧卧的目的、过程、方法及配合要点。

【需双人核对患者信息，用两种以上的方式】

2. 评估　评估患者年龄、体重、病情、治疗情况、心理状态等全身情况及合作程度，确定翻身方法和所需用物。

3. 病室环境　安全、整洁、安静、光线充足，环境适宜操作，注意保护患者隐私。

4. 护士准备　衣帽整洁，修剪指甲，七步洗手法洗手，戴口罩。

（二）操作中要点

1. 核对　携用物至患者床旁，再次向患者核对并解释，取得患者配合。

【PDA扫描核对患者信息】

2. 固定　固定床脚轮。

3. 安置　将各种导管及输液装置安置妥当，必要时将盖被折叠至床尾或一侧。

4. 协助卧位　协助患者仰卧，双手置于腹部，双腿屈曲。

5. 翻身

（1）二人协助患者轴线翻身法：适用于脊椎受损或脊椎手术后患者改变卧位。

1）移动患者：两名护士站于病床同侧，小心地将大单置于患者身下，分别抓紧靠近患者肩、腰背、髋部、大腿等处的大单，将患者拉至近侧，拉起床挡。

2）安置体位：护士绕至对侧，将患者近侧手臂置于头侧，远侧手臂置于胸前，两膝间放一软枕。

【翻转时勿使患者身体屈曲，以免脊柱错位】

3）协助侧卧：护士双脚前后分开，两人双手分别抓紧患者肩、腰背、髋部等处的远侧大单，由其中一名护士发口令，两人动作一致地将患者整个身体以圆滚轴式翻转至侧卧。

（2）三人协助患者轴线翻身法：适用于颈椎损伤的患者。

1）移动患者。

2）转向侧卧：翻转至侧卧位，翻转角度不超过60°，使患者头、颈、肩、腰、髋保持同一水平线。

【保持患者脊椎平直】

6. 放置软枕　检查患者受压情况，并将软枕分别垫于头下、肩到臀部、两膝之间。

【保持双膝处于功能位置】

7. 检查安置　检查患者肢体各关节保持功能位，各种管道保持通畅。

8. 记录交班　观察背部皮肤并进行护理,记录翻身时间及皮肤状况,做好交接班。

（三）操作后处理

1. 整理用物,按垃圾分类处理原则。

2. 七步洗手法洗手,摘口罩,记录。

（四）评价

1. 操作过程中评估、沟通,体现对患者个性化的护理及人文关怀。

【操作过程中注重人文关怀】

2. 相关理论知识及并发症的规避。

五　注意事项

1. 为患者翻身时应注意保持脊椎平直,翻身角度不可超过 $60°$。

2. 患者有颈椎损伤时,应由一名护士固定头部,勿扭曲或旋转患者头部,以免引起呼吸肌麻痹而死亡。

3. 翻身时注意保护患者,防止坠床。

4. 有牵引的患者翻身时注意保持牵引的有效性,不能放松牵引。

5. 根据病情及受压情况确定翻身间隔时间,并记录。

六　常见并发症及处理

（一）坠床

1. 处理措施

（1）护士立即到患者身旁,评估生命体征及病情,迅速通知医生;

（2）配合医生检查,正确搬运患者至床上,采取必要的急救措施;

（3）严密观察病情变化,及时向医生汇报;

（4）及时记录坠床的时间、原因、病情及处理措施和效果，认真做好交接班。

2．预防措施

（1）操作前告知患者，向患者说明轴线翻身的目的、并发症及注意事项，取得患者的配合；

（2）拉起床挡。

（二）继发性脊髓神经损伤

1．处理措施

（1）立即评估患者的意识、生命体征，询问有无手足麻木、运动减退或丧失等，并及时通知医生；

（2）配合医生检查，根据病情予以吸氧、心电监测，必要时采取急救措施；

（3）做好患者心理护理。

2．预防措施

（1）患者有颈椎损伤时，翻身必须由三人操作，勿扭曲或者旋转患者头部，固定头部的操作者，沿纵轴向上略加牵引，使头、颈随躯干一起缓慢移动；

（2）询问患者感受，如有不适应立即停止翻身，通知医生。

（三）植骨块脱落

1．处理措施

（1）立即通知医生；

（2）密切观察生命体征，尤其是呼吸情况、吞咽情况、肢体的感觉及反射情况；

（3）配合医生，做再次手术的准备；

（4）安抚患者情绪。

2．预防措施

（1）术后颈部制动，可将沙袋置于颈部两侧；

（2）翻身时头颈躯干保持在同一水平，侧卧时枕高应为肩的宽度，头、颈保持中立位，不可倾斜过伸或过屈；

（3）术前备氧气、吸引装置、呼吸气囊、气管切开包等于床旁。

（四）椎体关节突骨折

1. 处理措施

（1）立即缓慢降低翻身角度，使患者呈舒适卧位；

（2）通知医生查看，必要时行X线检查。

2. 预防措施

（1）翻身角度不可超过60°；

（2）翻身过程中患者突然主诉不适时，不可强行翻身。

（五）管道脱落

1. 处理措施

（1）普通引流管脱落后，护士应立即检查管道断端的完整性，通知医生换药，必要时协助医生做好重新置管的准备。

（2）胸腔闭式引流管脱落后，立即用凡士林纱布捂住引流口，用胶布牢固封闭，复查胸部X线，若报告结果正常，4～5日后取出凡士林纱布即可；如胸腔积血积气等无好转甚至加重，即没有达到拔除引流管的指征，则先用凡士林纱布封堵引流口，再重新选择原引流口邻近的肋间隙行胸腔闭式引流术。

（3）观察伤口渗血渗液情况及患者的生命体征。

（4）记录管道脱落的时间、原因及处理经过，做好交接班。

2. 预防措施

（1）妥善固定各管道，保证各管道有足够的长度；

（2）做好健康宣教，严防患者突然自行翻转；

（3）翻身时宜缓慢，将后路引流管置于患者背侧；前路引流管及导尿管置于患者腹侧。

（六）压力性损伤

1. 处理措施

（1）每1～2h翻身1次，做好交接班；

（2）做好饮食护理，保证每日摄入足量蛋白质＞100g，改善局部血液循环以促进创面愈合；

（3）淤血红润期压力性损伤可局部喷涂液体敷料（赛肤润）后外贴减压贴；炎性浸润期压力性损伤可先用络合碘消毒，待干后用减压贴盖住创面，以保护创面，渗液多时及时更换；

（4）对于溃疡期的压力性损伤，可行冲洗治疗，先用3%过氧化氢涡流式冲洗，再用生理盐水冲洗，以避免残留的过氧化氢对皮肤造成刺激；

（5）配合理疗，如红外线、激光疗法，照射时应防止烫伤。

2．预防措施

（1）进行压力性损伤的危险性评估，密切观察皮肤变化，对于压力性损伤的高危患者适当缩短翻身间隔时间；

（2）可使用气垫床、在骨突处喷涂赛肤润、贴减压贴等预防压力性损伤的发生；

（3）翻身时应避免拖、拉、推等动作，防止皮肤擦伤；

（4）大小便失禁、呕吐及出汗多的患者，应及时擦洗干净，做好皮肤护理，更换衣、裤，保持床褥柔软、干燥、平整无皱褶。

七 相关知识

1．护士应注意节力原则。

2．移动患者时动作应轻稳，协调一致，不可拖拉，以免擦伤皮肤。

3．翻身时应注意为患者保暖并防止坠床。

4．根据患者病情及皮肤受压情况，确定翻身间隔的时间。

5．若患者有各种导管或输液装置时，应先将导管安置妥当，翻身后仔细检查导管是否有脱落、移位、扭曲、受压，以保持导管通畅。

6．为手术患者翻身前应检查伤口敷料是否潮湿或脱落，如已脱落或被分泌物浸湿，应先更换敷料并固定妥当后再行翻身,翻身后注意伤口不可受压。

7. 颈椎或颅骨牵引者,翻身时不可放松牵引,并使头、颈、躯干保持在同一水平位翻动;翻身后注意牵引方向、位置及牵引力是否正确;颅脑手术者,头部转动过剧可引起脑疝,导致患者突然死亡,故应卧于健侧或平卧;石膏固定者,应注意翻身后患处位置及局部肢体的血运情况,防止受压。

（李利平）

第7章

卧床患者更换床单技术

一 适应证

由于各种原因卧床或无法移动的患者。

二 禁忌证

疾病处于危重期、生命体征不稳定的患者。

三 物品准备

护理车、枕套、被套、中单、大单、床刷、床刷套、洗手液、PDA扫描器。

四 操作步骤

（一）操作前准备

1. 核对并解释　向患者及家属解释该项操作的目的、配合方法、注意事项，以取得合作。

【需双人核对患者信息，用两种以上的方式】

2. 评估　评估患者病情、意识状态、配合程度，有无特殊治疗、有无活动限制，心理反应及合作程度；患者有无其他需要。

3. 病室环境　安全、整洁、安静、光线充足，环境适宜操作，注意保护患者隐私。

4. 护士准备　衣帽整洁，修剪指甲，七步洗手法洗手，戴口罩。

（二）操作中要点

1. 核对　携用物至患者床旁，再次使用 PDA 扫描器核对并解释，取得患者配合，酌情关闭门窗，拉起对侧床挡，移开床旁桌、椅，将枕头移向对侧，协助患者翻身侧卧（背向护士）。

【PDA 扫描核对患者信息】

2. 扫床（近侧）　从床头至床尾松开近侧各层床单，将污中单向上卷塞于患者身下，清扫橡胶中单并搭于患者身上，将污大单向上卷塞于患者身下，从床头至床尾扫净床褥。

3. 铺大单（近侧）　将清洁大单的中线与床中线对齐，先床头后床尾展开，近侧半幅大单按床头、床尾、中部的顺序先后拉紧铺好，塞于床垫下，将对侧半幅大单向下（内）卷塞于患者身下。

4. 铺中单（近侧）　放平橡胶中单，铺清洁中单，近侧中单同橡胶单一并拉紧塞于床垫下，对侧半幅中单向下（内）卷塞于患者身下，协助患者平卧，移枕头至近侧，拉起近侧床挡，放下对侧床挡，协助患者翻身侧卧于清洁侧。

【移动患者时注意安全，注意各种管路，避免意外脱出】

5. 扫床（对侧）　松开对侧各层床单，将污中单向上卷，放于床尾大单上，扫净橡胶单并搭于患者身上，将污大单向上卷，从患者身下取出，连同床尾中单放于污衣袋内，扫净床褥，取下床刷套。

6. 铺大单、中单（对侧）　自患者身下将清洁大单按床头、床尾、中部的顺序先后拉紧铺好，塞于床垫下，铺好橡胶单与中单一并拉紧塞于床垫下。

【大单、中单应平、整、紧、中线直、无皱褶】

7. 更换被套　松开盖被，协助患者平卧，解开被套系带，将清洁被套由床头铺至床尾，被尾上层打开 1/3，将棉胎在污被套内竖叠三折后按"S"形折叠拉出，放于清洁被套尾端开口处内，将棉胎套于清洁被套中，于床尾将被套棉胎拉平,由上至下撤去污被套放于污衣袋内,系好被套床尾系带。

【注意保暖;床挡保护,防止坠床】

8. 盖被　将被折成筒状,为患者盖好,拉起近侧床挡,放下对侧床挡,同法整理对侧。

9. 套枕套　取出枕头,换枕套,拍松枕头,放于患者头下,整理床单位,协助患者取舒适卧位,拉起床挡,移回床旁桌、椅,酌情开窗通风。

10. 移回床旁桌、床旁椅。

（三）操作后处理

1. 整理用物,将更换的床单、被套、枕套等送去清洗消毒。

2. 七步洗手法洗手,摘口罩,记录。

（四）评价

1. 操作过程中评估、沟通,体现对患者个性化的护理及人文关怀。

【操作过程中注重人文关怀】

2. 相关理论知识及并发症的规避。

五　注意事项

1. 卷使用过的中单、大单时,向上卷曲,污染面朝内。

2. 卷清洁的大单、中单时,向下卷曲,清洁面朝内。

3. 更换被套时,棉胎按"S"形折叠。

4. 护士在操作过程中保证患者的安全。

5. 操作过程中,护士应一边观察患者的反应,一边与患者交谈。

六　常见并发症及处理

（一）患者受凉、隐私被暴露

1. 处理措施

（1）注意保暖,加盖被服,病情允许可鼓励多饮温开水;

（2）患者出现感冒症状,遵医嘱治疗;

（3）给予患者心理安慰,缓解情绪,减轻忧郁。

2．预防措施

（1）操作前做好告知,以取得患者的配合;

（2）更换床单前,将室温调至合适的温度,拉好窗帘及床帘,关好房门;操作时,注意随时遮盖患者。

（二）管道牵拉、扭曲

1．处理措施

（1）患者诉疼痛时,立即检查是否由牵拉管道引起;

（2）若管道引流不畅,则检查管道是否折叠或受压,及时松解、拉直、妥善安置管道;

（3）若管道脱出,按管道脱出处理。

2．预防措施

（1）操作前告知患者配合操作的要点及注意事项;

（2）操作前,检查、妥善固定各管道;

（3）动作熟练,随时注意保护各管道。

（三）坠床

1．处理措施

（1）坠床后评估患者摔伤情况,迅速查看全身情况和局部受伤情况,根据医嘱做进一步的处理;

（2）医护人员要镇静,给患者及家属安全感,处理及时迅速,并注意保暖及保护隐私;

（3）予以安抚,减轻患者的恐惧心理。

2．预防措施

（1）操作前告知患者配合操作的要点,无操作人员指令勿自主移动;

（2）操作前根据患者情况使用相应的保护工具,如床挡、约束带等;

（3）操作中注意患者体位移动,防止坠床。单人操作时,不得将两侧床挡同时放下,操作者应站于放下床挡侧操作,以便时刻防护患者坠床。

（四）皮肤刮擦、破损

1. 处理措施　皮肤刮擦或破损处用络合碘消毒，保持创面清洁、干燥，一般无需其他特殊处理。

2. 预防措施

（1）操作前告知患者配合操作的要点，切勿自主移动，避免受伤；

（2）操作者移动患者动作轻柔，避免拖、拉；

（3）更换床单前将一切可能造成损伤的物品先搬离床边。

（五）污染无菌操作的环境

1. 处理措施

（1）若有局部炎症反应则遵医嘱及时对症处理；

（2）若发生输液反应，应立即停止输液或保留静脉通路并改换其他液体和输液器；

（3）立即报告医生并遵医嘱给药，保留标本送检并按有关程序对输液器及液体进行封存。

2. 预防措施

（1）在无菌操作前 30min 停止更换床单，每天用消毒水湿抹床及床头桌、椅，拖地；

（2）用无菌敷料覆盖患处及输液处。

七　相关知识

1. 护士规范操作，随时观察患者病情变化，一旦出现异常，立即停止操作，及时处理。

2. 保证患者安全、舒适，防止患者坠床或导管脱落。

3. 避免橡胶单外露，接触皮肤，引起患者不适。

4. 及时更换床单、被套、枕套，一般每周更换 1～2 次。

5. 预防交叉感染，采用一床一巾湿扫，用后消毒。

（李利平）

第8章

搬 运 法

一 适应证

不能自由活动的患者外出做各种检查、治疗、手术或进行室外活动。

二 禁忌证

疾病处于危重期、生命体征不稳定的患者。

三 物品准备

轮椅、平车、盖被、别针（根据使用盖被情况选择性使用）、PDA扫描器。

四 操作步骤

（一）操作前准备

1. 核对医嘱　核对患者，向清醒患者及家属解释该项操作的目的、配合方法、注意事项，以取得合作。

【需双人核对患者信息，用两种以上的方式】

2. 评估　评估患者病情、意识状态、配合程度。

3. 病室环境　安全、整洁、安静、光线充足，环境适宜操作，注意保护患者隐私。

4. 护士准备　衣帽整洁，修剪指甲，七步洗手法洗手，戴口罩。

（二）操作中要点

1. 核对　携用物至患者床旁，做好解释，取得患者配合，采取两种以上的方式核对患者信息。

【PDA 扫描核对患者信息】

2. 评估　根据患者病情，选择合适的搬运方法。

3. 搬运

（1）轮椅运送法：①推轮椅至患者床旁，再次向患者核对并解释，取得患者配合，移开床尾椅，轮椅移至床尾紧靠床沿，椅背与床尾平齐，固定轮椅；②打开盖被，协助患者屈膝，双手置于胸腹部，并移向近侧，嘱患者双手置于护士肩上，协助患者下床坐于轮椅上，背靠轮椅椅背并加以固定；③翻下脚踏板，协助患者双足置于脚踏板上，观察病情，无不适后，松开刹车，移回床尾椅，推出病室；④回病室，移开床尾椅，将轮椅推至床尾，使椅背与床尾平齐，固定轮椅；⑤解除患者固定，协助患者站起、转身、坐于床边；⑥协助取舒适体位，注意保暖，整理床单位，移回床尾椅。

（2）平车运送法：

1）挪动法：①推平车至患者床旁与床平行，大轮靠近床头，将制动闸制动，再次向患者核对并解释，取得患者配合；②打开盖被，协助患者将上身、臀部、下肢依次向平车移动；③协助患者在平车上躺好，盖好盖被，拉起护栏，松开制动闸，推出病室。

2）一人搬运法：①推平车至患者床旁，大轮靠近床尾，使平车与床成钝角，将制动闸制动，拉起对侧护栏，再次向患者核对并解释，取得患者配合，移开床旁椅；②打开盖被，搬运者一臂自患者近侧腋下伸入至对侧肩部，另一臂伸入患者臂下；患者双臂过搬运者肩部，双手交叉于搬运者颈后；搬运者抱起患者；③稳步移动，将患者放于平车中央，盖好盖被，拉起近侧护栏，松开制动闸，推出病室。

3）二人搬运法：①推平车至患者床旁，大轮靠近床尾，使平车与床成钝角,将制动闸制动,拉起对侧护栏,再次向患者核对并解释,取得患者配合,移开床旁椅;②打开盖被,搬运者甲、乙二人站在患者同侧床旁,协助患者将上肢交叉于胸前;③搬运者甲一手伸至患者头、颈、肩下方,另一手伸至患者腰部下方;搬运者乙一手伸至患者臀部下方,另一只手伸至患者膝部下方,两人同时抬起患者至近侧床边;④再同时抬起患者稳步向平车处移动,将患者放于平车中央,盖好盖被,拉起近侧护栏,松开制动闸,推出病室。

4)三人搬运法:①推平车至患者床旁,大轮靠近床尾,使平车与床成钝角,将制动闸制动,拉起对侧护栏,再次向患者核对并解释,取得患者配合,移开床旁椅;②打开盖被,搬运者甲、乙、丙三人站在患者同侧床旁,协助患者将上肢交叉于胸前;③搬运者甲双手托住患者颈、肩、背部;搬运者乙双手托住患者腰、臀部;搬运者丙双手托住患者膝部及双足,三人同时抬起患者至近侧床边;④再同时抬起患者稳步向平车处移动,将患者放于平车中央,盖好盖被,拉起近侧护栏,松开制动闸,推出病室。

5)四人搬运法:①推平车至患者床旁,大轮靠近床尾,使平车与床成钝角,将制动闸制动,拉起对侧护栏,再次向患者核对并解释,取得患者配合,移开床旁椅;②打开盖被,搬运者甲站于床头;搬运者乙、丙、丁分别站于病床和平车一侧,协助患者将上肢交叉于胸前;③搬运者甲双手托住患者头、颈部;搬运者乙双手托住患者肩胛部;搬运者丙双手托住患者腰、臀部;搬运者丁双手托住患者膝部及双足,四人同时抬起患者至近侧床边;④再同时抬起患者稳步向平车处移动,将患者放于平车中央,盖好盖被,拉起近侧护栏,松开制动闸,推出病室。

（三）操作后处理

1. 整理用物。

2. 七步洗手法洗手,摘口罩,记录。

（四）评价

1. 操作过程中评估、沟通, 体现对患者个性化的护理及人文关怀。

【操作过程中注重人文关怀】

2. 相关理论知识及并发症的规避。

五　注意事项

1. 使用前仔细检查轮椅、平车各部件的性能, 确保安全。

2. 寒冷季节, 注意为患者保暖。

3. 推轮椅时, 速度适宜, 随时观察患者病情。

4. 进出门时应先将门打开, 不可用轮椅或车撞门, 以免震动患者或损坏设备。

5. 搬运患者卧于平车时, 尽量使患者靠近搬运者, 动作轻稳, 协调一致。

6. 患者的头部卧于平车大轮端, 减轻颠簸与不适, 护士站在患者头侧, 便于观察病情。

7. 上下坡时, 患者头部应位于高处, 固定好患者, 保证患者舒适、安全。

8. 骨折患者, 根据病情在平车上垫木板, 并固定好骨折部位, 再搬运。

9. 颅脑损伤、昏迷患者卧于平车时, 将头偏向一侧。

10. 在搬运患者过程中, 保证输液和引流通畅, 妥善固定, 避免脱管。

六　常见并发症及处理

（一）擦伤患者

1. 处理措施

（1）皮肤擦伤后伤口予以清创对症处理, 预防感染发生;

（2）注意保持创面干燥、清洁, 不要沾水。

2. 预防措施

（1）搬运前告知患者操作目的、方法，取得配合；

（2）搬运患者时动作轻柔，避免拖、拉、推等动作。

（二）跌倒或坠地

1. 处理措施

（1）患者跌倒或坠地后，立即报告医生，协助评估患者意识、受伤部位与伤情、全身状况等；

（2）疑有骨折或肌肉、韧带损伤或脱臼的患者，根据跌伤的部位和伤情采取相应的搬运方法，保护伤肢不要因搬动再受伤害；协助医生完成相关检查，密切观察病情变化，做好伤情及病情的记录；

（3）患者头部跌伤，出现意识障碍等严重情况时，迅速建立静脉通道、心电监护、氧气吸入等，并遵医嘱采取相应的急救措施，严密监测生命体征、意识状态的变化；

（4）皮肤擦伤者按前述擦伤处理；

（5）皮下血肿可行局部冷敷，如出现皮肤破损，出血较多时先用无菌敷料压迫止血，再由医生酌情进行伤口清创缝合，遵医嘱注射破伤风抗毒素等；

（6）根据疼痛的部位协助患者采取舒适的体位，遵医嘱给予治疗，并观察效果和不良反应；

（7）做好患者及家属的安抚工作，消除其恐惧、紧张心理。

2. 预防措施

（1）使用平车、轮椅等前确保性能良好，患者上下平车、轮椅前先将闸制动；

（2）告知患者操作目的、方法，指导患者如何配合；

（3）搬运前正确评估患者意识状态、体重、病情与躯体活动能力及合作程度；

（4）选择合适的搬运法，如二人法、三人法等，多人搬运时，动作协调统一；

（5）搬运患者时尽量让患者靠近搬运者，动作轻稳；

（6）运送途中系好安全带；

（7）评估选择运送路线，避免坑洼不平路面；

（8）使用轮椅上下坡时，嘱患者手扶轮椅扶手，尽量靠后，勿向前倾或自行下车，以免跌倒，下坡时减慢速度，过门槛时翘起前轮，使患者的头、背后倾，以防意外发生；

（9）推车行进时，不可碰撞墙及门框，避免震动患者。

（三）导管脱出

1. 处理措施

（1）导管脱出后

1）立即通知医生，协助患者保持合适体位，安慰患者，消除紧张情绪；

2）脱管处伤口有出血、渗液或引流液流出时，对伤口予以消毒后用无菌敷料覆盖；

3）检查脱出的导管是否完整，如有管道断裂在体内，须进一步处理；

4）协助医生，必要时立即予以重新置管；

5）继续观察患者生命体征，并做好护理记录。

（2）根据脱落导管的类别采取相应的措施

1）胸腔闭式引流管与引流瓶连接处脱落时，立即夹闭引流管并更换引流装置；引流管从胸腔滑脱，立即用手捏闭伤口处皮肤，协助患者保持半坐卧位，伤口消毒处理后用凡士林纱布封闭，协助医生做进一步处理。

2）脑室引流管滑脱时，协助患者保持平卧位，避免大幅度活动，不可自行将滑脱的导管送回；脱管处伤口有引流液流出时，立即用无菌纱布覆盖，通知医生做相应处理，取引流管尖端送细菌培养。

3）如胃管不慎脱出，应及时检查患者有无窒息表现，是否腹胀；如病情需要，遵医嘱重新置管。

4）"T"型管脱落时，密切观察患者有无腹痛、腹胀、腹膜刺激征等情况，监测患者体温，告知患者暂禁食禁水。

5）导尿管脱落应观察患者有无尿道损伤征象,是否存在尿急、尿痛、尿血等现象;评估患者膀胱充盈度、能否自行排尿。

6）气管导管脱落时,立即用止血钳撑开气管切开处,确保呼吸道通畅,给予紧急处理。

7）经外周静脉穿刺的中心静脉导管(peripherally inserted central catheter,PICC)脱出时,评估穿刺部位是否有血肿及渗血,用无菌棉签压迫穿刺部位,直至完全止血;消毒穿刺点,用无菌敷贴覆盖;测量导管长度,观察导管有无损伤或断裂,如为体外部分断裂,可修复导管或拔管;如为体内部分断裂,立即报告医生并扎止血带于上臂,制动患者,协助医生在X线透视下确定导管位置,以介入手术取出导管。

8）发生导管接口处脱落,应立即将导管反折,对导管接口处两端彻底消毒后,再进行连接,并做妥善固定。

2．预防措施

（1）所有管路必须做好标记,妥善固定,严密观察各种导管是否固定妥当、通畅等;

（2）严格遵守操作规程,搬运前应认真检查导管接口处是否衔接牢固,做好导管保护,搬运时动作轻柔;

（3）若患者躁动,应用约束带约束,以防搬运中不配合导致导管脱落。

七　相关知识

1．搬运方法得当。搬运动作应轻巧、敏捷,步调一致,避免强拉硬拽振动等。

2．注意保护脊柱。疑有脊柱骨折时应注意始终保持脊柱的轴线位。

3．搬运途中注意安全。搬运过程中应注意观察患者的病情变化,防止皮肤压伤或缺血、坏死。将患者妥善固定在轮椅或平车上,防止头颈部扭曲或过度颠簸。

（李利平）

第9章

无 菌 技 术

一 目的

在执行医疗、护理技术过程中，防止一切微生物侵入机体和保持无菌物品及无菌区域不被污染。

二 无菌技术操作原则

（一）无菌持物钳

取放或传递无菌物品，保持无菌物品的无菌状态。

1. 严格遵守无菌操作原则。

2. 盛放持物钳的容器口径应大且有盖，且每个容器只能盛放一把无菌持物钳；取放无菌持物钳时应先闭合钳端，不可触及容器口边缘；使用过程中，始终保持钳端向下；如需到远处夹取无菌物品，应连同容器一起搬移，就地使用。

3. 无菌持物钳只能用于夹取或传递无菌物品（油纱布除外），不可用于换药或消毒皮肤。

4. 干燥保存时应 4h 更换 1 次。

5. 如为湿式保存，除注意上述外，还需注意：①消毒液要浸没持物钳轴节以上 2～3cm 或镊子长度的 1/2；②无菌持物钳及容器应每周清洁、消毒 2 次，同时更换消毒液；③使用频率较高的科室应每天清洁、灭菌（如门诊换药室、注射室、手术室等）；④取放无菌持物钳时不可触及液面以上容器内壁；⑤放入无菌持物钳时需松开轴节以利于钳与消毒液充分接触。

（二）无菌容器

用于盛放无菌物品并保持其无菌状态。

1．严格遵守无菌操作原则。

2．持无菌容器时应托住底部，手指不可触及无菌容器的内面及边缘。

3．从无菌容器取出的物品虽未使用也不可放回无菌容器。

4．无菌容器定期消毒灭菌；一经打开，记录开启日期及时间，使用时间不超过 24h。

（三）无菌包

从无菌包内取出无菌物品，供无菌操作用。

1．严格遵守无菌操作原则。

2．打开无菌包时手只能接触包布四角的外面，不可触及包布内面，不可跨越无菌区。

3．包内物品未用完，应按原折痕包好，注明开包日期及时间，限 24h 内有效。

4．包内物品超过有效期、被污染或包布受潮、破损，应重新灭菌。

（四）无菌溶液

保持无菌溶液的无菌状态，供治疗护理用。

1．严格遵守无菌操作原则。

2．不可将物品伸入无菌溶液瓶内蘸取溶液或直接接触瓶口倒液；已倒出的溶液不可再倒回瓶内。

3．已开启的无菌溶液瓶内的溶液，24h 内有效，余液只作清洁操作用。

（五）铺无菌盘

将无菌治疗巾铺在清洁、干燥的治疗盘内，形成一无菌区，放置无菌物品，以供检查、治疗、护理用。

1．严格遵守无菌操作原则。

2．铺无菌盘的区域必须清洁、干燥，无菌巾避免潮湿、污染。

3. 手、衣物等非无菌物品不可触及无菌面,不可跨越无菌区。

4. 铺好的无菌盘尽快使用,有效期不超过 4h。

（六）无菌手套

预防病原微生物通过医务人员的手传播。

1. 严格遵守无菌操作原则。

2. 手套大小合适,修剪指甲。

3. 戴手套时,手套外面不可触及非无菌物品和未戴手套的手;戴手套后双手始终保持在腰部或操作台面以上视线范围内;如发现手套破损或污染立即更换;脱手套时,应翻转脱下,避免强拉,手套外面勿触及皮肤;脱手套后应洗手。

4. 诊疗护理不同患者之间应更换手套;一次性手套应一次性使用。

5. 戴手套不能替代洗手,必要时进行手消毒。

三 物品准备

治疗盘、治疗碗、弯盘、无菌包、无菌治疗巾、无菌持物钳（镊）及容器、无菌纱布、棉签、安尔碘、无菌手套、无菌溶液、洗手液。

四 操作步骤

（一）操作前准备

1. 环境准备　安全、整洁、宽敞、平坦、光线充足。

2. 护士准备　衣帽整洁,修剪指甲,七步洗手法洗手,戴口罩。

（二）操作中要点

1. 无菌持物钳的使用

（1）开盖取钳:操作者的手固定在持物钳上 1/3 部分,闭合钳端,并将钳移至容器中央,钳端向下取出持物钳,关闭容器盖。

（2）持物钳使用后：闭合钳端，垂直放入容器，再打开钳端，使钳端与消毒液充分接触，以保持无菌。

2．无菌容器的使用

（1）检查标识：检查无菌物品名称及灭菌有效期，注明打开日期和时间，有效使用时间为24h。

（2）正确开盖：打开容器盖，平移离开容器，内面向上拿在手中或盖的内面向上置于稳妥处。

（3）夹取物品：应将容器盖子全部打开，用无菌持物钳从无菌容器内垂直夹取无菌物品，避免无菌物品触碰容器边缘而污染。

（4）正确合盖：取物后立即将盖由近向远或从一侧向另一侧盖严。

（5）持托容器：移动无菌容器时，应拖住底部。

3．无菌包的使用

（1）检查核对：查看无菌包名称、灭菌日期、有效期、灭菌指示胶带、包装完整、系带严紧、无潮湿或破损。

（2）放于清洁、干燥、平坦处，撕开粘贴。

（3）用拇指和示指揭开包布外角，再分别揭开左右两角，最后揭开内角，手不得触碰无菌区。

（4）用无菌持物钳夹出所需无菌物品，放在事先备好的无菌区内。

（5）如包内物品未用完，将无菌包按原折痕包好，标注开包日期及时间，开包后有效期24h。

4．无菌溶液的使用

（1）清洁瓶表面。

（2）核对检查：核对名称、检查药液质量（无沉淀、混浊、絮状物、变色等）、检查药液包装完好状态。

（3）消毒开瓶：启开密封瓶盖，按无菌技术的方法夹取棉签，消毒瓶塞边缘（两次）。

（4）冲洗瓶口：打开瓶塞，另一手握住溶液瓶标签处，倒

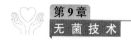
出少量溶液冲洗瓶口。

（5）倒出溶液：由原处倒出无菌溶液至无菌容器中。

（6）盖好瓶塞：取用后塞紧瓶塞，注明开瓶日期及时间（有效期24h）。

5. 铺无菌盘

（1）检查并打开无菌包（查看名称、灭菌标记、灭菌日期、有无潮湿、松散及破损）。取出无菌持物钳（镊）及容器，注明时间（有效期24h）。

（2）打开无菌治疗巾包，按无菌包的使用法取出治疗巾放于清洁治疗盘内。

（3）双手捏住治疗巾上层外面两角，将其双折平铺于治疗盘上，将上层扇形折叠至对侧，开口向外，注意手不可触及治疗巾的内面，根据需要将无菌物品放于无菌治疗巾内，双手反折捏住治疗巾两角外面，向下覆盖，将无菌治疗巾边缘对齐，开口处向上翻折两次，两侧边缘向下翻折一次。

（4）注明铺盘名称及时间，保持盘内无菌，铺好的治疗盘4h内有效。

6. 无菌手套的使用

（1）核对手套灭菌日期及包装完好，选择大小合适的手套。

（2）取出并戴好手套：①一次性提取法：分别捏住两支手套的反折部分，取出手套，将两只手套五指对准，先戴一只手，再将戴好手套的手指插入另一只手套的反折面，同法戴好；②分次提取法：一只手捏住一只手套的反折部分，取出手套，对准五指戴上，再以戴好手套的手指插入另一只手套的反折内面，取出手套，同法戴好。

（3）双手对合交叉调整手套的位置，检查手套是否完好。

（4）戴手套的手捏住另一手套口外面翻转脱下。

（5）已脱手套的手插入另一手套内口，向外翻转脱下。

（6）七步洗手法洗手，摘口罩。

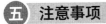

五 注意事项

（一）操作前准备

1. 无菌操作前 30min 通风，停止清扫地面，减少走动，以降低室内空气中的尘埃，操作区域要清洁、宽敞。

2. 操作者应修剪指甲，洗手，戴好帽子、口罩，必要时穿无菌衣、戴无菌手套。

（二）无菌物品保管

1. 无菌物品和非无菌物品应分别放置。

2. 无菌物品必须存放在无菌容器或无菌包内，无菌包外要注明物品的名称、灭菌日期，物品按日期先后顺序放置。

3. 定期检查无菌物品保存情况，无菌包在未污染的情况下，保存期一般以 7 日为宜，过期或包布受潮应重新灭菌。

（三）操作中保持无菌

1. 工作人员应面向无菌区域，手臂须保持在腰部水平以上，不可跨越无菌区，操作时，不可面对无菌区讲话、咳嗽、打喷嚏。

2. 用无菌钳取无菌物品，无菌物品一经取出，即使未使用，也不可放回无菌容器内，一套无菌物品，仅供一位患者使用，防止交叉感染。

3. 无菌操作中，无菌物品疑有污染或已被污染，不可使用，应予更换或重新灭菌。

六 相关知识

1. 无菌物品是指经过物理或化学方法灭菌后，未被污染的物品。

2. 无菌区域是指经过灭菌处理而未被污染的区域。

3. 非无菌物品／区域是指未经灭菌或经灭菌后被污染的物品或区域。

4. 无菌物品自无菌容器内一经取出，就认为是相对无菌，不可再放回，无菌区边缘向内 3cm 为相对无菌区。

　　5. 污染物品是指未经过灭菌处理，或灭菌处理后又被污染的物品。

（邱　辉）

第10章

洗 手 法

一 目的

清除手部皮肤污垢和大部分暂住菌，切断通过手传播疾病的途径。

二 洗手指征

1. 直接接触患者前后。

2. 无菌操作前后。

3. 处理清洁或无菌物品前。

4. 穿脱隔离衣前后，摘手套后。

5. 接触不同患者之间，或者从患者身体的污染部位移动到清洁部位时。

6. 处理污染物品后。

7. 接触患者的血液、体液、分泌物、排泄物、黏膜、破损皮肤或者伤口敷料后。

8. 接触患者周围环境后。

三 物品准备

流动水洗手设备、清洁剂、干手物品，必要时备护手液或直接备速干手消毒剂。

四 操作步骤

（一）操作前准备

1. 评估环境　安全、整洁、安静、光线充足。

2. 护士准备　修剪指甲，取下手表、饰物，卷袖过肘。

（二）操作中要点

1. 准备　打开水龙头，调节合适水流和水温。

【水龙头最好是感应式或用肘、脚踏、膝控制的开关；水流不可过大以防溅湿工作服，水温适当，太热或太冷会致使皮肤干燥】

2. 湿手　在流动水下，使双手充分淋湿。

3. 涂剂　关上水龙头并取适量清洁剂均匀涂抹至整个手掌、手背、手指和指缝。

4. 揉搓　认真揉搓双手15s，具体揉搓步骤为：

（1）掌心相对，手指并拢相互揉搓。

（2）掌心对手背沿指缝相互揉搓，交换进行。

（3）掌心相对，双手交叉指缝相互揉搓。

（4）弯曲手指使关节在另一掌心旋转揉搓，交换进行。

（5）一手握另一手大拇指旋转揉搓，交换进行。

（6）五个手指尖并拢在另一掌心中旋转揉搓，交换进行。

（7）揉搓手腕部至腕上10cm，交换进行。

5. 冲净　打开水龙头，在流动水下，由上至下彻底冲洗双手。

【流动水可避免污水污染双手，冲净双手时注意指尖向下】

6. 干手　关闭水龙头，以擦手纸巾或毛巾擦干双手，或在干手机下烘干双手，必要时取护手液护肤。

【避免二次污染，干手巾应保持清洁干燥，一用一消毒】

（三）评价

1. 正确掌握洗手指征、洗手步骤及操作方法。

2. 相关理论知识。

五 注意事项

1. 明确选择洗手方法的原则　当手部有血液或其他体液等肉眼可见污染时，应用清洁剂和流动水洗手；当手部没有肉眼可见污染时可用速干手消毒剂消毒双手代替洗手，揉搓方法与洗手方法相同；手部不佩戴戒指、手镯等饰物；认真清洗指甲、指尖、指缝和指关节等易污染的部位；冲洗双手时保持手指向下，使水流向指尖，避免沾湿衣裤；应当使用一次性纸巾或者干净的小毛巾擦干双手，毛巾应当一用一消毒。

2. 配备手卫生设施　手卫生设施是手卫生措施实施的物质基础，有效、便捷的手卫生设施可以有效提高手卫生的依从性。医院应在财力与物力上大力支持手卫生工作，建设或改善手卫生设施，尽量在病房、治疗室等都能设置洗手设施，以方便医务人员使用，提高手卫生依从性。

3. 定期开展培训　医疗机构应定期开展广泛的手卫生培训，培训形式和内容应根据培训对象不同而调整，使广大医务人员能掌握必要的手卫生知识和技能，提高其无菌观念和自我保护意识，保证手卫生的效果。

4. 加强监督指导　医疗机构应加强对临床、医技部门及其他部门的手卫生监督，包括对手卫生设施的管理，对照世界卫生组织提出"手卫生的五个重要时刻"（接触患者前；进行无菌操作前；接触体液后；接触患者后；接触患者周围环境后）开展对医务人员的指导与监督，提高手卫生的依从性。

5. 开展效果监测　应加强手卫生的效果监测，每季度对手术室、产房、导管室、层流洁净病房、骨髓移植病房、器官移植病房、重症监护病房、新生儿室、母婴室、血液透析病房、烧伤病房、感染疾病科、口腔科（门诊及病房）等部门工作的医务人员进行手消毒效果监测；当怀疑医院感染与医务

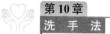
人员手卫生相关时,应及时进行监测,并进行相应的致病微生物检测。卫生手消毒后,监测的细菌菌落数≤10cfu/cm²;外科手消毒后,监测的细菌菌落数≤5cfu/cm²。

（栗　丽）

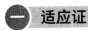

第11章

注射基本技术

一 适应证

需要药物迅速发挥作用或因各种原因不能经口服给药的患者。

二 注射原则

（一）严格遵守无菌操作原则

1. 注射场所空气清洁，符合无菌操作要求。

2. 注射前护士必须修剪指甲、洗手、戴口罩、衣帽整洁。

3. 注射器内壁、活塞轴、乳头、针梗、针尖及针栓内壁必须保持无菌。

4. 注射部位皮肤按要求进行消毒。

（二）严格执行查对制度

做好"三查七对"；检查药物质量；如同时注射多种药物时，应注意有无配伍禁忌。

【三查：操作前、操作中、操作后。七对：床号、姓名、药物名称、药物浓度、药物剂量、用药时间、用药方法】

（三）严格执行消毒隔离制度

注射时做到一人一套物品；所用物品应按消毒隔离制度处理；对一次性物品应按规定处理，不可随意丢弃。

（四）选择合适的注射器和针头

根据药物的剂量、黏稠度和刺激性的强弱选择合适的注射器和针头；注射器应完整无损，不漏气；针头锐利、无钩、不弯曲,型号合适;注射器和针头衔接紧密。一次性注射器须在有效时间内使用,且包装须密封,不漏气。

（五）选择合适的注射部位

注射部位应避开神经、血管处(动、静脉注射除外),不可在炎症、瘢痕、硬结、皮肤受损处进针,对需长期注射的患者应有计划的更换注射部位。

（六）现配现用注射药液

药液在规定注射时间临时抽取,即刻注射,以防药物效价降低或被污染。

（七）注射前排尽空气

注射前必须排尽注射器内空气,特别是动、静脉注射,以防止气体进入血管形成栓塞。排气时防止药液浪费。

（八）注药前检查回血

进针后、注射药液前,检查有无回血。动、静脉注射必须见有回血后方可注入药液。皮下、肌内注射如有回血,需拔出针头重新进针。

（九）掌握合适的进针角度和深度

根据注射法的准备,掌握不同的进针角度和深度;进针时不可将针梗全部刺入注射部位。

（十）应用减轻患者疼痛的注射技术

可分散患者的注意力,取合适体位;注射时做到"两快一慢加匀速";注射刺激性较强的药物时,应选用细长针头,进针要深;若需同时注射多种药物,先注射刺激性较弱的药物,再注射刺激性较强的药物。

三 物品准备

1. 治疗车上层　治疗盘、弯盘、注射药液(按医嘱准备)、稀释液、注射器、无菌棉签或纱布、安尔碘、治疗碗、医嘱卡、砂轮、启瓶器、手消毒液,静脉注射时备止血带。

【可使用的消毒剂包括(不限于):碘酊与异丙醇复合制

剂，葡萄糖酸洗必泰，聚维酮碘与乙醇复合制剂，碘、醋酸氯己啶与乙醇复合制剂，75% 医用酒精等】

2. 治疗车下层　锐器回收盒、医用垃圾桶、生活垃圾桶。

四　操作步骤

（一）操作前准备

1. 核对医嘱　查阅病例，双人核对医嘱、输液贴；用两种以上的方式核对并确认患者信息。

【需双人核对患者信息，用两种以上的方式】

2. 评估　评估患者病情、用药史、过敏史、家族史；意识状态、心理状态、配合程度；穿刺处皮肤及动、静脉血管状态；向患者及家属解释该项操作的目的、配合方法、注意事项、操作过程，以及可能的风险等。

3. 病室环境　安全、整洁、安静、光线充足，环境适宜操作，有暴露操作注意保护患者隐私。

4. 护士准备　衣帽整洁，修剪指甲，七步洗手法洗手，戴口罩。

5. 核对用物　一次性物品：包装无破损、无潮染，在有效期内；摆放整齐，以不违反无菌原则、省力为标准；核对医嘱与输液贴一致，粘贴输液贴。

【根据不同的注射法选择适合的注射器和针头】

（二）抽吸药液

1. 自安瓿内吸药法

（1）核对并检查药液：核对床号、姓名、药名、剂量、浓度、时间、用法，检查瓶体是否完好、药液质量等。

（2）将安瓿尖端药液弹至底部，砂轮锯瓶颈一周，检查并打开安尔碘及棉签，记录开启日期时间。

（3）消毒瓶颈至尖端消毒两次，用无菌纱布包裹并折断安瓿。

（4）检查并打开注射器，固定针头，取下护针帽。

（5）针头斜面向下吸取药液至吸净药液。

（6）再次核对并排气。

（7）七步洗手法洗手，摘口罩。

2．自密封瓶内吸药法

（1）核对并检查药液：核对床号、姓名、药名、剂量、浓度、时间、用法，检查瓶体是否完好、药液质量等。

（2）开启瓶盖，检查并打开稀释液，记录开启日期、时间及用途。

（3）检查并打开安尔碘及棉签，记录开启日期时间，消毒药液及稀释液瓶口消毒两次。

（4）检查并打开注射器，固定针头，取下护针帽。

（5）吸取稀释液至需要量，排气并核对稀释液剂量。

（6）将稀释液注入药瓶内，待药液充分溶解后吸取药液。

（7）再次核对并排气。

（8）七步洗手法洗手，摘口罩。

【操作过程中严格遵守无菌操作原则，保持药液不被污染】

五 注意事项

1．严格执行注射原则。

2．根据药液的性质抽取药液。

3．抽药时不能用手握住活塞体部，以免污染药液。

4．从安瓿内吸取药液时，针头斜面应向下放于液面下。

（李明明）

第 12 章

静脉输液技术

一 适应证

1. 补充水分及电解质。

2. 抢救。

3. 营养支持。

4. 药物输注。

二 禁忌证

1. 绝对禁忌证　静脉输液治疗无绝对禁忌证。

2. 相对禁忌证

（1）凝血功能障碍或有出血倾向的患者。

（2）穿刺部位皮肤感染的患者。

（3）患静脉炎的患者。

（4）不合作或精神障碍的患者（如躁狂、有自虐倾向）。

三 穿刺部位

根据患者的病情和输液治疗目的选择：

1. 外周静脉（头颈部或四肢静脉等）。

2. 中心静脉（上腔或下腔静脉等）。

四 输液前准备

1. 用物准备　根据患者的年龄、病情轻重、血管的粗细、液体的种类、药物的成分、用药目的等,选择输液器和大小型号适宜的穿刺针,以及安全有效的固定工具。

2.宣教 对患者进行必要的宣教,告知患者静脉输液治疗的相关注意事项,解答疑问,帮助其消除焦虑等情绪。

3.清洁皮肤 对需要进行静脉输液治疗的部位进行皮肤的清洁和消毒,减少感染风险。

五 操作步骤

(一)操作前准备

1.操作人员准备相关物品,七步洗手法洗手,戴好口罩。

2.根据患者的病情和输液治疗目的选择穿刺部位。

3.患者输液前排尿或排便,并取舒适卧位,暴露穿刺部位。

(二)操作中要点

1.核对 采取两种以上的方式核对患者信息,核对患者姓名、医嘱单是否相符。

2.体位 协助患者取合适体位,取平卧位或坐位。

3.确定穿刺部位 若为外周静脉输液,可将治疗巾置于穿刺部位的肢体下,用碘伏或酒精等对穿刺部位进行消毒;如为中心静脉输液,需在消毒之后铺无菌洞巾,采用利多卡因等进行局部麻醉。

4.配制液体 配制液体要严格执行无菌技术操作和"三查七对"制度,了解药物配伍禁忌,尽量做到现配现用,避免使用不合格药液,防止发生输液反应或对血管的损伤。配药时最好做到一瓶一针一管,且建议采用带侧孔的圆锥形针头配液,该针头无斜面,不易带入橡皮塞碎屑,这样既可以减少配药过程针头带入的安瓿胶塞微粒,又可以减少针头反复使用后在锐利度与牢固方面产生的问题。

5.操作技巧 首先将茂菲滴管倒置,打开调速器,使液体自然滴入滴管内。当管内液平面达 1/2～2/3 时,折叠滴管下端输液管,转正滴管,使滴管倾斜 45° 左右,再松开折叠处,慢慢放下输液管,使液面下降。待液体流至终端过滤器时,将过滤器倒置成90°,等液体完全通过过滤器时,再翻转过滤器,使液体缓慢向下排出至输液针头2～3滴即可,最后关上调速器。新排气法中,应注意使茂菲滴管倾斜45°左右,液体下流时方向有改变,缓解了水流冲击,不易产生气泡;将输液器终端过滤器倒置,减少了气体与滤过膜接触的面积,液体可完全通过过滤器,杜绝了残留气体的产生。新的排气方法明显提高了一次性排气的成功率,节约了护理人员的操作时间。

6.穿刺技巧　静脉穿刺成功与否与患者血管粗细、位置、弹性、显露程度等多因素有关,但操作者的穿刺技巧是提高静脉输液质量的重要保证。要使穿刺达到无痛或微痛、快速准确的质量标准,就必须掌握一些技巧,比如选择手背静脉穿刺时,不宜握拳,因握拳后静脉易嵌入掌骨之间,暴露不明显,应先扎止血带,再让患者手背轻握呈弓形,护士左手拇指在上轻握其手心,拇指绷紧注射部位下端皮肤并压住静脉下端穿刺。由于护患两手相握,不但有助于患者精神放松,同时起到制动作用。另外,关于静脉穿刺进针角度的探讨,研究发现静脉穿刺时针头与皮肤之间呈60°时,进针速度快,患者痛感较低。

7.固定技巧　输液针头及导管的固定是保证输液通畅的关键。传统的针头固定是交叉蝶形胶布固定法。另外还有一侧滚动法固定,即先粘贴一侧皮肤,拉紧胶布至对侧皮肤,这样可以使胶布处于紧张状态,保证不松动。然而,此法的不足之处是由于固定部位皮肤过度绷紧给患者带来不适。故目前多以输液贴取代胶布,因其遵循了无张力粘贴原则,敷料中央始终对准穿刺点,由中央向周围按压整片敷料,使之与皮肤紧贴又不至于使皮肤过度绷紧,避免一侧滚动法固定所造成的胶布粘贴部位皮肤的张力性损伤。另外,对于婴儿或意识不清等合作欠佳的患者,还要注意穿刺部位肢体的妥善固定,可用小夹板固定关节部位等;外周静脉穿刺时,可将柔软的毛巾或圆筒状纸巾垫于患者的腕部或握于掌心等,既可减少输液时肢体的剧烈活动致针头脱出和液体外渗,又可提高输液过程中患者舒适度。

8. 更换液体技巧　输液过程中,经常需要多瓶药液,更换液体时如液体瓶内加入其他药物,其压力与大气接近或大于大气压,应先将瓶口向上,插输液器,待片刻排出空气后再倒挂在输液架上。这样可避免液体由通气管流出从而减少药物剂量而影响治疗效果。掌握更换输液技巧,还可避免造成药物浪费和预防滴管内液面降低或滴空使空气进入静脉造成安全隐患。

9. 拔针技巧　最佳拔针时间是在滴壶内液体滴完,输液管中液面下降速度明显减慢或停止时。快速拔针后立即用拇指顺血管方向按压针眼。由于进针角度及针梗走行方向不同,针尖刺入血管针眼要比皮肤肉眼所见针眼相差 0.2～0.5cm,为了止血,血管针眼和皮肤针眼都需要得到有效按压。按压针眼切忌边压边揉,反复揉按可使已凝血的血管针眼重新出血。凝血机制正常的患者连续按压时间为 2～3min,最佳按压时间为 3～6min;凝血机制欠佳或用抗凝血药物患者需按压 15min 以上。

(三)操作后处理

1. 整理用物,按垃圾分类处理原则。

2. 七步洗手法洗手,摘口罩,记录。

(四)评价

1. 操作过程中评估、沟通,体现对患者个性化的护理及人文关怀。

2. 相关理论知识及并发症的规避。

六　注意事项

1. 严格执行查对制度及无菌技术操作原则。

2．监测与检查　监测患者的穿刺部位，是否存在出血或出现敷贴或胶带脱落等现象。

3．护理注意事项　静脉输液治疗的穿刺部位应避免剧烈运动或用力过度；患者在拔除针头后24h内应保持穿刺点处于干燥状态，避免接触水、污染物，以免造成感染。

4．用物处置　使用后的注射器针头等锐器物应当直接放入利器盒内或毁形器内进行安全处置，注射器针筒、棉签等其他医疗废物放入黄色医疗废物袋中，医疗废物与生活垃圾分类收集存放。

5．饮食营养　建议患者清淡饮食，避免辛辣、刺激的食物。适当增加维生素的摄入，如新鲜的蔬菜、水果。根据所输注的药物特性对患者进行宣教，如输注头孢类药物后，还需避免饮酒或含酒精类的饮料。

七　常见并发症及处理

（一）发热

发热是静脉输液治疗常见的并发症，与输入致热物质有关，包括操作过程未严格执行无菌操作、输注的药品不纯、输液器消毒不严或被污染、输液速度过快等。首先检查穿刺部位及输液系统有无异常；如发生输液反应，则应立即停止输液，通知医生，进行物理降温等对症治疗，必要时应用激素或抗组胺类药物等治疗。

（二）过敏

常见于首次静脉输注某些药物时，包括抗生素、抗肿瘤药、化学治疗（简称化疗）药物等。出现过敏的患者需立即停用当前药物，并更换输液管路，采用生理盐水等维持静脉通路，并采用糖皮质激素等药物进行抗过敏治疗。

（三）静脉炎

与长期输注高浓度、刺激性较强的药液，或静脉内放置塑料导管时间过长等因素有关，可表现为静脉穿刺部位疼痛、肿胀、出现红斑、硬结等。出现上述症状后立即停止输液，将患肢抬高、避免肢体活动，促进静脉回流缓解症状。局部应用50%硫酸镁湿敷，或采用超短波理疗等。

（四）急性肺水肿

常与输液速度过快、输注液体量过多，或患者自身合并心肺功能不良等情况相关。出现急性肺水肿时，应立即停止输液并告知医生紧急处理，包括取端坐位，双腿下垂，高流量吸氧，给予镇静、平喘、强心、利尿、扩血管等治疗，必要时行气管插管辅助呼吸。

（五）空气栓塞

空气栓塞的发生与输液导管内空气未排尽、导管连接不紧、穿刺点封闭不严密、输液完成未及时更换药液或拔针等有关。出现空气栓塞的患者应立即取左侧卧位，保持头低足高位，同时给予高流量吸氧，纠正缺氧状态等。

八 相关知识

1. 静脉输液治疗结束后需按压穿刺部位避免出血，若未出现相关并发症，穿刺部位通常可以逐渐愈合并恢复正常。

2. 后续治疗主要为冲管护理。一般根据患者的疾病种类、静脉血管及用药情况等选择适宜的冲管方式，如生理盐水脉冲式冲管。

3. 日常生活调整。患者应保持规律的作息，避免熬夜，身体恢复后可进行适量运动。注意个人卫生，避免经常用手触摸穿刺部位。避免过大的精神压力，减少焦虑等不良情绪。

（王　晶）

第 13 章

静脉输血技术

一 适应证

1. 补充血容量，改善血液循环。

2. 增加血红蛋白含量，纠正贫血。

3. 补充血浆蛋白，增加蛋白质，改善营养状况，维持血浆胶体渗透压。

4. 补充血小板和各种凝血因子，改善凝血功能。

5. 补充抗体、补体等血液成分，增强机体免疫力。

二 禁忌证

1. 穿刺部位有感染为绝对禁忌证。

2. 有明显出血倾向为相对禁忌证。

三 输血部位

常选用前臂静脉和手背静脉等，尽量选择粗、直且弹性好的血管。

【首选前臂静脉】

四 物品准备

1. 治疗车上层　治疗盘、皮肤消毒剂、棉签、一次性输血器、输血单、血液制品、生理盐水、输液贴或胶布、无菌手套、一次性垫巾、止血带、医嘱核对卡、PDA 扫描器、弯盘、手消毒液。

【可使用的消毒剂包括(不限于):碘酊与异丙醇复合制剂,葡萄糖酸洗必泰,聚维酮碘与乙醇复合制剂,碘、醋酸氯己啶与乙醇复合制剂,75%医用酒精等】

2. 治疗车下层　生活垃圾桶、医用垃圾桶、锐器回收盒。

五　操作步骤

(一)操作前准备

1. 核对医嘱　查阅病例,双人核对医嘱、输血单、血液制品,"三查八对",使用 PDA 签收血液制品;用两种以上的方式核对并确认患者信息。

【需双人核对患者信息,用两种以上的方式】

【三查:血液的有效期、血液的质量、血液的包装】

【八对:姓名、床号、住院号、血袋号、血型、交叉配血试验结果、血液种类、血量】

2. 评估　评估患者病情、治疗情况、既往输血史、生命体征、穿刺部位、患者心理、意识状态、配合程度,穿刺处皮肤及静脉血管状态,向患者及家属解释该项操作的目的、配合方法、注意事项、操作过程、可能的风险等并取得合作。

3. 病室环境　安全、整洁、安静、光线充足,环境适宜操作,注意保护患者隐私。

4. 护士准备　衣帽整洁,修剪指甲,七步洗手法洗手,戴口罩。

5. 用物准备　核对用物是否包装无破损、在有效期内可以使用,摆放整齐,以不违反无菌原则、省力为标准;核对输血医嘱与输血单一致,粘贴输血条码。

(二)操作中要点

1. 核对　携用物至患者床旁,再次使用 PDA 核对并解释,取得患者配合,向患者解释输血的目的及输血过程中的注意事项。床边由两名护士再次按"三查八对"进行核对,并将血袋标签取下贴于配血单上,准确无误后实施输血,两人签名。

【PDA扫描核对患者信息】

2. 体位　协助患者取合适体位,取平卧位或坐位。

3. 确定穿刺部位　选择合适的血管,垫治疗巾于穿刺点下方,暴露穿刺部位,再次评估穿刺部位血管、皮肤状况,选取充盈、弹性良好的静脉,避开静脉瓣、关节部位和瘢痕、炎症及有硬结的部位。

【于穿刺点上方约6cm处扎止血带,嘱患者握拳,选择适合穿刺的血管后,松止血带】

4. 第一次消毒　洗手,必要时戴手套,消毒穿刺处皮肤,以穿刺点为中心,由内向外螺旋式消毒,直径大于5cm,充分待干。待干过程中检查生理盐水质量,输血器质量、型号,并连接。

【严格执行无菌操作原则】

5. 第二次消毒　扎止血带(止血带捆扎时间不超过1min),进行第二次消毒,范围小于第一次,充分待干。

【止血带松紧度适宜,末端向上,避免污染无菌区域】

6. 穿刺　再次核对,挂瓶并排液,嘱患者握拳,一手拇指绷紧穿刺部位下端皮肤,另一手拇指和示指持输血针,针头斜面向上快速进针刺入皮肤,见回血后再沿血管前行少许并固定,先输入少量生理盐水。

7. 整理用物,调节输液速度。

【输血前15min调节为15～20滴/分】

8. 再次进行"三查八对",连接血液制品,缓慢将血袋挂于输液架上。

9. 关闭生理盐水开关,打开输血管道开关,开始输血时速度宜慢,观察15min无不良反应后,据病情及年龄调节滴速,告知注意事项。

【根据患者耐受程度调节为40～60滴/分,血制品为冷沉淀时全速输入】

10. 摘手套、洗手,再次查对、记录并签名。

11. 15min 后测量生命体征，若无不良反应，调节输血速度。

12. 输血完毕后，按上述方法输入生理盐水，直到输血器内的血液全部输入体内，按要求拔针。

（三）操作后处理

1. 整理用物，按垃圾分类处理原则。

【锐器放入锐器回收盒内】

2. 标本及时送检。

3. 七步洗手法洗手，摘口罩，记录。

【记录输血时间、种类、血量、血型、血袋号、滴速、生命体征及有无输血反应】

（四）评价

1. 操作过程中评估、沟通，体现对患者个性化的护理及人文关怀。

【操作过程中注重人文关怀】

2. 相关理论知识及并发症的规避。

六 注意事项

1. 严格执行查对制度和无菌操作原则。

2. 血液取出后勿剧烈震荡，以免红细胞大量破坏而引起溶血，为避免低温血液给患者带来不适，可将取回的低温血液在室温环境中放置 15～20min 后再输入，切勿将血液加温以免导致血浆蛋白凝固、变性，引起不良反应。

3. 输血前必须经两名护士进行"三查八对"，确认无误后方可输入。

4. 输血前后及两袋血之间要输入少量生理盐水。

5. 开始输血时，输血速度宜慢，观察 15min 无不良反应后，将输血速度调至要求速度。

6. 输血过程中加强巡视，严密观察患者病情及有无不良反应，若出现异常情况应立即停止输血，通知医生并做相应处理。

7. 输血完毕后,输血袋应低温保留24h。

七 常见并发症及处理

(一)非溶血性发热反应

致热原、细菌污染、免疫反应可导致在输血过程中或输血后1~2h内出现起初畏寒或寒战继之体温上升的情况,体温可达39~40℃,伴有皮肤潮红、头痛、恶心、呕吐等症状,多在数小时缓解;少数严重者可出现抽搐、呼吸困难、血压下降,甚至昏迷。发生发热反应,轻者减慢滴速,重者立即停止输血;遵医嘱给予药物对症治疗,并根据不同症状对症处理。密切观察生命体征变化,及时记录。

(二)过敏反应

轻者,减缓输血速度,对症用药继续观察;严重者,立即停止输血,保持静脉通畅,密切观察生命体征,遵医嘱药物对症治疗;呼吸困难者,高流量吸氧;喉头水肿者,行气管插管或气管切开;循环衰竭者,抗休克治疗。

(三)溶血反应

怀疑发生溶血,立即停止输血,通知医生;相关辅助(血液)检查,明确诊断;保持静脉通畅,以备抢救,遵医嘱给予药物对症治疗;双侧腰部封闭;严密观察生命体征和尿量、尿色变化,及时记录;出现症状,遵医嘱给予相应治疗护理。

(四)循环负荷过重

立即停止输血,及时通知医生;加压给氧,同时给予20%~30%乙醇湿化吸氧,降低肺泡内泡沫表面张力。注意吸入时间不可过长,以免中毒;遵医嘱给予药物对症治疗,密切观察病情并记录;清理呼吸道分泌物,协助排痰拍背,必要时四肢轮扎,减少回心血量;心理护理,减轻患者的焦虑和恐惧。

(五)出血倾向

创面或手术野渗血不止,术后持续出血,或非手术部位皮肤、黏膜出现紫癜、瘀斑等情况,需考虑出血倾向,及时做相关辅助（血液）检查，明确诊断，对症治疗。

（六）枸橼酸钠中毒

监测血钙浓度，必要时补钙。根据病情，遵医嘱给予吸氧。

（七）细菌污染反应

出现细菌污染反应立即停止输血，通知医生；送检剩余血标本；严密观察病情变化，对症治疗及护理。

（八）低体温

输入血液温度过低，或输血过快、过量会发生寒战，体温降至30℃左右，对低体温者室温控制在24～25℃。

（九）疾病传播

乙型、丙型病毒性肝炎，艾滋病等疾病可经血液传播，出现问题及时汇报，因病施治。

（十）空气栓塞

立即取左侧卧位和头低足高位；高流量吸氧；严密观察病情变化，对症治疗；通过中心静脉导管抽出空气。

（十一）移植物抗宿主反应

免疫缺陷或功能低下、患者多次输血时发生移植物抗宿主反应，需积极给予抗排斥反应治疗。

（十二）低钾血症

短时间内大量输血可导致低钾血症，根据情况，及时补钾。

八　相关知识

1. 发生输血反应时应立即减慢或停止输血，更换输血器，用生理盐水维持静脉通路，对症处理，密切观察病情变化。保留余血、血袋及输血器，同时报告相关部门。

2. 输血时尽可能减少三通、延长管、无针接头等附加装置的使用。

（王　晶）

第14章

静脉留置针输液技术

一 适应证

适用于长期静脉输液、血管穿刺困难、病情危重的患者，保护静脉，减少痛苦，有利于治疗和抢救。

二 禁忌证

1. 穿刺部位有感染为绝对禁忌证。
2. 有明显出血倾向为相对禁忌证。

三 留置部位

常选用前臂静脉和手背静脉等，尽量选择粗、直且弹性好的血管。

【静脉留置针首选前臂静脉】

四 物品准备

1. 治疗车上层　治疗盘、皮肤消毒剂、一次性密闭式静脉留置针、一次性使用无菌敷贴、无针输液接头、预充式冲管注射器、治疗盘、一次性使用输液器、无菌棉签、药液、输液贴或胶布、止血带、无菌手套、一次性垫巾、弯盘、输液架、医嘱单（或 PDA 扫描器）、输液条码、手消毒液、手表，必要时备夹板、绷带等。

【可使用的消毒剂包括（不限于）：碘酊与异丙醇复合制剂，葡萄糖酸洗必泰，聚维酮碘与乙醇复合制剂，碘、醋酸氯

己啶与乙醇复合制剂，75% 医用酒精等】

2. 治疗车下层　生活垃圾桶、医用垃圾桶、锐器回收盒。

五　操作步骤

（一）操作前准备

1. 核对医嘱　查阅病例，双人核对医嘱、执行单、输液条码及药液；用两种以上的方式核对并确认患者信息。

【需双人核对患者信息，用两种以上的方式】

2. 评估　评估患者病情、意识状态、配合程度，穿刺处皮肤及静脉血管状态，向患者及家属解释该项操作的目的、配合方法、注意事项、操作过程、可能的风险等。

3. 病室环境　安全、整洁、安静、光线充足，环境适宜操作，注意保护患者隐私。

4. 护士准备　衣帽整洁，修剪指甲，七步洗手法洗手，戴口罩。

5. 用物准备　核对用物是否包装无破损、在有效期内可以使用，摆放整齐，以不违反无菌原则、省力为标准；核对医嘱与输液条码一致，粘贴输液条码。

（二）操作中要点

1. 核对　携用物至患者床旁，做好解释，取得患者配合，采取两种以上的方式核对患者信息，核对患者、医嘱单（或PDA 扫描器）与输液单（或输液条码）是否一致，核对并检查药液，检查一次性用物。

【PDA 扫描核对患者信息】

2. 体位　协助患者取合适体位，取平卧位或坐位，暴露前臂及上臂。

3. 确定穿刺部位　选择合适的血管，垫治疗巾于穿刺点下方，暴露穿刺部位，再次评估穿刺部位血管、皮肤状况，选取充盈、弹性良好的静脉，避开静脉瓣、关节部位和瘢痕、炎症及有硬结的部位。首选肘部静脉，上臂稍外展，于穿刺点上方6cm处扎止血带,嘱患者握拳,观察血管的充盈程度,再松开止血带。

【止血带的松紧以能放入2指为宜】

4. 穿刺前准备　消毒瓶口,打开输液器,关闭调节夹、旋紧输液接头,将粗针头插入药袋内,铺治疗巾于穿刺肢体下方,选择穿刺静脉,洗手,再次核对,排尽输液管内空气。

5. 穿刺

(1)直型安全型留置针

1)打开留置针、敷贴,记录操作日期及时间,戴无菌手套,消毒穿刺处皮肤,以穿刺点为中心,由内向外螺旋式消毒,消毒范围8cm×8cm,在穿刺点上方10cm处扎止血带,嘱患者握拳,再次消毒穿刺处皮肤,消毒范围不超过初次,充分待干。

【严格执行无菌操作原则】

2)取下护针帽,松动针芯、调整针尖角度,检查留置针是否完好。

3)一手在消毒区外绷紧皮肤、固定血管,使针尖斜面向上并与皮肤呈15°~30°角进针,见回血后降低角度,再将针头沿血管方向潜行少许(0.2cm左右),松开双翼,一手固定,另一手拔出针芯少许(0.2~0.3cm),再将外套管全部送入静脉,松开止血带,拔出针芯,用无菌透明敷贴固定。

【止血带扎紧时间不宜超过1min,止血带末端向上,避免污染无菌区域】

4)整理用物及床单位,脱手套,洗手,消毒肝素帽及周围皮肤,输液器再次排气后连接留置针,打开调节夹,妥善固定。

(2)Y型安全型留置针

1)打开留置针、敷贴,记录操作日期及时间,戴无菌手套,将输液器头皮针刺入肝素帽内,排尽空气。

2)消毒穿刺处皮肤,以穿刺点为中心,由内向外螺旋式消毒,消毒范围 8cm×8cm,在穿刺点上方 10cm 处扎止血带,嘱患者握拳,再次消毒穿刺处皮肤,消毒范围不超过初次。

3)再次排气,取下护针帽,松动针芯、调整针尖角度,检查留置针是否完好。

4)一手在消毒区外绷紧皮肤、固定血管,使针尖斜面向上并与皮肤呈 15°~30° 角进针,见回血后降低角度,再将针头沿血管方向潜行少许(0.2cm 左右),松开双翼,一手固定,另一手拔出针芯少许(0.2~0.3cm),再将外套管全部送入静脉,松开止血带,打开调节夹,拔出针芯,用无菌透明敷贴及胶布妥善固定,脱手套。

6.调节输液滴速,洗手,整理用物及床单位。

7.操作后再次核对,记录并签名,并告知注意事项。

8.封管 核对解释,洗手,关闭输液开关,拔出部分头皮针,将封针液与头皮针接头连接,采用脉冲式方法封管,剩余 0.5~1.0ml 封针液时,边推注边拔出针头,确保正压封针。关闭固定夹。整理用物,告知注意事项,洗手。

9.再次输液 备好药液,核对患者并解释,洗手,常规消毒肝素帽,再次核对,排尽输液管内空气,连接留置针并固定,调节输液速度,告知注意事项,洗手,再次核对。

10.拔管 核对并解释,洗手,戴手套,关闭调节器,揭去输液贴及透明敷贴,用无菌棉签轻压穿刺点上方,迅速拔出留置针,告知按压方法及时间,整理用物,摘手套。

(三)操作后处理

1.整理用物,按垃圾分类处理原则。

【锐器放入锐器回收盒内】

2.七步洗手法洗手,摘口罩,记录。

(四)评价

1.操作过程中评估、沟通,体现对患者个性化的护理及人文关怀。

【操作过程中注重人文关怀】

2．相关理论知识及并发症的规避。

六 注意事项

1．严格执行查对制度和无菌操作原则。

2．根据输液的目的和药物的性质等合理安排输液顺序，对于长期输液的患者，合理选择静脉。

3．同时使用多种药物时，要注意配伍禁忌。

4．根据患者的年龄、病情、药液性质等调节输液滴速，一般成人输液滴速为40～60滴/min，儿童20～40滴/min。

5．连续输液24h以上，每日更换输液器。

6．封管时应采用脉冲式的冲洗方法，以充分冲净导管内的残余药液，并边推注边拔针，以保持正压封管。

7．外周浅静脉导管的留置时间为72～96h。

8．输液过程中加强巡视，严密观察患者病情、输液是否通畅、输液管及针头有无漏液，穿刺部位皮肤有无感染等，并及时做出相应处理。

七 常见并发症及处理

（一）发热反应

输液过程中因输入致热物质、输入液体消毒或保管不善导致溶液变质、输液管表层附着硫化物等所致，可出现畏寒、寒战和发热（轻者：体温38℃左右伴头痛、恶心、呕吐、心悸，停止输液数小时后多可自行缓解；重者：高热、呼吸困难、烦躁不安、血压下降、抽搐、昏迷，甚至危及生命）。确定发热后，评估发热程度，给予心理安慰。发热反应轻者，减慢输液速度，畏寒、寒战者停止输液给予保暖，高热者立即停止输液，予物理降温，观察生命体征，按医嘱予对症治疗，并保留输液器具和溶液进行检查。如需继续输液，更换液体及输液器、针头并重新选择注射部位进行穿刺。

（二）急性肺水肿

输液速度过快，短时间输入液体过多；老年人代谢缓慢，机体调节机能差，单位时间内输入液体和钠盐过多；外伤、恐惧、疼痛时，输入液体过多、过快；心、肝、肾功能障碍的患者输液过快等均可导致急性肺水肿。患者表现为输液过程中突然出现胸闷、气促、呼吸困难、咳嗽、咳泡沫样痰或咳粉红色泡沫样痰；严重者稀痰液可从口鼻涌出，听诊肺部布满湿性啰音，心率变快伴心律不齐。应立即停止输液，并通知医生行紧急处理；病情允许的情况下协助患者取端坐位，双腿下垂，以减少下肢静脉回心血量，从而减轻心脏负荷；高浓度给氧（6～8L/min），湿化瓶中加入20%～30%乙醇溶液，以减低肺泡内泡沫表面张力，改善肺部气体交换，缓解缺氧症状；遵医嘱给予强心剂、利尿剂、扩血管药、镇静剂、平喘药；必要时四肢轮流扎止血带或血压计袖带，以减少静脉回心血量。

（三）静脉炎

沿静脉走向出现条索状红线，局部组织发红、肿胀、灼热、疼痛，常伴有畏寒、发热等全身症状。发病后可因炎性渗出、充血水肿、管腔变窄而致静脉回流不畅，甚至阻塞时应考虑静脉炎，需停止患肢静脉输液并抬高患肢、制动。根据情况进行局部热敷，50%硫酸镁溶液行湿热敷，中药如意金黄散外敷，云南白药外敷，超短波理疗；如合并全身感染，遵医嘱应用抗菌药物治疗。

（四）空气栓塞

发生空气栓塞时，立即使患者呈左侧卧位和头低足高位，利于气体浮向右心室尖部，避免阻塞肺动脉入口；随着心脏搏动，空气被打成泡沫，分次小量进入肺动脉内以免发生阻塞；立即给予高流量氧气吸入，提高血氧浓度，纠正缺氧状态，同时严密观察患者病情变化，如有异常及时对症处理；有条件者可通过中心静脉导管抽出空气。

（五）血栓栓塞

发生血栓栓塞时，抬高并制动患肢；禁止在患肢输液；局部热敷、超短波理疗；严重者手术清除血栓。

（六）疼痛

局部热敷，以减轻疼痛；液体外渗引起局部肿胀，予局部热敷或硫酸镁湿敷。如外渗药液易引起局部组织坏死，使用相应拮抗药物局部封闭治疗。

（七）败血症

发生败血症后，立即弃用原药液，重新建立静脉通道，遵医嘱予以抗菌药物治疗；合并休克者，另外建立静脉通道，遵医嘱输注血管活性药物维持血压；合并代谢酸中毒者，给予5%碳酸氢钠纠正酸中毒。

（八）神经损伤

穿刺中出现剧痛或触电感时，应立即拔针更换穿刺部位，并观察患者肢体有无麻木、疼痛、活动障碍等；穿刺部位出现红肿、硬结后，严禁热敷，应冷敷，每天2次；神经损伤后，减少患肢活动，可理疗或红外线超短波照射，每天2次，也可遵医嘱予以维生素 B_1 肌内注射。

（九）静脉穿刺失败

评估穿刺失败为针头未进入静脉，无回血时，可稍退出针头但不退出皮肤，调整进针角度和方向，穿刺入血管，见回血，无肿胀，则穿刺成功；评估穿刺失败为针头斜面一半在血管内、一半在管腔外，或者穿破血管，针头在血管外时，立即拔针，局部按压止血。重新选择合适血管穿刺。

（十）药液外渗性损伤

注射时，注意观察有无药液外渗；如发生药液外渗，立即终止输液，拔针后局部按压，另选血管重新穿刺；因外渗造成局部疼痛、肿胀者，应根据注射药液的性质不同分别进行处理：

1. 血管收缩药外渗，可采用肾上腺素拮抗剂，以扩张血管，同时给予3%醋酸铅局部湿热敷。

2. 高渗药液（20% 甘露醇、50% 葡萄糖）外渗，可用 0.25% 普鲁卡因 5～20ml 溶解 50～250U 透明质酸酶，注射于渗液局部周围（透明质酸酶有促进药物扩散、稀释和吸收的作用）。

3. 对于抗肿瘤药物外渗，应尽快抬高患肢，局部冰敷，使血管收缩并减少药物吸收。

4. 阳离子（氯化钙、葡萄糖酸钙）溶液外渗，可局部浸润注射 0.25% 普鲁卡因 5～10ml，以减少药物刺激，减轻疼痛。同时用 3% 醋酸铅和 50% 硫酸镁溶液交替局部湿热敷。

药物外渗超过 24h 未恢复，局部皮肤由苍白转为暗红，禁止热敷；如上述处理无效，组织发生坏死，则由外科处理，预防感染。

（十一）导管阻塞

静脉滴注不畅或不滴，有时可见导管内凝固的血块，判断为导管或针头阻塞，应重新选择静脉进行穿刺。

（十二）注射部位皮肤损伤

各种原因造成体内水钠潴留，发生肢体浮肿的患者；皮肤敏感者，尤其对胶带过敏者；输液时间过长，在揭取胶带的外力作用下，易发生皮肤创伤，胶带周围发红、出现小水泡。部分患者皮肤外观无异常改变，但在输液结束揭去胶带时可见表皮撕脱。当水泡小于 5mm 时，保留水泡；水泡大于 5mm 时，络合碘消毒皮肤后用无菌针头抽出水泡内液体，用无菌干纱布擦干后覆盖水胶体敷料，每 3～4 天更换 1 次敷料。表皮撕脱时，用生理盐水清洗创面，并以水胶体敷料覆盖并封闭创面，每 3～4 天更换 1 次敷料。

八 相关知识

1. 静脉留置针输液治疗时，应根据治疗方案，选择管径最细、创伤最小的静脉留置针，尽可能减少无针接头等输液附加装置的使用。

2．如遇局部肌肉痉挛者，避免此部位输液，全身抽搐发作者应及时控制抽搐。

3．输入对血管、神经刺激性强的药液时，先用等渗盐水行静脉穿刺，确定针头在血管内后再更换要输注的液体。

（孙佳琦）

第15章

静脉采血技术

一 适应证

需要留取静脉血标本的各项血液化验检查。

二 禁忌证

1. 穿刺部位有感染为绝对禁忌证。
2. 有明显出血倾向为相对禁忌证。

三 采血部位

临床常用于静脉采血的血管主要包括：

1. 浅静脉　上肢肘部浅静脉（贵要静脉、肘正中静脉、头静脉）、腕部及手背静脉；下肢的大隐静脉、小隐静脉及足背静脉。

2. 深静脉　主要是颈外静脉与股静脉，多用于婴幼儿及血管条件不佳的患者进行静脉采血。

【静脉采血部位首选肘部静脉】

四 物品准备

1. 治疗车上层　治疗盘、皮肤消毒剂、棉签、一次性密闭式双向采血针及真空采血管、输液贴或胶布、无菌手套、一次性垫巾、止血带、检验申请单、PDA扫描器、弯盘、手消毒液、试管架、持针器、标本条码贴等。

【可使用的消毒剂包括（不限于）：碘酊与异丙醇复合制

剂,葡萄糖酸洗必泰,聚维酮碘与乙醇复合制剂,碘、醋酸氯己啶与乙醇复合制剂,75%医用酒精等】

【推荐使用真空采血装置采集静脉血标本】

2.治疗车下层 生活垃圾桶、医用垃圾桶、锐器回收盒。

五 操作步骤

(一)操作前准备

1.核对医嘱 查阅病例,双人核对医嘱、执行单、化验单或采血条码贴;用两种以上的方式核对并确认患者信息。

【需双人核对患者信息,用两种以上的方式】

2.评估 评估患者病情、意识状态、配合程度,穿刺处皮肤、静脉血管状态和肢体活动度,了解是否空腹,向患者及家属解释该项操作的目的、配合方法、注意事项、操作过程、可能的风险等。

3.病室环境 安全、整洁、安静、光线充足,环境适宜操作,注意保护患者隐私。

4.护士准备 衣帽整洁,修剪指甲,七步洗手法洗手,戴口罩。

5.用物准备 核对用物是否包装无破损、在有效期内可以使用,摆放整齐,以不违反无菌原则、省力为标准;核对医嘱与条码贴一致,粘贴条码贴,确定采血管顺序。

(二)操作中要点

1.核对 携用物至患者床旁,做好解释,取得患者配合,采取两种以上的方式核对患者信息,核对患者、医嘱单(或PDA扫描器)与化验单(或采血条码)是否一致,核对真空采血管与化验项目是否相符。

【PDA扫描核对患者信息】

2.体位 协助患者取合适体位,取平卧位或坐位。

3.确定穿刺部位 选择合适的血管,垫治疗巾于穿刺点下方,暴露穿刺部位,再次评估穿刺部位血管、皮肤状况,选取充盈、弹性良好的静脉，避开静脉瓣、关节部位和瘢痕、炎症及有硬结的部位。

（1）外周静脉：首选肘部静脉，上臂稍外展，于穿刺点上方 6cm 处扎止血带，嘱患者握拳，观察血管的充盈程度，再松开止血带。

（2）股静脉：患者取平卧位，下肢稍外展外旋，在腹股沟处（腹股沟韧带中点内下 1.5～3cm 处）触摸股动脉搏动最明显处，其内侧即为股静脉穿刺部位。

4. 第一次消毒　洗手，必要时戴手套，消毒穿刺处皮肤，以穿刺点为中心，由内向外螺旋式消毒，直径大于 5cm，充分待干。待干过程中准备好采血针。股静脉穿刺时要同时消毒操作者左手示指和中指。

【严格执行无菌操作原则】

5. 第二次消毒　扎止血带（止血带捆扎时间不超过 1min），进行第二次消毒，范围小于第一次，充分待干。

【止血带松紧度适宜，末端向上，避免污染无菌区域】

6. 穿刺　再次核对患者及标本管、条码信息，再次检查并打开采血针，连接持针器，嘱患者握拳，一手拇指绷紧穿刺部位下端皮肤，另一手拇指和示指持采血针，针头斜面向上快速进针刺入皮肤，见回血后再沿血管前行少许，固定采血针，将采血针另一端插入真空采血管内进行采血，按顺序依次插入标本管，采血后的标本管按要求混匀，将血标本放置在试管架内。

【按照世界卫生组织推荐采血管顺序，依次进行采集】

【颠倒混匀血标本，严禁过度震荡，以免造成溶血】

（1）外周静脉穿刺，针头斜面向上与皮肤呈 20°～30° 快速进针。

（2）股静脉穿刺，左手示指和中指扣及股动脉搏动最明显处固定。右手持注射器，针头和皮肤呈 90° 或 45°，在股动脉内侧 0.5cm 处刺入，缓慢进针，持续抽吸注射器活塞，见有暗红色血时提示针头已进入股静脉,固定针头。

7.拔针 采血完毕,嘱患者松拳,松止血带,拔除真空管,再快速拔针,用无菌干棉签按压穿刺点3～5min至不出血,用输液贴保护针眼,采血针弃入锐器回收盒内。

【拔针顺序为松拳、松止血带、拔除采血管、拔针,速度宜快避免反复穿刺】

【告知患者按压部位及按压时间;根据患者病情及用药情况,适当延长按压时间】

8.核对及指导 再次核对患者的信息、医嘱及采血条码,撤去垫巾及止血带,洗手或摘手套,整理床单位,协助患者取舒适体位,观察穿刺部位,健康指导。

(三)操作后处理

1.整理用物,垃圾分类处理。

2.标本及时送检。

3.七步洗手法洗手,摘口罩,记录。

(四)评价

1.操作过程中评估、沟通,体现对患者个性化的护理及人文关怀。

【操作过程中注重人文关怀】

2.相关理论知识及并发症的规避。

六 注意事项

1.严格执行查对制度及无菌技术操作原则。

2.采血时间 在安静状态下采集血标本。不同的血液测定项目对血液标本的采集时间有不同的要求,主要有:

(1)空腹采血:血液生化检验一般要求早晨空腹安静时采血。故指导患者晚餐后禁食,至次日晨采血,空腹约12～14h。理想的采血时间是早晨7:00～8:00。但若空腹达24h以上,某些检验会有异常结果,例如血清胆红素可因空腹48h而增加240%,血糖可因空腹时间过长而出现低血糖。

（2）定时采血：为了解有昼夜节律性变动的指标，应定时采血，即在规定的时间段内采集标本，如口服葡萄糖耐量试验、药物血浓度监测、激素测定等应定时采血。血样采集应在不服药期间进行，如在早晨服药前。

3. 采血部位　采血要求不同，部位亦不同。

（1）外周血：一般选取左手环指内侧采血，该部位应无冻疮、炎症、水肿、破损等。如该部位不符合要求，则以其他手指代替。对烧伤患者，可选择皮肤完整处采血。检验只需微量全血时，成人可从耳垂或指尖取血，婴儿从拇趾或足跟取血。

（2）静脉血：成人一般取肘部静脉，肥胖者可用手腕背部静脉；婴儿常取颈部静脉、股静脉或前囟静脉窦；刚出生的婴儿可收集脐带血；输液患者采血应避免在输液的同侧上肢或下肢采血（在不能停输的情况下，采集输液患者静脉血一定要注意远端原则），即在对侧手静脉采血。如同时两只手都在输液，可以于下肢静脉采血。

4. 采血器械　采血用的注射器、试管必须干燥、清洁。目前多使用一次性静脉采血针及真空负压采血管。某些检查项目如血氨、铜、锌、淀粉酶测定等，要求其采血器具及标本容器必须经过化学清洁，无菌、干燥。

5. 采血操作　采血部位皮肤必须干燥，扎止血带不可过紧、压迫静脉时间不宜过长，以不超过 1min 为宜，否则容易引起淤血、静脉扩张，并且影响某些指标的检查结果。注射器采血时避免过于用力抽吸和推注，避免导致血细胞破裂。当采血不顺利时，切忌在同一处反复穿刺，易导致标本溶血或有小凝块，影响检测结果。使用蝶翼针采集血培养标本时应先注入需氧瓶，然后注入厌氧瓶。微量元素测定采集标本的注射器和容器不能含游离金属。真空采血器采血时，多个组合检测项目同时采血时应按下列推荐顺序采血或按照检验科要求：血培养→无添加剂管→凝血管→枸橼酸钠管→肝素管→乙二胺四乙酸（ethylenediaminetetraacetic acid，EDTA）抗凝管→草

酸盐 - 氟化钠管。凡全血标本或需抗凝血的标本，采血后立即上下颠倒5～10次混匀，不可用力震荡。做血培养时，血培养瓶如有多种，如同时加做霉菌血液培养时，血液注入顺序：需氧血液培养瓶→厌氧血液培养瓶→霉菌血液培养瓶。

6. 加强核对　在采血操作前核对医嘱、检验申请单及条形码，将不干胶条形码揭下来分别贴在检验单上（如为电脑医嘱打印则免除）、真空采血管外壁上，通过 PDA 扫描条形码，核对信息，杜绝差错事故的发生。

7. 及时送检　标本采集后应及时送检，送检过程中避免过度震荡，以免影响检验结果。

8. 用物处置　采集标本所用的材料应安全处置。使用后的采血针、注射器针头等锐器物应当直接放入不能刺穿的锐器回收盒内或毁形器内进行安全处置，禁止对使用后的一次性针头复帽，禁止用手直接接触使用过的针头、刀片等锐器物；注射器针筒、棉签等其他医疗废物放入黄色医疗废物袋中，医疗废物和生活垃圾分类收集存放。

【注意防止锐器刺伤】

七 常见并发症及处理

（一）皮下血肿

在穿刺过程中或拔针后，因血液经血管壁上的穿刺孔进入静脉血管外，形成皮下血肿，肉眼可见局部瘀斑且可触及肿块。一旦确定形成了肿块，必须立即解开止血带，拔出采血针，并局部适当按压。早期可用冷毛巾湿敷，3～5min 更换一次冷毛巾，一般冷湿敷时间为 15～20min，每隔 10min查看局部皮肤情况；后期可用热毛巾湿敷，以改善血液循环，减轻炎性水肿，加速皮下出血的吸收，方法基本与冷敷相同，一般水温控制在 50～60℃，需防止烫伤。婴幼儿、老年患者或者对温度不敏感的患者，冷敷或热敷时更需注意温度的控制，间隔10min 观察皮肤情况。

（二）意外穿刺动脉

穿刺中可见鲜红色的血液，快速的血流，采血管内的血液有节律性的搏动。如果误穿动脉，立即拔除针头，用无菌纱布或无菌棉球垂直穿刺点加压按压，局部按压至少 5min 或者封闭穿刺部位；按压后观察穿刺点周围有无血肿、青紫等不良反应，并积极处理。

（三）局部感染

静脉采血后局部感染轻者可见穿刺处发红，伴或不伴肿胀、疼痛；重者可致穿刺处脓肿，引起发热，甚至导致败血症等全身感染症状，因而穿刺前应正确规范消毒，做好预防。如已发生局部感染，则加强局部消毒、观察，使用抗菌敷料，监测患者体温变化，按医嘱正确抗感染治疗。

（四）神经损伤

静脉采血过程中患者出现一过性或永久性穿刺侧肢体疼痛、麻木、活动障碍等症状需考虑神经损伤。如发生损伤，则立即拔针，并安抚患者，给予解释；根据情况处理，避免患肢负重，避免剧烈活动，必要时按医嘱使用神经营养药物，进行物理治疗，促进恢复。

（五）疼痛

正确评估患者对疼痛的耐受程度，选择合适的血管进行血液采集；对于疼痛感较强的患者应做好心理护理，分散其注意力，缩短采血时间。

（六）血栓

肢体局部出现疼痛、肿胀，局部皮温皮色异常，甚至臂围增粗等现象提示可能有血栓形成。一旦经超声确诊，需制动患侧肢体，请血管外科会诊，根据会诊意见进行溶栓处理，同时加强生命体征及肢体情况观察记录。

（七）晕血、晕针

评估采血过程中患者有无害怕、紧张、焦虑、呼吸困难等情况，重视患者主诉，一旦发生晕血、晕针现象，立即将患者抬到空气流通处或吸氧；坐位患者立即改为平卧位，以增加脑部供血；监测生命体征，口服热开水或热糖水，适当保暖，数分钟后可自行缓解；严重者按急救流程处理；老年人或有心脏病患者要注意防止发生心绞痛、心肌梗死或脑部疾病等意外。

（八）止血困难

采血结束按压穿刺点后仍有出血不止者，应继续压迫穿刺部位，报告医生，查找原因，关注患者凝血功能，积极止血；必要时请外科医生进行加压包扎或通过输注血浆、凝血因子等血液制品帮助止血。

（九）血液循环障碍

正确使用止血带，捆扎时间不宜过长，不要在做过乳腺或腋窝淋巴手术患者的患侧手臂采血。如果止血带使用不当，捆扎时间过长或过紧，可致采血侧肢体局部皮肤出现皮下瘀斑、肿胀等静脉回流受阻的临床表现，严重时可出现皮肤水泡，甚至肢体发黑、缺血坏死。如果出现皮下瘀斑、肿胀等静脉回流受阻表现，立即松开止血带，抬高肢体。

八 相关知识

1. 采血前需根据检查内容告知患者应进行的准备，如生化检查前一天应尽量避免摄入过于油腻的食物，并空腹 12～14h 等。应根据检查项目的不同，选择不同类型的试管。如为抗凝试管，应旋转搓动使血液和抗凝剂混匀以防凝固；如为干燥试管，则不应摇动。进行血培养时采血量为 5～10ml，使血液与培养液混匀，并在血液注入培养瓶前后消毒瓶口。

2. 留取血标本后，避免震荡试管，过度振荡可引起溶血。标本溶血后，由于红细胞内的电解质和酶类进入血浆中，将对相关项目的检查造成显著的影响，如血钾、谷草转氨酶（glutamic-oxaloacetic transaminase，GOT）、肌酸激酶同工酶（creatine kinase MB，CK-MB）等，应参阅相关文献进行分析。

3. 真空采血管说明见表 15-1。

表 15-1　真空采血管类型及应用

标识	标本类型	添加剂	适用范围	要求
红头管	血清	无	各种生化和免疫学检测，如肝肾功能、血清免疫等	采血后不需要摇动
紫头管	全血	EDTA	适用于血液常规检查、糖化血红蛋白等检测	采血后立即颠倒混匀 5～8 次
黑头管	全血	109mmol/L（3.2%）枸橼酸钠	适用于 ESR（血沉）	抗凝剂与血液 1:4 混合，采血后立即颠倒混匀 5～8 次
蓝头管	全血	109mmol/L（3.2%）枸橼酸钠	适用于血凝试验，如 PT、APTT、TT 等凝血因子	抗凝剂与血液 1:9 混合，采血后立即颠倒混匀 5～8 次
黄头管	血清	分离胶 / 促凝剂	适用于急诊各种生化和血清学实验	可将血细胞与血清快速地分开，减少影响实验的因素
绿头管	血浆	肝素 / 肝素钠	可用于急诊、大部分的生化实验和某些特定的化验项目，如血氨、血流变等流式 T 细胞因子检测	采血后立即颠倒混匀 5～8 次
灰头管	血浆	草酸盐 - 氟化钠	适用于糖耐量试验检测	采血后立即颠倒混匀 5～8 次
细菌培养瓶	需氧 / 厌氧		血液、体液需氧 / 厌氧细菌培养	标本量 5～10ml，摇匀，不能注入空气（厌氧瓶）

注：ESR 表示红细胞沉降率（erythrocyte sedimentation rate）；PT 表示凝血酶原时间（prothrombin time）；APTT 表示活化部分凝血活酶时间（activated partial thromboplastin）；TT 表示凝血酶时间（thrombin time）。

（郭松奇　杨红艳）

第16章

动脉血标本采集技术

一 适应证

1. 采集动脉血进行血气分析。

2. 需要判定氧合指数和酸碱平衡，为患者诊断、治疗、用药提供依据。

3. 做乳酸和丙酮酸测定。

二 禁忌证

1. 穿刺部位感染为绝对禁忌证。

2. 对凝血功能障碍或重症血小板减少者需谨慎操作，为相对禁忌证。

三 采血部位

选择采血部位时，应结合穿刺的难易程度、穿刺部位的血液循环情况及引起组织损伤的风险进行综合判断。原则上应选择位置表浅、易于触及、便于穿刺、具有丰富侧支循环的动脉。

1. 桡动脉　桡动脉位于手腕部，位置表浅，易于触及，穿刺成功率高。桡动脉周围无重要伴行血管及神经，不易损伤血管神经或误采静脉血。桡动脉下方有韧带固定，容易压迫止血，局部血肿发生率较低。因此，推荐桡动脉作为动脉采血的首选穿刺部位。

穿刺点为距腕横纹一横指（约1～2cm）、距手臂外侧0.5～

1cm，动脉搏动最强处；或以桡骨茎突为基点，向尺侧移动1cm，再向肘部方向移动0.5cm，动脉搏动最强处。

【动脉采血部位选择：成年人常选择桡动脉或股动脉，新生儿宜选择桡动脉】

2. 肱动脉　肱动脉较桡动脉粗，搏动点位于肘窝上2cm靠内侧，易触及，不受体位限制。但由于肱动脉位于肌肉和结缔组织深部，易与各肌腱、静脉混淆，缺乏硬筋膜及骨骼支撑，穿刺时容易滑动，不易固定。肱动脉周围有正中神经伴行，穿刺时可能导致神经损伤。因此，不宜将肱动脉作为动脉采血的首选部位。当桡动脉因畸形、疤痕等不能使用时，可选择肱动脉穿刺。

穿刺点位于肱二头肌内侧沟动脉搏动最明显处（肘窝上2cm靠内侧）；或以肘横纹为横轴，肱动脉搏动为纵轴，交叉点周围0.5cm范围。

3. 足背动脉　足背动脉位置表浅，易于触及，但由于足背动脉较细、神经末梢丰富，且难以实施侧支循环检查，一般只作为以上两种动脉不能使用或穿刺失败时的选择。

穿刺点位于足背内、外踝连线中点至第一跖骨间隙的中点，动脉搏动最明显处。

4. 股动脉　股动脉管径粗，血流量大，搏动强，易于穿刺。但股动脉缺乏腿部侧支循环，损伤后可影响下肢远端血供。股动脉压力较大，按压止血较困难。股动脉穿刺点靠近温暖、潮湿的腹股沟及会阴，若消毒不彻底容易引起感染。因此，股动脉穿刺通常作为动脉穿刺采血的最后选择，适用于血容量不足、血压偏低、动脉搏动不明显的患者。

穿刺点位于腹股沟韧带中点下方1～2cm，或耻骨结节与髂前上棘连线中点，股动脉搏动最明显处。

（四）　**物品准备**

1. 治疗车上层　注射盘、检验申请单、标签或条形码、动脉采血针（或 2ml/5ml 一次性注射器及肝素适量、无菌软木塞或橡胶塞）、一次性治疗巾、压脉枕、无菌纱布、胶布、弯盘、消毒棉签、皮肤消毒液（2.5% 碘酊和 75% 医用酒精，或 0.5% 聚维酮碘、安尔碘）、无菌手套、小沙袋、手消毒液、冰盒或冰桶。

【目前临床常用皮肤消毒液是 0.5% 聚维酮碘或安尔碘】

【宜选用专用动脉血气针，并备用 1 份】

2．治疗车下层　生活垃圾桶、医用垃圾桶、锐器回收盒。

五　操作步骤

（一）操作前准备

1．核对医嘱　查阅病例，双人核对医嘱、执行单、化验单或采血条码贴；用两种以上的方式核对并确认患者信息。

【需双人核对患者信息，用两种以上的方式】

2．评估　评估患者的病情、治疗情况、意识状态及肢体活动能力；穿刺部位的皮肤及动脉搏动情况；体温、用氧及呼吸机使用情况（呼吸及参数的设置）；患者有无血液性传染疾病；有无进食热饮、洗澡、运动等。

【桡动脉穿刺前应做血管通畅试验，避免发生桡动脉闭塞，出现手掌缺血的情况】

凝血功能评估：评估患者的血小板计数、凝血分析结果，是否使用抗凝药物。凝血功能障碍者，尽量避免穿刺股动脉。

3．患者准备　记录患者体温、吸氧患者记录吸氧浓度。向患者解释操作目的、方法、临床意义、注意事项、配合要点及可能的风险。取舒适体位，暴露穿刺部位，保持肢体稳定。

【体温、吸氧、活动会影响血气分析结果】

【告知患者配合要点，主要是在穿刺时保持相应的肢体稳定】

4．病室环境　安全、整洁、安静、光线充足，适宜操作，注意保护患者隐私。

5. 护士准备　衣帽整洁,修剪指甲,七步洗手法洗手,戴口罩。

6. 用物准备　核对用物是否包装无破损、在有效期内可以使用,摆放整齐,以不违反无菌原则、省力为标准;核对医嘱与条码贴一致,粘贴条码贴。

(二)操作中要点

1. 核对　携用物至患者床旁,再次核对医嘱、检验申请单、条码贴、床号、姓名、住院号及腕带,告知患者操作中配合方法,根据需要为患者暂停吸氧,协助患者取舒适卧位。

【PDA扫描核对患者信息】

2. 确定穿刺部位

【注意人文关怀,嘱其不要随意活动肢体】

(1)桡动脉:将一次性垫巾置于穿刺部位下,患者前臂取外展位,掌心向上,手腕下放小垫枕,手掌稍背伸以更好暴露穿刺部位。

【因出现出血、血供障碍、血栓、血肿的可能性小,首选桡动脉穿刺】

(2)股动脉:将一次性垫巾置于穿刺部位下,患者取平卧位,下肢稍外展,暴露穿刺部位。

3. 消毒　用0.5%聚维酮碘或安尔碘,消毒患者穿刺部位,桡动脉消毒范围5cm(股动脉消毒范围5~10cm),待干后再次消毒;另取两支棉签消毒术者左手的示指、中指和环指,或戴无菌手套。

【严格执行无菌操作原则】

4. 穿刺　术者立于穿刺侧,在已消毒的范围内触摸欲穿刺动脉搏动最明显处并进行穿刺。见有鲜红色回血,提示针头已进入动脉,血液自然涌入动脉采血器,空气迅速经过孔石排出。固定采血器,直至采集到足够用于检测的动脉血标本。

(1)桡动脉穿刺:以左手示指和中指在穿刺部位相距约

1cm 处轻轻按压,以固定要穿刺的动脉。右手执肝素化注射器或动脉血气针,在两指间垂直或与动脉走向约呈 45° 逆血流方向穿刺。

(2)股动脉穿刺:术者将左手示指和中指置于股动脉搏动最明显处,稍用力固定皮肤(示指、中指略分开约 0.5cm),然后在示指与中指之间搏动最明显处垂直穿刺。

5.拔针　用棉球按压穿刺部位拔出动脉采血器后按压穿刺点,给予穿刺点保护,局部用无菌纱布加压止血 5～10min。观察采血器中有无气泡,如有气泡需将其排除,针头立即刺入橡胶塞或螺旋拧上安全针帽,以隔绝空气。采血器颠倒混匀 5 次、手搓 5 秒,充分混匀,以保证抗凝剂完全作用。

【标本应隔绝空气,避免混入气泡或静脉血】

【告知患者按压部位及按压时间;根据患者病情及用药情况,适当延长按压时间】

6.观察　观察穿刺部位是否有出血、肿胀或疼痛,观察采血部位肢体远端的颜色和动脉搏动情况,对比双侧肢体是否有差异。

7.核对及指导　协助患者取舒适卧位,整理床单位;再次核对患者,洗手,摘口罩;健康指导,感谢患者及家属的配合,嘱患者保持穿刺点的干燥与清洁。

8.标本处理　将标本固定在冰盒上(或冰桶中),10min内送检;申请单上填写患者的体温、吸入氧浓度和血红蛋白浓度。

【动脉血标本需要冷藏并尽快送检,避免血细胞代谢对检查结果的影响】

(三)操作后处理

1.整理用物,垃圾分类处理。

2.洗手;在医嘱单签署时间与全名;在记录单上记录动脉穿刺采血的日期、时间,并签名。

（四）评价

1. 操作过程中评估、沟通，体现对患者个性化的护理及人文关怀。

【操作过程中注重人文关怀】

2. 相关理论知识及并发症的规避。

六　注意事项

1. 严格执行查对制度和无菌技术操作原则。

2. 新生儿宜选择桡动脉穿刺，因股动脉穿刺垂直进针时易伤及髋关节。

3. 穿刺不成功时，切勿粗暴地反复穿刺，以免造成动脉壁损伤和出血。

4. 动脉穿刺时，采用专用血气针，动脉血会自动顶入注射器内。穿刺过程中勿抽拉针栓形成负压，使得无法准确判断是否为动脉血标本。

5. 穿刺过程中出现动脉痉挛可造成穿刺及采集困难，且有形成血栓的风险。若针头已在动脉腔内，应稍等待。如造成穿刺失败，应热敷，待痉挛缓解后再行穿刺。

6. 防止气体逸散，采集血气分析样本，抽血时注射器内不能有空泡，抽出后立即密封针头，隔绝空气（因空气中氧分压高于动脉血，二氧化碳分压低于动脉血）。做二氧化碳结合力测定时，盛血标本的容器亦应加塞盖紧，避免血液与空气接触过久，影响检验结果，因此采血后应立即送检。

7. 拔针后局部用无菌纱布或沙袋加压止血，以免出血或形成血肿，压迫止血至不出血为止。凝血功能障碍者穿刺后应延长按压时间至少 10min。

8. 患者饮热水、洗澡、运动，需休息 30min 后再行采血，避免影响检查结果。

9. 有出血倾向者慎用动脉穿刺法采集动脉血标本。

七 常见并发症及处理

（一）穿刺部位出血

皮下淤血或血肿，常见于按压不充分、反复穿刺、刺穿血管后壁，正在接受抗凝治疗，或有严重凝血障碍等患者。表现为穿刺点周围皮肤青紫、局部疼痛、灼热、活动受限。按压是预防出血的重要手段。部分凝血功能差的患者在穿刺后，应根据实际情况按压更长的时间，确定无出血后方可终止按压。局部按压无效时，应给予加压包扎或遵医嘱处理。血肿较小时，应密切观察肿胀范围有无增大。若肿胀逐渐局限、不影响血流，可不予特殊处理。出现皮下出血或血肿时应先冷敷，48h后可进行热敷等处理。

（二）血栓形成

多见于反复穿刺和过度按压的情况，表现为穿刺端肢体疼痛、无力，皮肤青紫或苍白、皮温下降，穿刺远端动脉搏动减弱或消失，应注意预防。一旦形成血栓应请血管外科等相关专科紧急处理。

（三）手掌缺血

可发生于血管通畅试验阳性患者，建议穿刺前常规行血管通畅试验。

（四）感染

主要原因为消毒不严格，严格消毒可避免。表现为穿刺部位皮肤有红、肿、热、痛，严重者有脓肿形成，个别患者会出现全身症状。如发生感染，除对症处理以外，还应遵医嘱进行抗感染治疗。

（五）血管迷走神经反应

表现为皮肤苍白、头晕、恶心呕吐、出汗等，可能会导致晕厥。主要由精神高度紧张、体质较弱、空腹、休息欠佳等原因引起，也可能与采血环境拥挤、空气不流通、采血穿刺不顺利、高温闷热、等待时间过长等原因有关。穿刺前可协助患者取平卧位并抬高下肢,避免反复穿刺可预防血管迷走神经反应的发生。如发生晕厥,应立即通知医生,同时协助患者取平卧位,松开扣紧的衣物。

(六)动脉痉挛

发生痉挛时,可出现远侧动脉搏动较弱或消失,肢体麻木、发冷、苍白等缺血症状,长时间可导致血管栓塞。一般多发生在受刺激部位,足背动脉穿刺易引起动脉痉挛。若此时已穿刺成功,应暂停采血,待血流量逐渐增加后,再行采血;若穿刺未成功,应拔针,暂停穿刺,热敷局部血管,待痉挛解除后再次进行穿刺。向患者耐心解释操作方法,帮助其放松心情,可降低动脉痉挛发生风险。

(七)神经损伤

神经损伤可导致感觉异常、疼痛、肢体运动障碍等。可能原因是操作者未掌握动脉血管解剖位置、走行及深度,操作技能欠熟练。穿刺后要密切观察患者肢体血运、感觉、运动情况,如出现感觉异常、运动障碍等,需及时请医生进行相应处理。

(八)骨筋膜室综合征

桡动脉穿刺后按压不正确导致出血致使筋膜间室内容物体积增加,筋膜间室内组织压升高,压迫神经所致。主要表现是疼痛,重者持续性剧痛,但筋膜间室内压力上升时疼痛反而减退或消失;肿胀及压痛,肢体发凉,皮肤发亮、有光泽、张力增高,肌肉变硬,局部广泛压痛,有时远端肢体剧烈疼痛;运动和感觉功能障碍。穿刺时避免反复穿刺较深动脉;选择适宜的穿刺针,管径不宜太粗;拔针后充分按压直至不出血;严重凝血功能障碍者避免动脉穿刺。如果出现骨筋膜室综合征,应早期手术治疗。

(九)假性动脉瘤形成

动脉经过反复穿刺出现损伤、出血,在局部形成搏动性血肿,血肿被机化后,表面被内皮覆盖。假性血管瘤易活动、血管表浅、管壁薄、突出皮肤表面。局部肿块伴"膨胀性"搏动,可触及收缩期细震颤,可闻及收缩期杂音,按压肿块近侧动脉,可见肿块缩小或停止搏动。可能原因是股动脉穿刺时穿刺点过低,穿入股浅动脉;拔针后按压时间不够;贫血、组织修复机能低下、凝血功能差者治疗时应用抗凝剂,使针孔不易闭合等。

穿刺时避免在同一部位重复穿刺,以免局部瘢痕形成后,使血管壁弹性降低而出血。若有小的足背动脉瘤形成,嘱患者穿宽松软鞋,防止摩擦致出血。假性动脉瘤较大且影响功能时可手术修补。

(十)穿刺处大出血

穿刺针孔处大量血液流出,严重者出现面色苍白、出冷汗、血压下降等症状。可能是穿刺后患肢过早活动所致。穿刺后局部按压5~10min,嘱患者勿过早活动穿刺肢体,如患者出现穿刺口大出血,立即平卧,操作者戴无菌手套,用无菌纱布将明胶海绵按压于穿刺点,直至不出血,出血量大时遵医嘱输入血制品。

八 相关知识

1. 血管通畅(Allen)试验 术者用双手分别按压患者的尺动脉和桡动脉,嘱患者反复用力握拳和放松5~7次,直至手掌变白(也可嘱患者握拳约30s;若患者无法配合,操作者可握紧患者拳头)。松开对尺动脉的按压,保持对桡动脉的按压,观察手掌的颜色变化。若手掌颜色在10s内迅速恢复正常为血管通畅试验阴性。若10~15s手掌颜色无法恢复正常为血管通畅试验阳性,提示桡动脉和尺动脉之间的侧支循环不良,此种情况不宜进行桡动脉穿刺。否则一旦发生桡动脉闭塞,将会出现手掌缺血的严重情况。

2. 股三角及股动脉解剖特点 股三角位于腹股沟股前内侧部上1/3,呈倒三角形,上界为腹股沟韧带,外侧界为缝匠肌内侧缘,内侧界为长收肌内侧缘。股三角内的结构从外向内依次为股神经、股动脉及其分支、股静脉及其属支和股管。股动脉由髂外动脉延续而来,在腹股沟韧带中点处进入股三角。股动脉在该处位置表浅,易于触摸。

(郭松奇 王晓春)

第17章

静脉注射技术

一 适应证

1. 用于不宜口服、皮下或肌内注射时，需要迅速发挥药效者。

2. 注入药物作诊断性检查。

二 禁忌证

穿刺部位有感染、破溃为绝对禁忌证。

三 常用的注射静脉

四肢浅静脉；头皮静脉；股静脉。

四 物品准备

1. 治疗车上层　治疗盘、安尔碘、注射器、头皮针、棉签、药液、无菌治疗碗（内置无菌纱布）、脉枕、砂轮、止血带、一次性垫巾、手消毒液、医嘱核对卡、PDA扫描器。

【可使用的消毒剂包括（不限于）：碘酊与异丙醇复合制剂，葡萄糖酸洗必泰，聚维酮碘与乙醇复合制剂，碘、醋酸氯己啶与乙醇复合制剂，75%医用酒精等】

2. 治疗车下层　生活垃圾桶、医用垃圾桶、锐器回收盒。

五 操作步骤

（一）操作前准备

1. 核对医嘱　查阅病例，双人核对医嘱、执行单；用两种以上的方式核对并确认患者信息。

【需双人核对患者信息，用两种以上的方式】

2. 评估　评估患者病情、年龄、意识、合作程度、用药史、过敏史及注射部位皮肤状况、静脉充盈度及管壁弹性、肢体活动能力，患者是否有饥饿、头晕、心悸、气短等身体不适。

3. 病室环境　安全、整洁、安静、光线充足，环境适宜操作，注意保护患者隐私。

4. 护士准备　衣帽整洁，修剪指甲，七步洗手法洗手，戴口罩。

5. 用物准备　核对用物是否包装无破损、在有效期内可以使用，摆放整齐，以不违反无菌原则、省力为标准；按执行单查对药物并双人核对，取出无菌纱布，铺简易无菌盘；按要求消毒并掰开安瓿；取出注射器，抽吸药液；将抽吸好的药液置于无菌盘内。

【不余、不漏、不污染】

（二）操作中要点

1. 核对　携用物至患者床旁，核对腕带或床头卡，询问患者姓名，向患者解释注射药物的目的、配合及注意事项。

【PDA扫描核对患者信息】

2. 体位　协助患者取舒适卧位，穿刺部位下铺垫巾，放好止血带，暴露穿刺部位，准备输液贴。

3. 再次评估穿刺部位血管、皮肤状况，选取充盈、弹性良好的静脉，避开静脉瓣、关节部位和瘢痕、炎症及有硬结的部位。

4. 第一次消毒　洗手，消毒穿刺处皮肤，以穿刺点为中心，由内向外螺旋式消毒，直径大于5cm，充分待干。

【严格执行无菌技术操作原则】

5. 第二次消毒　在穿刺部位上方(近心端)约 6cm 处扎紧止血带,再次消毒穿刺部位皮肤,方法正确,范围小于第一次消毒面积,待干。

【止血带松紧度适宜,末端向上,避免污染无菌区域】

6. 穿刺　核对药液与患者,排尽空气,准备干棉签夹在左手上;嘱患者轻握拳,一手绷紧皮肤,一手持注射器以示指固定针栓,针尖斜面向上,与皮肤呈 15°～30° 刺入皮下,再沿静脉走向刺入静脉,见回血后,再沿静脉走行进针少许。嘱患者松拳、松止血带,固定。

【对于儿童,行头皮静脉穿刺时,需选择较小的针头,采取二次进针法,见回血后不松止血带,推药少许,使静脉充盈,再稍进 0.5cm 后松止血带,妥善固定】

7. 推药　缓慢匀速推药,注药过程中要试抽回血,观察患者反应。

【注射速度应根据药品说明书规定及医嘱要求】

8. 拔针　注射完毕,快速拔针,用无菌干棉签按压穿刺点 3～5min 至不出血,针头弃入锐器回收盒内。

【按压时棉签应沿着血管走行方向】

9. 核对及指导　再次核对患者的信息、医嘱单,撤去垫巾及止血带,整理床单位,协助患者取舒适体位,观察穿刺部位。向患者讲解药物注射后可能出现的反应,如有不适立即告知医护人员。嘱患者注射后休息片刻,穿刺部位如有红肿、硬结等及时告知医护人员。

(三)操作后处理

1. 整理用物,按垃圾分类处理原则。

2. 七步洗手法洗手,摘口罩,记录。

(四)评价

1. 严格执行无菌技术操作原则和注射原则。

2. 与患者沟通有效,体现以患者为中心原则,态度和蔼、充满人文关怀。

六 注意事项

1. 严格执行查对制度及无菌技术操作原则。

2. 对组织有强烈刺激性的药物,应防止药液外渗而发生组织坏死。

3. 对于长期静脉注射的患者,应由远端至近端选择血管。

4. 针头与皮肤呈 15°～30° 进针。

5. 注射过程中随时观察患者的反应。

七 常见并发症及处理

(一)静脉穿刺失败

1. 临床表现　推注药物时有阻力,局部疼痛、肿胀。

2. 处理措施　立即评估穿刺失败原因,如果为针头未进入静脉,无回血时,可针头稍退出但不退出皮肤,调整进针角度和方向,穿刺入血管,见回血,无肿胀,则穿刺成功;如果为针头斜面一半在血管内、一半在血管外,或者穿破血管,针头在血管外时,立即拔针,局部按压止血,重新选择合适血管穿刺。

3. 预防措施

(1)注射前评估:选择暴露好、较直、弹性好、清晰的浅表静脉进行静脉穿刺;适用型号合适、质量可靠的针头;评估患者的合作程度,取得患者良好的配合。

(2)熟练掌握静脉穿刺技术,提高穿刺成功率。

1)穿刺时,当感觉针头进入血管不见回血时,可试抽回血,以防进针过度刺穿血管壁。

2)对于静脉硬化、弹性差者,穿刺时应压迫静脉上下端,固定后于静脉上方与皮肤呈30°斜角直接进针,回抽见回血后,轻轻松开止血带,避免弹力过大针头脱出造成失败。

3)对于四肢末梢循环不良者,注射前可行局部热敷、饮热饮等保暖措施，促进血管扩张。

4）对于水肿患者，应先行局部顺血管方向轻柔推压，使血管暴露后穿刺。

5）对于肥胖患者，应用手摸清血管方向或按解剖方位，沿血管方向穿刺。

（二）药液外渗性损伤

1．临床表现　注射部位出现局部肿胀、疼痛，皮肤温度低。

2．常见原因

（1）药物因素：与药物酸碱度、渗透压、药物浓度、药物本身的不良反应有关。

（2）物理因素：环境温度、溶液中不溶性微粒，输液的量、速度等。

（3）血管因素：局部血管的舒缩状态、营养状态改变。

（4）感染因素和静脉炎：引起血管通透性增高。

（5）由于穿刺不当，刺破血管，而使药液漏出血管外，或注射时药物推注过快。

3．处理措施

（1）注射时，注意观察有无药液外渗。如发生药液外渗，立即终止注射。拔针后局部按压，另选血管重新穿刺。

（2）因外渗造成局部疼痛、肿胀者，应根据注射药液的性质不同分别进行处理：

1）血管收缩药（如去甲肾上腺素、多巴胺、间羟胺）外渗，可采用肾上腺素拮抗剂酚妥拉明 5～10mg 溶于 20ml 生理盐水中作局部浸润，以扩张血管；同时给 3% 醋酸铅局部湿热敷。

2）高渗药液（20% 甘露醇、50% 葡萄糖）外渗，可用 0.25% 普鲁卡因 5～20ml 溶解透明质酸酶 50～250U，注射于渗液局部周围，因透明质酸酶有促进药物扩散、稀释和吸收作用。

3）对于抗肿瘤药物外渗，应尽早抬高患肢，局部冰敷，使血管收缩并减少药物吸收。

4）阳离子（氯化钙、葡萄糖酸钙）溶液外渗，可用 0.25% 普鲁卡因 5～10ml 作局部浸润注射，可减少药物刺激，减轻疼痛。同时用 3% 醋酸铅和 50% 硫酸镁溶液交替局部湿热敷。

5）药物外渗超过 24h 未恢复，局部皮肤由苍白转为暗红，禁止热敷。

（3）如经处理无效，组织发生坏死，应由外科处理，预防感染。

4. 预防措施

（1）选择合适的血管，避免注射药物外渗。

（2）熟练掌握静脉注射技术，避免因穿刺失败而造成药液外渗。

（三）血肿

1. 临床表现　皮下肿胀、疼痛。2～3 天后皮肤变青紫，1～2 周后血肿开始吸收。

2. 常见原因

（1）部分患者血管弹性差，肌肉组织松弛，血管不易固定。进针后不见回血，误认穿刺失败，待针头退出血管时局部已青紫。凝血功能差或不及时按压亦可引起血肿。

（2）固定不当、针头移位，特别是儿童好动，致使针头脱出血管外而又未及时拔针按压。

（3）老年、消瘦患者皮下组织疏松，针头滑出血管后仍可注入药液而造成假象。

（4）个别护士责任心不强，静脉注射过程中未经常观察液体注入情况，药液渗漏未及时发现处理。

（5）静脉腔小、针头过大与血管腔直径不符，进针后速度过快，偏离血管方向过深而穿破血管。

（6）对于长期输液患者，没有注意保护好血管，或对血管解剖位置不熟悉，操作不当误伤动脉。

3．处理措施

（1）血肿早期（24h 内），予以冷敷，以减少出血。

（2）抬高患肢。

（3）24h 后局部给予 50% 硫酸镁溶液湿热敷，每天 2 次，每次 30min，以加速血肿的吸收。

（4）若血肿过大难以吸收，可常规消毒后，用注射器抽吸不凝血液或切开清除血块，防止感染。

4．预防措施

（1）注射前评估患者有无凝血功能障碍。

（2）选择合适的血管，避免注射药物外渗。

（3）熟练掌握静脉注射技术，避免因穿刺失败而造成药液外渗。

（4）拔针后，注意用无菌棉签或纱布按压注射部位 3～5min。对新生儿、血液病、有出血倾向者，适当延长按压时间，以不出现青紫为宜。

（四）静脉炎

1．临床表现　沿静脉走向出现条索状红线，局部组织发红、肿胀、灼热、疼痛，畏寒、发热。

2．常见原因

（1）反复静脉穿刺，使患者血管壁弹性、脆性改变，药液易渗漏，发生静脉炎。

（2）长期输入浓度较高、刺激性较强的药物，或静脉内置管时间过长，引起局部炎症。

（3）护理人员操作不熟练，反复穿刺同一条静脉；在操作中无菌观念不强，有污染而引起局部静脉感染。

（4）使用 75% 酒精棉签消毒穿刺点，引起化学性静脉炎者，适当延长按压时间，以不出现青紫为宜。

3．处理措施

（1）一旦发生静脉炎，停止在患肢静脉注射并将患肢抬高、制动。

（2）根据情况行局部湿热毛巾或药物热敷，如 50% 硫酸镁溶液行热敷、中药如意黄金散外敷等。

（3）使用微波治疗仪，局部外涂复方七叶皂苷凝胶（利百素）、多磺酸黏多糖乳膏（喜辽妥）等防治静脉炎。

（4）如合并全身感染，遵医嘱应用抗菌药物治疗。

4．预防措施

（1）选择合适的血管，避免采用同一血管反复注射。

（2）掌握药物的性能，尽可能减少药物对血管的不良刺激，如稀释成合适的浓度后注射、缓慢注射，注射刺激性强的药物前后用生理盐水或 5% 葡萄糖溶液快速输注，冲洗静脉等。

（3）输注化疗药物过程中，常规沿血管方向给予硫酸镁湿敷，持续时间 7～8h。湿敷应距穿刺处上方 2～3cm，每 4h 更换 1 次，预防静脉炎。

（4）熟练掌握静脉注射技术，严格遵守无菌技术原则，避免外渗、感染等。

（五）过敏

1．临床表现　出现皮疹、皮肤瘙痒，严重者面色苍白、胸闷、心慌，呼吸困难、血压下降、脉搏微弱、口唇发绀、意识丧失，大、小便失禁，甚至呼吸、心搏骤停导致死亡。

2．发生原因

（1）注射前未评估患者既往药物过敏史。

（2）注射的药物引起患者发生速发型过敏反应。

3．处理措施　对于轻微不适者，可放慢推注速度。不能耐受者，立即暂停注射，根据病情，依医嘱给予用药。如发生过敏性休克者，按照过敏性休克抢救流程进行抢救。

4．预防措施

（1）操作者应在注射前询问患者的药物过敏史。备好急救药物（0.1% 盐酸肾上腺素注射液、地塞米松注射液）、吸氧装置等。

（2）在药物配制和注射过程中，要严格按规定操作，首次静脉注射时应放慢速度，对过敏体质者，密切观察患者意识、表情、皮肤色泽、温度、血压、呼吸，触摸周围动脉搏动，询问患者有无寒战、皮肤瘙痒、心悸、胸闷、关节疼痛等不适。

（高殿钰）

第18章

肌内注射技术

一 适应证

1. 药物不能或不宜口服、皮下注射，需在一定时间内产生药效时。

2. 刺激性较强或药量较大不宜皮下注射的药物，如油剂、混悬液。

3. 要求比皮下注射更迅速发挥药效，不宜或不能用作静脉注射的药物。

二 禁忌证

1. 注射部位有硬结、炎症、瘢痕或皮肤受损。

2. 有严重出、凝血异常的患者。

3. 癫痫抽搐、不能合作的患者。

4. 破伤风发作期、狂犬病痉挛期。

三 注射部位及定位法

1. 臀大肌注射定位法

（1）十字法：从臀裂顶点向左侧或右侧划一水平线，然后从髂嵴最高点做一垂线，将一侧臀部分为四个象限，其外上象限并避开内角，即为注射区。

（2）连线法：自髂前上棘至尾骨处作一连线，其外 1/3 处为注射部位。

【臀大肌为肌内注射最常用的部位】

2．臀中肌、臀小肌注射定位法

（1）以示指尖和中指尖分别置于髂前上棘和髂嵴下缘处，在髂嵴、示指、中指之间构成一个三角形区域，示指与中指构成的内角区域为注射区。

（2）髂前上棘外侧三横指处（以患者的手指宽度为准）。

3．股外侧肌注射定位法　大腿中段外侧。成人可取髋关节下 10cm 至膝关节上 10cm，宽约 7.5cm 的范围。

4．上臂三角肌注射定位法　上臂外侧，肩峰下 2～3 横指处。

四　物品准备

1．治疗车上层　药液（按医嘱准备）、注射器、安尔碘、棉签、弯盘、砂轮、无菌治疗碗（内置无菌纱布）、医嘱贴、PDA 扫描器。

2．治疗车下层　生活垃圾桶、医用垃圾桶、锐器回收盒。

五　操作步骤

（一）操作前准备

1．核对医嘱　查阅病例，双人核对医嘱、执行单、肌内注射贴；用两种以上的方式核对并确认患者信息。

【需双人核对患者信息，用两种以上的方式】

2．评估　评估患者病情、治疗情况；意识状态，配合程度，肢体活动能力；用药史及药物过敏史；注射部位的皮肤及肌肉组织情况。

3．向患者及家属解释该项操作的目的、操作方法、注意事项、操作过程、药物作用、配合要点等。

4．病室环境　安全、整洁、安静、光线充足，环境适宜操作，注意保护患者隐私。

【必要时屏风遮挡患者】

5. 护士准备　衣帽整洁，修剪指甲，七步洗手法洗手，戴口罩。

6. 用物准备　核对药品质量，用物是否包装无破损、在有效期内可以使用，摆放整齐，以不违反无菌原则、省力为标准；核对医嘱与肌内注射贴一致，粘贴肌内注射贴。

（二）操作中要点

1. 抽吸药液　检查药液，检查并打开棉签、安尔碘，按照弹、锯、消、消、掰的方法打开药液，检查并打开注射器，抽吸药液，再次核对。

【严格执行查对制度和无菌操作原则】

2. 核对　携用物至患者床旁，做好解释，取得患者配合。采取两种以上的方式核对患者信息，协助患者取舒适体位（根据病情采取合适体位）。

【核对患者床号、姓名、药名、浓度、剂量、给药方法及时间；患者侧卧位时上腿伸直、下腿稍弯曲，俯卧位时足尖相对、足跟分开，坐位时椅子稍高；仰卧位用于危重、无法翻身的患者】

3. 定位消毒　确认注射部位（臀部注射首选十字法或连线法），洗手，消毒注射部位皮肤两次，待干。

【成人常选择臀大肌，2 岁以下婴幼儿选择臀中肌、臀小肌；对于长期注射的患者，应经常更换注射部位，并选择细长针头】

4. 核对排气　二次核对，排尽空气。

5. 进针推药　左手拇指、示指绷紧局部皮肤，右手执笔式持注射器，中指固定针栓，快速垂直进针（刺入针梗的1/2～2/3），抽动活塞，无回血后缓慢推注药液，同时观察患者反应。如有回血，应立即拔针并压迫止血。

【注意避开皮损、硬结等处；消瘦者及儿童进针深度酌减；推药速度应缓慢、均匀】

6. 拔针按压　注射完毕后，快速拔针，用无菌干棉签按压穿刺部位，直至不出血。再次核对，丢弃安瓿。

【核对患者床号、姓名、药名、浓度、剂量、给药方法及时间】

（三）操作后处理

1. 洗手，整理用物，按垃圾分类处理原则。

【锐器放入锐器回收盒内】

2. 协助患者取舒适体位，给予相关指导。

3. 七步洗手法洗手，摘口罩，记录。

【记录注射时间，药品名称、浓度、剂量，患者的反应】

（四）评价

1. 操作过程中评估、沟通，体现对患者个性化的护理及人文关怀。

【操作过程中注重人文关怀】

2. 相关理论知识及并发症的规避。

六 注意事项

1. 严格执行查对制度和注射原则。

2. 两种药物同时注射时，注意配伍禁忌。

3. 对于长期注射的患者，应经常更换注射部位，选择细长针头。

4. 注射时勿将针头全部刺入，防止针梗折断。

5. 对 2 岁以下婴幼儿宜选择臀中肌、臀小肌注射，不宜选用臀大肌注射。

七 常见并发症及处理

（一）疼痛

患者可表现为注射局部疼痛、酸胀、肢体无力、麻木。肌内注射可引起下肢及坐骨神经疼痛，重者足下垂或跛行，甚至下肢瘫痪。对于疼痛轻者，嘱患者全身放松、深呼吸，并帮助其分散注意力，以减轻疼痛；对于疼痛严重者，注射后给予湿热敷、局部按摩缓解疼痛。

（二）神经性损伤

注射药物直接刺激或高浓度药物毒性可能引起神经粘连和变性坏死，在注射中会出现神经支配区麻木、放射痛；注射后，局部麻木，肢体功能部分或完全受损等症状。如发生神经性损伤，操作中观察患者反应，若患者神经支配区麻木或放射痛，须立即改变进针方向或停止注射；对可能有神经损伤者，早期行理疗、热敷，以促进炎症消退和药物吸收，同时为促进神经功能的恢复，可用神经营养药物治疗；对中度以上完全神经损伤，经理疗、热敷无改善者，则采用外科治疗，行神经松解术。

（三）局部或全身感染

患者如出现局部感染（红、肿、热、疼痛），或感染扩散，导致全身菌血症、脓毒血症（高热、畏寒、谵妄等），应行血培养和药物敏感试验，而后选用敏感抗菌药物抗感染。

（四）针眼渗液

推药阻力大，注射时及拔针后针眼渗液，需在注射后立即用无菌干棉签轻压注射部位数秒，至不渗为止；对于有硬结的注射部位，注射前后适当热敷，加速局部血液循环，促进药液吸收。

（五）针头堵塞

推药阻力大，无法将药液推入体内，需考虑针头堵塞。一旦发生，立即拔针，同时更换针头另选部位进行注射。

（六）臀筋膜间室综合征

由于臀部肌肉组织、神经和血管较丰富，注射定位不准或进针角度不当，易损伤血管、神经，导致注射部位疼痛、肿胀，同侧下肢肿胀、远端麻木、髋关节活动受限等。出现神经、血管损伤症状时，应立即制动，禁止热敷或按摩臀部，冷敷或加压包扎注射部位，遵医嘱应用止血药物，观察患者病情，必要时采用手术切开减压治疗。

八　相关知识

　　肌内特殊注射法介绍：乙形注射法。注射前以左手示指、中指、环指使待注射部位皮肤及皮下组织朝同一方向侧移（侧移 1~2cm），绷紧固定局部皮肤，维持到拔针后，迅速松开左手，此时侧移的皮肤和皮下组织复原，原先垂直的针刺通道随即变成乙形。乙形注射法的优点：皮肤和皮下组织复位，改变针道，使得细菌不易进入深部组织，在一定程度上降低细菌感染的发生率；将药物封闭于肌肉组织内，有利于药物均匀弥散、充分吸收，减轻肿痛不适感；使药物不易从肌肉组织渗到皮下组织，减少药物对皮下组织的刺激。

（刘春艳）

第19章

皮内注射技术

一 适应证

1. 进行药物试敏试验，以观察有无过敏反应。
2. 预防接种。
3. 局部麻醉的起始步骤。

二 禁忌证

1. 对该药物过敏。
2. 注射局部有各种皮损、炎症、硬结、瘢痕或位于皮肤病处，注射时需避开。

三 注射部位

根据皮内注射的目的选择部位，如药物过敏试验常选用前臂掌侧下段；预防接种常选用上臂三角肌下缘；局部麻醉则选择麻醉处。

【皮内注射部位首选前臂掌侧下段，因该处皮肤较薄，皮色较淡，易于注射和辨认】

四 物品准备

1. 治疗车上层　治疗盘、75%酒精（或生理盐水）、安尔碘、棉签、0.9%氯化钠注射液、1ml注射器、5ml注射器或10ml注射器（2个）、治疗碗、药物、0.1%盐酸肾上腺素、医嘱核对卡、治疗卡、洗手液、脉枕、PDA扫描器。

【皮内注射皮肤消毒忌用碘酊】

2. 治疗车下层　剪刀、砂轮、生活垃圾桶、医用垃圾桶、锐器回收盒。

五　操作步骤

（一）操作前准备

1. 核对医嘱　查阅病例，双人核对医嘱、执行单、条码贴；用两种以上的方式核对并确认患者信息。

【需双人核对患者信息，用两种以上的方式，核对床号、姓名、病历号，药物名称、浓度、剂量，给药时间和途径】

2. 评估　核对并评估患者治疗情况、用药史及药物过敏史。

3. 向患者解释该项操作的目的、方法、注意事项，并取得合作，评估患者注射部位皮肤情况。

【评估患者是否适合注射和配合程度。注射部位有各种皮损、炎症、硬结、瘢痕或皮肤病处需避开】

4. 病室环境　安全、整洁、安静、光线充足，环境适宜操作，注意保护患者隐私。

5. 护士准备　衣帽整洁，修剪指甲，七步洗手法洗手，戴口罩。

6. 用物准备　核对用物是否包装无破损、在有效期内可以使用，摆放整齐，以不违反无菌原则、省力为标准；核对医嘱与条码贴一致，粘贴条码贴。

（二）操作中要点

1. 核对　携用物至患者床旁，再次 PDA 核对并解释，取得患者配合，协助取舒适体位，取平卧位或坐位，放脉枕，充分暴露注射部位，核对医嘱、注射卡，检查药物及药液，检查用物。

【PDA 扫描核对患者信息，检查药品质量】

2. 确定穿刺部位　根据皮内注射的目的选择适合的部位。

3. 药品准备

（1）启瓶盖，棉签蘸消毒液消毒瓶塞至瓶颈，待干。

（2）注射器内吸入与所需药液等量的空气，示指固定针栓将针头插入瓶内，注入空气，倒转药瓶，使针尖在液面下，吸取药液至所需量，示指固定针栓，拔出注射器，将5ml注射器的针头与1ml注射器的针头更换。

（3）按照不同药物要求配置试敏液。

【保持无菌操作】

（4）排尽注射器内气体，换回针头，保护针头，置于无菌治疗盘内。

4. 消毒　洗手，用75%乙醇（皮肤敏感者需用无菌生理盐水清洁两次）消毒皮肤（方法、范围正确），待干。

5. 穿刺　再次核对患者、药物，排尽空气，左手绷紧皮肤，右手平执式持注射器针尖斜面向上，与皮肤呈5°进针，针尖斜面完全刺入皮内后左手固定针栓，右手推入药液0.1ml，局部形成一半球状苍白隆起的皮丘、毛孔增大。注射完毕，迅速拔出针头，勿按压，记录开始时间。

【推药速度应缓慢、均匀】

6. 核对及指导　再次核对，告知注意事项，整理用物，做好解释，试敏液保留24h，以备核对。

（三）操作后处理

1. 整理用物，按垃圾分类处理原则。

【锐器放入锐器回收盒内】

2. 20min后观察并做出判断，告知并记录皮试结果。

【两人查对】

3. 七步洗手法洗手，摘口罩，记录。

（四）评价

1. 操作过程中评估、沟通，体现对患者个性化的护理及人文关怀。

【操作过程中注重人文关怀】

2．相关理论知识及并发症的规避。

六 注意事项

1．严格执行查对制度和无菌操作原则。

2．药敏试验前，应询问患者的用药史、过敏史和家族史，对该药有过敏史者禁止做该药的药敏试验。

3．药物过敏试验消毒皮肤时用75%乙醇，忌用含碘消毒剂消毒，以免着色影响对局部反应的观察及与碘过敏反应相混淆。

4．进针角度以针尖斜面能全部进入皮内为宜，进针角度过大易将药液注入皮下，影响结果的观察和判断。

5．皮试药液要现用现配，剂量要准确，并备急救药物。

6．确保药敏试验结果准确，必须在15～20min内观察和判断。

7．药敏试验结果为阳性时应告知患者、家属和医生并做好记录。

七 常见并发症及处理

（一）疼痛

患者精神紧张、恐惧，进针手法不正确，配置药物浓度过高，注射针头过粗、钝，消毒剂随针头进入皮内，可能出现局部刺痛，全身疼痛反应，如肌肉收缩、呼吸加快、出汗、血压下降、严重者出现晕针、虚脱。对疼痛剧烈或发生晕针、虚脱者，立即报告医生，予以对症处理。

（二）注射失败

无皮丘或皮丘过大、过小，药液外漏，断针，注射针眼出血或皮肤上产生两个针眼即为注射失败。无皮丘或皮丘过大、过小，药液外漏，注射部位两个针眼可重新注射。针眼出血，用无菌干棉签轻拭血迹，切不可用力压迫。

（三）虚脱

注射过程中随时观察患者反应，出现虚脱立即停止操作，取平卧位、保暖，通知医生，对症治疗，安抚患者和家属，减轻恐惧心理。

（四）过敏性休克

一旦发生过敏性休克，就地平卧抢救，同时通知医生，立即皮下或肌内注射 0.1% 肾上腺素 0.5～1ml；若心搏骤停，立即心肺复苏；建立静脉通道，吸氧，保暖，减轻循环衰竭；遵医嘱用药，严密观察病情，记录生命体征；不断评估治疗与护理的效果。

（五）局部组织反应

注射部位红肿、疼痛、瘙痒、水疱、溃烂、破损及色素沉着为局部组织反应，需对症处理。

（六）疾病传播

操作中应严格遵循无菌原则及消毒隔离，要求一人一针一管，对于出现疾病传播者，报告医生，对症治疗。

八 相关知识

如皮试结果不能确认或怀疑假阳性时，应采取对照试验。方法：更换注射器及针头，在另一前臂相应部位注入 0.1ml 生理盐水，20min 后对照观察反应。

（郭建多）

第20章

皮下注射技术

一 适应证

1. 需要在一定时间达到药效，不宜口服和静脉注射的药物。

2. 预防接种。

3. 局部麻醉用药。

二 禁忌证

1. 对注射药物过敏。

2. 注射局部有皮损、硬结、炎症、瘢痕或位于皮肤病处，注射时需避开。

三 注射部位

常选择的注射部位：上臂三角肌下缘、两侧腹壁、后背、大腿前侧及外侧等部位。

四 物品准备

1. 治疗车上层　治疗盘、安尔碘、75%酒精、棉签、砂轮、弯盘、无菌治疗碗（内含无菌纱布）、药液（按医嘱准备）、注射器、医嘱贴、PDA扫描器等。

2. 治疗车下层　生活垃圾桶、医用垃圾桶、锐器回收盒。

五 操作步骤

(一)操作前准备

1. 核对医嘱 查阅病例,双人核对医嘱、执行单、皮下注射贴;用两种以上的方式核对并确认患者信息。

【需双人核对患者信息,用两种以上的方式】

2. 评估 评估患者病情、意识状态、治疗情况、用药史、过敏史;患者的肢体活动能力、配合程度、对用药的认知;注射部位的皮肤及皮下组织状况。

3. 向患者及家属解释该项操作的目的、操作方法、注意事项、操作过程、药物作用、配合要点。

4. 病室环境 安静、整洁、安全、光线充足,环境适宜操作,注意保护患者隐私。

【必要时屏风遮挡患者】

5. 护士准备 衣帽整洁,修剪指甲,七步洗手法洗手,戴口罩。

6. 用物准备 核对药品质量,用物是否包装无破损、在有效期内可以使用,摆放整齐,以不违反无菌原则、省力为标准;核对医嘱与皮下注射贴一致,粘贴皮下注射贴。

(二)操作中要点

1. 抽吸药液 检查药液,检查并打开棉签、安尔碘,按照弹、锯、消、消、掰的方法打开药液,检查并打开注射器,抽吸药液,再次核对。

【严格执行查对制度和无菌操作原则】

2. 核对 携用物至患者床旁,做好解释,取得患者配合。采取两种以上的方式核对患者信息,协助患者取舒适体位。

【核对患者床号、姓名,药品名称、浓度、剂量,给药方法及时间】

3. 定位消毒 确认注射部位,洗手,消毒注射部位皮肤。

【常选择的注射部位有:上臂三角肌下缘、两侧腹壁、后

背、大腿前侧及外侧等部位】

4. 核对排气 二次核对,排尽空气。

5. 进针推药 一手绷紧皮肤,另一手持注射器,示指固定针栓,针尖斜面向上并与皮肤呈 30°～40°快速进针(刺入针梗的 1/2～2/3),抽动活塞,无回血后缓慢推注药液,同时观察患者反应。

【避开皮损、硬结等部位;推药速度应缓慢、均匀;过瘦的患者可捏起注射部位皮肤进行注射】

6. 拔针按压 注射完毕后,用无菌干棉签按压穿刺部位,快速拔针,直至不出血。再次核对,丢弃安瓿。

【核对患者床号、姓名,药品名称、浓度、剂量,给药方法及时间】

(三)操作后处理

1. 整理用物,按垃圾分类处理原则。

【锐器放入锐器回收盒内】

2. 协助患者取舒适体位,给予相关指导。

3. 七步洗手法洗手,摘口罩,记录。

【记录注射时间,药品名称、浓度、剂量,患者的反应】

(四)评价

1. 操作过程中评估、沟通,体现对患者个性化的护理及人文关怀。

【操作过程中注重人文关怀】

2. 相关理论知识及并发症的规避。

六 注意事项

1. 严格执行查对制度和无菌操作原则。

2. 进针角度不宜超过45°,以免刺入肌层。

3. 不宜用刺激性强的药物做皮下注射。

4. 过度消瘦的患者,注射时可捏起局部组织,适当减小进针角度。

5. 长期皮下注射者,为避免局部产生硬结,应有计划地变更注射部位。

七 常见并发症及处理

(一)出血

因注射时针头刺入血管,或患者本身有凝血机制障碍,拔针后按压部位欠准确、局部按压时间过短,会造成注射部位皮下血肿、肿胀、疼痛、皮肤淤血等症状。一旦拔针后发现注射部位少量出血,应再次延长按压时间。皮下血肿者,可根据血肿的大小采取相应的处理措施。皮下血肿早期采用冷敷促进血液凝固;48h 后应用热敷,促进淤血的吸收和消散;血肿较大者,早期可采取消毒后无菌注射器穿刺抽出血液,加压包扎;血液凝固后,可行手术切开清除血凝块。

(二)硬结形成

多种原因可致硬结形成。轻者,局部稍隆起,皮下可扪及硬结;重者,皮下可扪及硬性肿块;更严重者,可出现肿块部位坏死。对有硬结形成倾向者,为促进局部血液循环、加速药物吸收,可局部热敷或按摩,防止硬结形成(胰岛素注射除外);对已形成硬结者,可局部热敷,如使用 50% 硫酸镁湿热敷。

(三)低血糖反应

低血糖反应多发生在胰岛素注射期间,或注射后患者未能及时进食,或患者在空腹检查前注射胰岛素。患者会突然出现饥饿感、头晕、心悸、出冷汗、软弱无力、心率加快,重者虚脱、昏迷,甚至死亡。如患者发生低血糖症状,应立即监测血糖,同时口服糖水、馒头等易吸收的碳水化合物;严重者,报告医生,遵医嘱静脉推注 50% 葡萄糖 40~60ml;症状仍不改善者,积极进行抢救。

(四)针头弯曲或针体折断

若患者感觉注射部位疼痛,或针体折断,部分针体遗留于注射部位,应立即进行处理。若出现针头弯曲,应终止使用弯针继续注射;分析针头弯曲的原因,采取规避措施;更换针头,重新注射。若发生断针,医护人员应保持镇静,安抚患者,避免紧张;护士立即用一手捏紧局部肌肉,下压皮肤,暴露针梗,嘱患者放松,保持原体位,勿移动肢体或做肌肉收缩动作,以免残留的针体随肌肉收缩移动;迅速用止血钳将断针拔出;若针体已埋入皮下,需在 X 线定位后经手术取出残留针体。

八 相关知识

对长期自行皮下注射的患者,应让患者制订轮流交替注射部位的计划,经常更换注射部位,以避免局部出现硬结,影响药物吸收。

（刘春艳）

第21章

雾化吸入技术

一 目的

控制感染、消除炎症、改善通气、祛痰镇咳。

二 适应证

1. 哮喘、慢性阻塞性肺疾病、慢性支气管炎、肺气肿、支气管扩张症、肺纤维化、肺源性心脏病、急性喉梗阻、各种急慢性咳嗽、变应性鼻炎、咽喉部炎症及水肿等非特异性炎性疾病。

2. 吸入性气道损伤、肺部感染。

3. 各种原因长期卧床、具有合并症、机械通气、人工气道建立、外科手术、喉镜、支气管镜检查等。

4. 支气管舒张/激发试验等。

三 禁忌证

无绝对禁忌。

四 物品准备

（一）超声雾化

1. 治疗车上层　超声波雾化吸入器、治疗盘、螺纹管、口含嘴、纱布或纸巾、治疗巾、水温计、弯盘、冷蒸馏水、生理盐水、药液（遵医嘱备用）、洗手液、医嘱核对卡、PDA扫描器。

2. 治疗车下层　锐器回收盒、医用垃圾桶、生活垃圾桶。

（二）氧气雾化

1. 治疗车上层　氧气雾化吸器、氧气装置一套（湿化瓶勿放水）、弯盘、生理盐水、药液（遵医嘱备用）、治疗巾、纱布或纸巾、洗手液、治疗盘、医嘱核对卡、PDA扫描器。

2. 治疗车下层　锐器回收盒、医用垃圾桶、生活垃圾桶。

五　操作步骤

（一）操作前准备

1. 核对、评估及解释

（1）核对医嘱、床旁核对患者。

（2）评估：①患者的病情、意识状态、呼吸功能、痰液情况、过敏史；②患者的吸气流速和配合能力；③气管黏膜肿胀、管壁痉挛（如主诉呼气困难）等影响吸入效果的因素；④对于自身免疫功能减退的患者，应评估口腔黏膜有无真菌感染。

（3）解释：向患者及家属解释超声波雾化/氧气雾化吸入的目的、方法、注意事项及配合要点。

2. 环境准备　环境清洁、安静，光线、温湿度适宜、安全。

【氧气雾化吸入环境准备重点强调操作环境无火源及热源】

3. 护士准备　穿戴整洁，修剪指甲，洗手，戴口罩。

4. 用物准备

（1）检查雾化设备的功能状态。核对用物是否包装无破损、在有效期内可以使用。

（2）连接雾化器主件与附件。

（3）加冷蒸馏水于水槽内，水量视不同类型的雾化器而定。

【水槽和雾化罐内切忌加温水或热水，水槽内无水时，不可开机，以免损坏仪器】

（二）操作中要点

1. 核对　操作者洗手，备齐用物至患者床旁，核对患者姓名、床号及雾化方式,解释操作目的,取得患者配合。

2. 体位　协助患者取舒适体位,取卧位或坐位接受雾化治疗。

3. 加药

【药液现用现配、避免药物配伍禁忌】

超声雾化:检查无漏水后,将雾化罐放入水槽,遵医嘱将药液倒入雾化罐内,盖紧水槽盖。

【水槽底部的晶体换能器和雾化罐底部的透声膜薄而脆,易破碎,操作中注意不要损坏】

氧气雾化:单次加入药液量以雾化药杯外侧"MAX"为限。

4. 调节雾量

超声雾化:接通电源,打开电源开关(指示灯亮),调整定时开关至所需时间,打开雾化开关,调节雾量。

【水槽内须保持有足够的冷水,如发现水温超过50℃或水量不足,应关机,更换或加入冷蒸馏水】

氧气雾化:调节氧流量,一般为6～8L/min。

【避免经水湿化】

5. 再次核对。

6. 雾化吸入　将口含嘴放入患者口中(也可使用面罩),指导患者做闭口深呼吸,用鼻呼气,直至药液吸完为止。

【指导患者学习深呼吸的方法及用深呼吸配合雾化的方法】

7. 治疗结束后取出口含嘴。

超声雾化:取下口含嘴及螺纹管,关闭雾化开关、电源开关。

氧气雾化:取下面罩或口含嘴,关闭气源。

8. 再次核对,协助排痰、漱口、擦脸。

9. 洗手,摘口罩,健康指导。

(三) 操作后处理

1. 整理用物,按垃圾分类处理原则。

2. 七步洗手法洗手,记录。

（四）评价

1. 操作过程中评估、沟通,体现对患者个性化的护理及人文关怀。

2. 相关理论知识及并发症的规避。

六　注意事项

1. 熟悉雾化器性能,水槽内应保持足够的水量(虽有缺水保护装置,但不可在缺水状态下长时间开机),水温不宜超过50℃。

2. 水槽底部的晶体换能器和雾化罐底部的透声膜薄而质脆,在操作及清洗过程中,动作要轻,防止损坏。

3. 治疗过程需加入药液时,不必关机,直接从盖上小孔内添加即可;若要加水入水槽,必须关机操作。

4. 按照说明拆解并清洗零件,清洗时避免损害零件;观察出雾情况,出雾量逐渐增加。

5. 雾化装置应专人专用,一次性装置按说明书要求定期或按需更换。

6. 氧气雾化吸入过程中应严禁烟火和易燃物。结束治疗时应观察残余药量,如残余过多,适当延长治疗时间。

7. 观察患者痰液排出是否困难,若因黏稠的分泌物经湿化后膨胀致痰液不易咳出时,应予以拍背以协助痰液排出,必要时吸痰。

七　常见并发症及处理

（一）过敏反应

1. 临床表现

（1）呼吸道症状:患者出现喘息,或原有喘息症状加重。

（2）全身症状:过敏性红斑,可伴有寒战,较少出现过敏性休克。

2．处理措施

（1）患者出现临床症状时，立即终止雾化吸入。

（2）建立静脉通道，协助医生进行治疗，遵医嘱应用抗过敏药物，如地塞米松等。

（3）密切观察生命体征及病情变化。

3．预防措施　行雾化吸入之前，询问患者有无药物过敏史。雾化过程中注意观察患者反应。

（二）感染

1．临床表现

（1）肺部感染：不同程度高热、肺部啰音、肺部 X 线片见炎症改变、菌培养阳性等。

（2）口腔感染：多为真菌感染，舌头或口腔内壁可出现黄色或白色斑患者自觉疼痛，拒绝进食。

2．处理措施

（1）肺部感染者遵医嘱使用抗菌药物治疗。

（2）口腔真菌感染需注意口腔卫生，进行局部治疗，如用 2%～4% 碳酸氢钠溶液漱口等。

3．预防措施

（1）雾化治疗结束后，清洗雾化罐、口含嘴及管道，用 500ppm 的消毒液浸泡消毒，再洗净、晾干备用。

（2）使用一次性口含嘴；氧气雾化治疗时，雾化器专人专用，用后清洗。

（三）呼吸困难

1．临床表现

（1）胸闷、呼吸困难、不能平卧。

（2）口唇及颜面发绀。

（3）患者呈痛苦面容，烦躁、大汗等。

2．处理措施

（1）一旦出现呼吸困难，协助患者取半坐卧位或坐位，以利呼吸，暂停雾化吸入并报告医生。

（2）拍背、鼓励患者咳嗽排痰，保持呼吸道通畅。

（3）必要时负压吸痰。

（4）密切观察病情变化。

3．预防措施

（1）选择合适的雾化器，指导患者选择合适的体位。

（2）雾化过程中持续吸氧。

（3）控制雾化吸入的时间，及时清理痰液，以免阻塞呼吸道。

（四）缺氧及二氧化碳潴留

1．临床表现

（1）患者诉胸闷、气短。

（2）呼吸浅快、皮肤黏膜发绀、心率加快、血压升高。

（3）血气分析示氧分压降低、二氧化碳分压升高。

2．处理措施

（1）出现缺氧及二氧化碳潴留时，应立即停止雾化吸入，加大氧流量，嘱患者深呼吸。

（2）严密观察患者病情变化，遵医嘱酌情处理。

3．预防措施

（1）雾化吸入治疗前对患者病情进行评估。

（2）氧气雾化吸入时适当加温，避免因吸入低温气体引起呼吸道痉挛。

（3）雾化的同时给予吸氧。

（4）婴幼儿雾化时雾量宜小，约为成人的 1/3～1/2，且以面罩吸入为佳。

（五）呼吸暂停

1．临床表现　突然出现呼吸困难、皮肤及黏膜发绀，严重者可致呼吸、心搏骤停。

2．处理措施　出现呼吸暂停应立即予以呼吸气囊加压给氧，心搏骤停者行心肺复苏；及时报告医生，进行抢救。

3. 预防措施

（1）使用抗菌药物或生物制剂雾化吸入前应详细询问患者过敏史，雾化吸入过程中要严密观察，防止因过敏引起支气管痉挛。

（2）首次雾化吸入或年老体弱者雾量先调节至低档，待适应后再逐渐增加雾量。

（3）超声雾化吸入前将机器预热 3min；氧气雾化吸入时可在雾化器外用热毛巾包裹，避免低温气体刺激气道。

（六）呃逆

1. 临床表现　呃逆是一侧或双侧膈肌的阵发性痉挛，伴有吸气期声门突然关闭，发短促的特别声音。

2. 预防措施　雾化吸入时雾量可适当调小。

3. 处理措施

（1）与患者交谈和治疗无关且引起情绪激动的话题，分散患者注意力，止呃逆。

（2）快速饮冷水或刺激咽部，设法停止呃逆。

（3）经上述处理无效，遵医嘱使用氯丙嗪或甲氧氯普胺（胃复安）等药治疗。

（七）哮喘发作和加重

1. 临床表现　雾化吸入过程中或雾化吸入停止后短时间内，患者出现喘息或喘息重，口唇、颜面发绀，听诊双肺有哮鸣音。

2. 处理措施

（1）发生哮喘立即停止雾化吸入，取半坐卧位，予氧气吸入。

（2）保持呼吸道通畅，及时清理气道分泌物。

（3）遵医嘱用药，并密切观察病情变化及用药反应。

（4）经上述处理病情不能缓解、缺氧严重者，应予以气管插管辅助通气。

3．预防措施

（1）哮喘持续状态的患者行雾化吸入时雾量不宜过大、时间不宜过长。

（2）雾化吸入时对雾化液适当加温。

（赵　娜　李明明）

第22章

氧气筒氧气吸入技术

一 目的

提高患者血氧含量及动脉血氧饱和度，纠正缺氧状态，促进组织新陈代谢，维持机体生命活动。

二 适应证

1. 呼吸系统疾病，如哮喘、重症肺炎、肺水肿、肺源性心脏病、气胸等。

2. 心血管系统疾病，如严重心律失常、心力衰竭、心源性休克、心肌梗死等。

3. 中枢神经系统疾病，如颅脑损伤及各种原因引起的昏迷等。

4. 各种中毒引起的呼吸困难，如一氧化碳、麻醉药物、巴比妥类药物中毒等。

5. 其他，如某些外科手术后、出血性休克、分娩产程过长或胎心音异常等。

三 禁忌证

无绝对禁忌证。

四 物品准备

1. 供氧装置　氧气筒固定妥善、装置完好，压力在可用范围内。有"四防"和氧气余量记录卡，环境符合用氧安全。

【四防：防火、防热、防油、防震】

2．治疗车上层　一次性吸氧管（根据不同的吸氧方法，所需物品适当调整）、氧气表或流量表、湿化器（非一次性使用湿化装置需将消毒后湿化瓶内装 1/3 或 1/2 蒸馏水）、治疗碗两个（一个放置纱布、另一个盛蒸馏水适量）、棉签、用氧记录单、医嘱核对卡、弯盘、手电筒、消毒洗手液、PDA 扫描器。

3．治疗车下层　生活垃圾桶、医用垃圾桶。

五　操作步骤

（一）操作前准备

1．核对及评估　核对医嘱、床旁核对并评估患者，向清醒患者介绍自己。评估患者意识、呼吸状况、缺氧程度[可通过患者的氧分压、血氧饱和度、神志、口唇、指（趾）甲床发绀程度等，判断患者缺氧程度]、气道通畅情况。评估患者基础疾病和有无高碳酸血症风险，向患者解释该项操作的目的、方法、注意事项，并取得配合。

【用手电筒检查鼻腔时，注意遮挡眼部】

2．病室环境　安全、整洁、安静、室温适宜、光线充足，无火源及热源。

3．护士准备　穿戴整洁，七步洗手法洗手，戴口罩。

4．用物准备　核对用物是否包装无破损、在有效期内可以使用。

（二）操作中要点

1．核对　操作者洗手，备齐用物至患者床旁，核对患者姓名、床号及氧疗方式，解释操作目的，取得患者配合。

2．体位　协助患者取舒适体位。

3．用湿棉签清洁两侧鼻腔。

4．连接　一吹（尘）、二上（表）、三紧（拧紧）、四查（检查）。

（1）除尘：打开氧气筒总开关，放出少量氧气，以冲掉气门上的灰尘，立即关闭总开关。

【注意提示患者除尘有声响】

（2）将氧气表稍向后倾置于氧气筒门上，用手初步旋紧，再用扳手拧紧，使氧气表直立于氧气筒旁（氧气表垂直于地面，以便读取氧气筒剩余压力）。

（3）检查并连接湿化瓶。

（4）检查有无漏气：关闭流量表，打开总开关，手触、耳听检查有无漏气，打开流量表，检查压力表指针有无下降，关闭流量表。

5. 连接氧气管，打开流量开关，根据医嘱调节适宜的流量，将吸氧导管前端置入治疗碗中湿润吸氧导管前端并检查氧气流出是否通畅，擦干后轻轻置入患者鼻腔。

【先调节氧流量，再佩戴吸氧管】

6. 妥善固定，绕到枕骨后或绕过双耳到颈前固定，并询问患者有无不适等。

7. 再次核对患者，观察用氧效果，协助取舒适卧位，整理床单位及用物。

8. 指导患者，告知患者及家属吸氧的目的及注意事项等。

【指导患者及家属在患者吸氧过程中勿自行调节氧流量，注意用氧安全】

9. 洗手，记录吸氧起始时间、氧流量等。

【在患者用氧过程中，观察、评估患者吸氧效果、管路与患者连接情况及氧疗并发症等】

10. 停止吸氧

（1）核对患者，解释停氧原因。

（2）取下鼻导管，纱布擦拭患者面部，用纱布包裹鼻导管前端，关闭流量表，弃去湿化瓶及鼻导管。

（3）安置患者：协助患者取舒适体位，整理床单位，健康宣教。

（4）卸表，记录氧气筒氧气余压：关闭总开关，打开流量表，放出余气，关闭流量表，再卸表，记录氧气筒剩余压力及停氧时间。

11. 健康指导。

（三）操作后处理

1. 整理用物，按垃圾分类处理原则。

2. 七步洗手法洗手，摘口罩，记录。

（四）评价

1. 操作过程中评估、沟通，体现对患者个性化的护理及人文关怀。

2. 相关理论知识及并发症的规避。

六 注意事项

1. 用氧前，检查氧气装置是否漏气，是否通畅。

2. 严格遵守操作规程，注意用氧安全，切实做好"四防"安全，即防火、防热、防油、防震。氧气表及螺旋口勿上油，也不用带油的手装卸。

3. 使用氧气时，应先调节氧流量后应用。停止吸氧时，先移除鼻导管，再关闭流量表。如吸氧过程中需调节流量，先移除鼻导管，调节流量后再重新佩戴，并嘱患者及家属不要自行调节氧流量。

4. 氧气筒内氧气勿用尽，至少保留 0.5MPa 以防灰尘进入氧气筒，避免再充气时引起爆炸。

5. 对未用完或已用尽的氧气筒悬挂"剩余流量"或"空"标识。

6. 湿化瓶一人一用一消毒，持续吸氧患者每天更换湿化瓶、湿化液和吸氧管。

七 常见并发症及处理

（一）氧中毒

1. 临床表现　氧中毒的程度主要取决于吸入气的氧分压及吸入时间。氧中毒表现为肺实质改变，如肺泡壁增厚、出血。一般情况下，连续吸纯氧 6h 后，患者即可有胸骨后灼热感、咳嗽、恶心、呕吐、烦躁不安、面色苍白、胸痛；吸纯氧 24h 后，肺活量可减少；吸纯氧 1～4 天后，可发生进行性呼吸困难，有时可出现视力或精神障碍。

2. 处理措施

（1）立即降低吸氧流量。

（2）报告医师，对症处理。

3. 预防措施

（1）严格掌握吸氧指征、停氧指征，选择恰当给氧方式。

（2）严格控制吸氧浓度，一般吸氧浓度不超过 45%。根据氧疗情况，及时调整吸氧流量、浓度和时间，避免长时间高流量吸氧。

（3）吸氧过程中，经常行血气分析，动态观察氧疗效果。

（二）无效吸氧

1. 临床表现

（1）患者自感空气不足、呼吸费力、胸闷、烦躁、不能平卧。

（2）胸闷、呼吸急促、缺氧症状无改善、氧分压下降、唇及指（趾）甲床发绀、鼻翼扇动等。

（3）呼吸频率、节律及深浅度均发生改变。

2. 处理措施

（1）查找原因，采取相应的处理措施，恢复有效供氧。

（2）报告医师，对症处理。

3. 预防措施

（1）检查供氧装置、供氧压力，确保管道连接无漏气，发现问题及时处理。

（2）吸氧前检查吸氧管的通畅性，将吸氧管放入冷开水中，观察气泡溢出情况。妥善固定吸氧管，避免脱落、移位。吸氧过程中随时检查吸氧导管有无堵塞，尤其是对使用鼻导管吸氧者，鼻导管容易被分泌物堵塞，影响吸氧效果。

（3）遵医嘱或根据患者病情调节吸氧流量。

（4）对气管切开的患者，采用气管内套管供给氧气。

（5）及时清除呼吸道分泌物，保持气道通畅。

（6）吸氧过程中，严密观察患者缺氧症状有无改善，并定时监测血氧饱和度。

（三）气道黏膜干燥

1．临床表现

（1）刺激性咳嗽，无痰或痰液黏稠，不易咳出。

（2）部分患者有鼻出血或痰中带血。

2．处理措施　加温加湿吸氧装置，或给予超声雾化吸入。

3．预防措施

（1）及时补充氧气湿化瓶内的湿化液。对发热患者，及时对症处理；对于习惯张口呼吸的患者，做好解释工作，取得患者配合，改用鼻腔呼吸，利用鼻前庭黏膜对空气加温加湿的功能，减轻气道黏膜干燥的发生；对病情严重者，可用湿纱布覆盖口腔，定时更换。

（2）根据患者缺氧情况调节氧流量，轻度缺氧 1～2L/min，中度缺氧 2～4L/min，重度缺氧 4～6L/min，儿童 1～2L/min。吸氧浓度控制在 45% 以下。

（3）可使用加温加湿吸氧装置，防止气道黏膜干燥。

（四）二氧化碳麻醉

1．临床表现　神志模糊，嗜睡，面色潮红，呼吸浅、慢、弱，皮肤湿润，情绪不稳，行为异常。

2．处理措施

（1）调整氧流量，加强呼吸道管理，促进二氧化碳排出。

（2）经上述处理无效者，报告医师，建立人工气道进行人工通气。

3．预防措施

（1）对缺氧合并二氧化碳潴留者，应低流量、低浓度持续给氧。

（2）对慢性呼吸衰竭的患者，采用限制性给氧，氧浓度

24%～33%，氧流量 1～3L/min。

（3）加强病情观察，将慢性呼吸衰竭患者用氧情况列为床旁交接内容。嘱患者和家属不得自行调节吸氧流量。

（4）在血气分析动态监测下调整用氧浓度，以纠正低氧血症、不升高二氧化碳分压为原则。

（五）鼻出血

1. 临床表现　鼻腔黏膜干燥、出血，血液自鼻腔流出。

2. 处理措施

（1）报告医师，进行局部止血处理，如使用血管收缩剂或局部加压止血。

（2）对鼻出血量多、经上述处理无效者，请耳鼻喉科医师行后鼻孔填塞。

3. 预防措施

（1）正确掌握插管技术，插管时动作轻柔，如遇阻力，应排除鼻中隔畸形的可能，切勿强行插管，必要时改用鼻塞法吸氧或面罩法吸氧。

（2）选择质地柔软、粗细合适的吸氧管。

（3）长时间吸氧者，注意保持室内湿度，做好鼻腔湿化，防止鼻腔黏膜干燥。

（4）拔除鼻导管前，如发现鼻导管与鼻黏膜粘连，应先用湿棉签或液体石蜡湿润，再轻摇鼻导管，待结痂物松脱后再行拔管。

（六）腹胀

1. 临床表现　患者烦躁，腹胀明显，腹壁张力大，呼吸急促、表浅，胸式呼吸减弱，口唇发绀，脉搏细速，严重者危及生命。

2. 处理措施　如发生急性腹胀，及时行胃肠减压、肛管排气。

3. 预防措施

（1）正确掌握鼻导管的使用方法，插管不宜过深，成人使用单鼻孔吸氧时,鼻导管插入深度以 2cm 为宜。新生儿鼻导管吸氧时,需准确测量长度,注意插入方法,插入鼻导管时可将患儿头部稍向后仰,不可过深,避免导管进入食管。

（2）用鼻塞吸氧、面罩吸氧能有效避免此并发症的发生。

（七）感染

1. 临床表现　出现局部或全身感染症状,如畏寒、发热、咳嗽、咳痰等。

2. 处理措施

（1）去除引起感染的原因。

（2）应用抗菌药物抗感染治疗。

3. 预防措施

（1）每天更换吸氧管、氧气湿化瓶及湿化瓶内湿化液,湿化瓶每天消毒。

（2）湿化瓶内湿化液为灭菌用水。

（3）每天口腔护理 2 次。

（4）插管动作宜轻柔,以保护鼻腔黏膜的完整性,避免发生破损。

（八）肺组织损伤

1. 临床表现　呛咳、咳嗽,严重者出现气胸。

2. 处理措施　报告医生,对症处理。

3. 预防措施

（1）在调节氧流量后,再将供氧管与鼻导管连接供患者使用。

（2）面罩吸氧患者改用鼻导管吸氧时,应及时将氧流量减低。

（九）晶状体后纤维组织增生

1. 临床表现　视网膜血管收缩,视网膜纤维化,临床上可造成视网膜变性、脱离,继发白内障、青光眼、斜视、弱视,最后出现不可逆的失明。

2. 处理措施　报告医生,尽早手术治疗。

3. 预防措施

（1）对新生儿，尤其是早产低体重儿，勿长时间、高浓度吸氧，吸氧浓度应小于40%。

（2）对于曾长时间高浓度吸氧后出现视力障碍的患儿，应定期行眼底检查。

八 相关知识

1. 氧流量需求在1～5L/min时，宜选择鼻导管给氧。

（1）单侧鼻导管法：连接鼻导管，打开流量表开关，调节氧流量，将鼻导管头端放入水中，检查导管是否通畅，并湿润鼻导管，测量导管插入长度，将鼻导管轻轻插入，用胶布将鼻导管固定在鼻梁和面颊部，观察吸氧情况，这是最常用的一种方法。

（2）双侧鼻导管法：连接双侧鼻导管，调节氧流量，将鼻导管插入双鼻孔内，深约1cm固定。

（3）鼻塞法：连接鼻塞管，调节氧流量，将鼻塞塞入一侧鼻孔内给氧，鼻塞大小以恰能塞住鼻孔为宜，勿深入鼻腔。

2. 氧流量需求在5～10L/min、不存在高碳酸血症风险时，宜选择普通面罩给氧。将面罩置于患者面部，将系带放于枕后，松紧适宜，保持面罩与面部贴合。

3. 氧流量需求在6～15L/min、不存在高碳酸血症风险时，宜选择储氧面罩给氧。在佩戴面罩前，应检查面罩单向活瓣是否工作正常，调节氧气流量，充盈储气袋。将面罩置于患者面部，将系带放于枕后，松紧适宜，保持面罩与面部贴合。使用过程中应保持储气袋充盈，避免扭曲、漏气。

4. 氧流量需求在2～15L/min、存在高碳酸血症风险时，宜选择文丘里面罩（可调式通气面罩）给氧。将文丘里面罩置于患者面部，将系带放于枕后，松紧适宜，保持面罩与面部贴合。应先设定吸氧浓度，再调节氧流量，氧流量与文丘里装置标记保持一致。

5. 供氧的来源,除通常使用的氧气瓶、氧气筒或医院的中心供氧系统外,有时还会使用氧气枕。氧气枕是一长方形橡胶枕,枕的一角有一橡胶管,上有调节器可调节氧流量,氧气枕充入氧气,接上湿化瓶,连接吸氧管,调节氧流量给患者使用。

（赵　娜　李明明）

第 23 章

中心供氧氧气吸入技术

一 目的

通过供给患者氧气，提高血氧含量及动脉血氧饱和度，纠正缺氧状态，促进组织新陈代谢，维持机体生命活动。

二 适应证

1. 呼吸系统疾病，如哮喘、重症肺炎、肺水肿、肺源性心脏病、气胸等。

2. 心血管系统疾病，如严重心律失常、心力衰竭、心源性休克、心肌梗死等。

3. 中枢神经系统疾病，如颅脑损伤及各种原因引起的昏迷等。

4. 各种中毒引起的呼吸困难，如一氧化碳、麻醉药物、巴比妥类药物中毒等。

5. 其他，如某些外科手术后、出血性休克、分娩产程过长或胎心音异常等。

三 禁忌证

无绝对禁忌证。

四 物品准备

1. 供氧装置　中心供氧装置完好，环境符合用氧安全。

2. 治疗车上层　一次性吸氧管（根据不同吸氧方法，所需物品适当调整)、氧气表或流量表、湿化器(非一次性使用湿化装置需将消毒后湿化瓶内装 1/3 或 1/2 蒸馏水)、治疗碗 2 个(一个放置纱布,另一个内盛蒸馏水适量)、棉签、用氧记录单、医嘱核对卡、弯盘、手电筒、消毒洗手液、PDA 扫描器。

3. 治疗车下层 生活垃圾桶、医用垃圾桶。

五 操作步骤

(一)操作前准备

1. 核对及评估 核对医嘱,床旁核对并评估患者,向清醒患者介绍自己。评估患者意识、呼吸状况、缺氧程度[通过患者的氧分压、血氧饱和度、神志、口唇、指(趾)甲床发绀程度等,判断患者缺氧程度]、气道通畅情况。评估患者基础疾病和有无高碳酸血症风险,向患者解释该项操作的目的、方法、注意事项,并取得配合。

【用手电筒检查鼻腔时,注意遮挡眼部】

2. 病室环境 安全、整洁、安静、光线充足,无火源及热源。

3. 护士准备 穿戴整洁,七步洗手法洗手,戴口罩。

4. 用物准备 核对用物是否包装无破损、在有效期内可以使用。

(二)操作中要点

1. 核对 操作者洗手,备齐用物至患者床旁,核对患者姓名、床号及氧疗方式,解释操作目的,取得患者配合。

2. 体位 协助患者取舒适体位。

3. 用湿棉签清洁两侧鼻腔。

4. 先取下墙壁氧气活塞,用湿棉签擦拭气源接头内灰尘,关闭流量调节阀,安装氧气表,连接湿化瓶(非一次性吸氧装置向湿化瓶内装蒸馏水至 1/3 或 1/2 处),检查整套装置是否漏气,打开流量表浮标无下降,关闭流量表。

5. 连接氧气管,打开流量开关,根据医嘱调节适宜的流量,将吸氧导管前端置入治疗碗中湿润并检查氧气流出是否通畅,擦干后轻轻置入患者鼻腔。

6. 妥善固定,绕到枕骨后或绕过双耳到颈前固定,并询问患者有无不适等。

7. 再次核对患者,观察吸氧效果,协助取舒适卧位,整理床单位及用物。

8. 指导患者,告知患者及家属吸氧的目的及注意事项等。

【告知患者及家属在患者吸氧过程中切勿自行调节氧流量,注意用氧安全】

9. 洗手,摘口罩,记录吸氧起始时间、氧流量等。

【在患者用氧过程中,观察、评估患者吸氧效果、管路与患者连接情况及氧疗并发症等】

10. 停止吸氧

(1)核对患者,解释停氧原因。

(2)取下鼻导管,纱布擦拭患者面部,用纱布包裹鼻导管前端,关闭流量表,弃去湿化瓶及鼻导管。

(3)安置患者:协助患者取舒适体位,整理床单位,进行健康宣教。

(4)卸表,安回活塞,记录停氧时间。

11. 洗手,摘口罩,记录。

(三)操作后处理

1. 按垃圾分类处理原则。

2. 七步洗手法洗手,摘口罩,记录。

(四)评价

1. 操作过程中评估、沟通,体现对患者个性化的护理及人文关怀。

2. 相关理论知识及并发症的规避。

六 注意事项

1. 严格遵守操作规程,注意用氧安全,中心供氧装置需防水、防热、防油、防堵塞。

2. 使用氧气时，应先调节氧流量后应用。停止吸氧时，先移除鼻导管，再关闭流量表。如吸氧过程中需调节流量，需先移除鼻导管，调节好流量再佩戴，并嘱患者及家属不要自行调节氧流量。

3. 湿化瓶一人一用一消毒，持续吸氧患者应每天更换湿化瓶、湿化液和吸氧管。

七　常见并发症及处理

（一）氧中毒

1. 临床表现　氧中毒的程度主要取决于吸入气的氧分压及吸入时间。氧中毒表现为肺实质改变，如肺泡壁增厚、出血。一般情况下，连续吸纯氧 6h 后，患者即可有胸骨后灼热感、咳嗽、恶心、呕吐、烦躁不安、面色苍白、胸痛；吸纯氧 24h 后，肺活量可减少；吸纯氧 1～4 天后，可发生进行性呼吸困难，有时可出现视力或精神障碍。

2. 处理措施

（1）立即降低吸氧流量。

（2）报告医师，对症处理。

3. 预防措施

（1）严格掌握吸氧指征、停氧指征，选择恰当给氧方式。

（2）严格控制吸氧浓度，一般吸氧浓度不超过 45%。根据氧疗情况，及时调整吸氧流量、浓度和时间，避免长时间高流量吸氧。

（3）吸氧过程中，经常行血气分析，动态观察氧疗效果。

（二）无效吸氧

1. 临床表现

（1）患者自感空气不足、呼吸费力、胸闷、烦躁、不能平卧。

（2）胸闷、呼吸急促、缺氧症状无改善、氧分压下降、唇及指（趾）甲床发绀、鼻翼扇动等。

（3）呼吸频率、节律及深浅度均发生改变。

2. 处理措施

（1）查找原因，采取相应的处理措施，恢复有效供氧。

（2）报告医师，对症处理。

3. 预防措施

（1）检查供氧装置、供氧压力，确保管道连接无漏气，发现问题及时处理。

（2）吸氧前检查吸氧管的通畅性，将吸氧管放入冷开水中，了解气泡溢出情况。妥善固定吸氧管，避免脱落、移位。吸氧过程中随时检查吸氧导管有无堵塞，尤其是对使用鼻导管吸氧者，鼻导管容易被分泌物堵塞，影响吸氧效果。

（3）遵医嘱或根据患者病情调节吸氧流量。

（4）对气管切开的患者，采用气管内套管供给氧气。

（5）及时清除呼吸道分泌物，保持气道通畅。

（6）吸氧过程中，严密观察患者缺氧症状有无改善，并定时监测血氧饱和度。

（三）气道黏膜干燥

1. 临床表现

（1）刺激性咳嗽，无痰或痰液黏稠，不易咳出。

（2）部分患者有鼻出血或痰中带血。

2. 处理措施　加温加湿吸氧装置，或给予超声雾化吸入。

3. 预防措施

（1）及时补充氧气湿化瓶内的湿化液。对发热患者，及时对症处理；对于习惯张口呼吸的患者，做好解释工作，取得患者配合，改用鼻腔呼吸，利用鼻前庭黏膜对空气加温加湿的功能，减轻气道黏膜干燥的发生；对病情严重者，可用湿纱布覆盖口腔，定时更换。

（2）根据患者缺氧情况调节氧流量，轻度缺氧 1～2L/min，中度缺氧 2～4L/min，重度缺氧 4～6L/min，小儿 1～2L/min。吸氧浓度控制在 45% 以下。

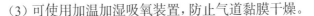

（3）可使用加温加湿吸氧装置，防止气道黏膜干燥。

（四）二氧化碳麻醉

1. 临床表现　神志模糊，嗜睡，面色潮红，呼吸浅、慢、弱，皮肤湿润，情绪不稳，行为异常。

2. 处理措施

（1）调整氧流量，加强呼吸道管理，促进二氧化碳排出。

（2）经上述处理无效者，报告医师，建立人工气道进行人工通气。

3. 预防措施

（1）对缺氧合并二氧化碳潴留者，应低流量、低浓度持续给氧为宜。

（2）对慢性呼吸衰竭患者，采用限制性给氧，氧浓度24%～33%，氧流量1～3L/min。

（3）加强病情观察，将慢性呼吸衰竭患者用氧情况列为床旁交接内容。嘱患者和家属不得自行调节吸氧流量。

（4）在血气分析动态监测下调整用氧浓度，以纠正低氧血症、不升高二氧化碳分压为原则。

（五）鼻出血

1. 临床表现　鼻腔黏膜干燥、出血，血液自鼻腔流出。

2. 处理措施

（1）报告医师，进行局部止血处理，如使用血管收缩剂或局部加压止血。

（2）对鼻出血量多、经上述处理无效者，请耳鼻喉科医师行后鼻孔填塞。

3. 预防措施

（1）正确掌握插管技术，插管时动作轻柔，如遇阻力，应排除鼻中隔畸形的可能，切勿强行插管，必要时改用鼻塞法吸氧或面罩法吸氧。

（2）选择质地柔软、粗细合适的吸氧管。

（3）长时间吸氧者，注意保持室内湿度，做好鼻腔湿化，防止鼻腔黏膜干燥。

（4）拔除鼻导管前，如发现鼻导管与鼻黏膜粘连，应先用湿棉签或液体石蜡湿润，再轻摇鼻导管，等结痂松脱后再行拔管。

（六）腹胀

1．临床表现　患者烦躁，腹胀明显，腹壁张力大，呼吸急促、表浅，胸式呼吸减弱，口唇发绀，脉搏细速，严重者危及生命。

2．处理措施　如发生急性腹胀，及时行胃肠减压、肛管排气。

3．预防措施

（1）正确掌握鼻导管的使用方法，插管不宜过深，成人使用单鼻孔吸氧时，鼻导管插入深度以2cm为宜。新生儿鼻导管吸氧时，须准确测量长度，注意插入方法，插入鼻导管时可将患儿头部稍向后仰，不可过深，避免导管进入食管。

（2）用鼻塞吸氧、面罩吸氧能有效避免此并发症的发生。

（七）感染

1．临床表现　出现局部或全身感染症状，如畏寒、发热、咳嗽、咳痰等。

2．处理措施

（1）去除引起感染的原因。

（2）应用抗菌药物抗感染治疗。

3．预防措施

（1）每天更换吸氧管、氧气湿化瓶及湿化瓶内湿化液，湿化瓶每天消毒。

（2）湿化瓶内湿化液为灭菌用水。

（3）每天口腔护理2次。

（4）插管动作宜轻柔，以保护鼻腔黏膜的完整性，避免发生破损。

（八）肺组织损伤

1．临床表现　呛咳、咳嗽，严重者出现气胸。

2．处理措施　报告医生，对症处理。

3．预防措施

（1）在调节氧流量后，再将供氧管与鼻导管连接供患者使用。

（2）面罩吸氧患者改用鼻导管吸氧时，应及时将氧流量减低。

（九）晶状体后纤维组织增生

1．临床表现　视网膜血管收缩，视网膜纤维化，临床上可造成视网膜变性、脱离，继发白内障、青光眼、斜视、弱视，最后出现不可逆的失明。

2．处理措施　报告医师，尽早手术治疗。

3．预防措施

（1）对新生儿，尤其是早产低体重儿，勿长时间、高浓度吸氧，吸氧浓度应小于40%。

（2）对于曾长时间高浓度吸氧后出现视力障碍的患儿，应定期行眼底检查。

八　相关知识

1．氧流量需求在1～5L/min时，宜选择鼻导管给氧。应将前端置于患者鼻孔中，深度为1.5cm内。

（1）单侧鼻导管法：连接鼻导管，打开流量表开关，调节氧流量，将鼻导管头端放入水中，检查导管是否通畅，并湿润鼻导管，测量导管插入长度，将鼻导管轻轻插入，用胶布将鼻导管固定在鼻梁和面颊部，观察吸氧情况，这是最常用的一种方法。

（2）双侧鼻导管法：连接双侧鼻导管，调节氧流量，将鼻导管插入双鼻孔内，深约1cm固定。

（3）鼻塞法：连接鼻塞管，调节氧流量，将鼻塞塞入一侧鼻孔内给氧,鼻塞大小以恰能塞住鼻孔为宜,勿深入鼻腔。

2. 氧流量需求在 5～10L/min、不存在高碳酸血症风险时,宜选择普通面罩给氧。将面罩置于患者面部,将系带放于枕后,松紧适宜,保持面罩与面部贴合。

3. 氧流量需求在 6～15L/min、不存在高碳酸血症风险时,宜选择储氧面罩给氧。在佩戴面罩前,应检查面罩单向活瓣是否工作正常,调节氧气流量,充盈储气袋。将面罩置于患者面部,将系带放于枕后,松紧适宜,保持面罩与面部贴合。使用过程中应保持储气袋充盈避免扭曲、漏气。

4. 氧流量需求在 2～15L/min、存在高碳酸血症风险时,宜选择文丘里面罩(可调式通气面罩)给氧。将文丘里面罩置于患者面部,将系带放于枕后,松紧适宜,保持面罩与面部贴合。应先设定吸氧浓度,再调节氧流量,氧流量与文丘里装置标记保持一致。

5. 供氧的来源,除通常使用的氧气瓶、氧气筒或医院的中心供氧系统外,有时还会使用氧气枕。氧气枕是一长方形橡胶枕,枕的一角有一橡胶管,上有调节器可调节氧流量,氧气枕充入氧气,接上湿化瓶,连接吸氧管,调节氧流量给患者使用。

(栗 丽)

第 24 章

女患者留置导尿技术

一 目的

1. 治疗　解除尿潴留；手术中或危重患者监测尿量；下尿路手术后膀胱引流，神经源性膀胱间歇导尿及膀胱内注射药物，恢复尿道损伤患者的尿道连续性。

2. 诊断　获取未受污染的尿标本做细菌培养；测量膀胱容量、压力及测定残余尿量；行膀胱尿道造影时经导尿管灌注造影剂和尿流动力学测定膀胱尿道功能等检查。

二 适应证

1. 尿潴留、充溢性尿失禁患者。

2. 获得无污染的尿标本（尿培养）。

3. 尿流动力学检查，测定膀胱容量、压力、残余尿量。

4. 危重患者监测尿量。

5. 行膀胱检查（膀胱造影、膀胱内压测量图）。

6. 膀胱内灌注药物进行治疗。

7. 腹部及盆腔器官手术前准备。

8. 膀胱、尿道手术或损伤患者，放置导尿管促进切口愈合及功能恢复。

三 禁忌证

1. 急性下尿路感染（急性尿道炎）。

2. 尿道狭窄及先天性畸形无法留置尿管者。

3．相对禁忌证包括严重的全身出血性疾病、女性月经期。

 四 **物品准备**

1．治疗车上层　一次性无菌导尿包〔初步消毒用物：清洁包内备有弯盘1个、碘伏棉球1包、镊子1把、纱布1块、手套1只；导尿包内备有外包治疗巾、方盘1个、弯盘1个、镊子2把、气囊导尿管1根、孔巾1个、纱布1块、石蜡棉球1个、安尔碘消毒棉球1包、集尿袋1个、无菌手套1副、10ml注射器（无菌治疗碗1个、生理盐水1瓶）或自带无菌液体的10ml注射器1个、标本瓶1个〕、一次性垫巾（或小橡胶单或中单）、手消毒液，医嘱核对卡，PDA扫描器。

2．治疗车下层　浴巾、生活垃圾桶、医用垃圾桶，必要时备便盆及便盆巾。

3．其他　屏风。

4．检查　检查无菌导尿包在有效期内，密封性良好；快速手消毒液在有效期内。

五 **操作步骤**

（一）操作前准备

1．操作者准备

（1）着装整洁，七步洗手法洗手、戴帽子、口罩。

（2）核对医嘱，核对患者床号、姓名、腕带。

【需双人核对患者信息，用两种以上的方式】

（3）评估患者病情、临床诊断、导尿目的；了解患者的意识、生命体征、心理状况等；判断患者的合作、理解程度。

（4）评估外阴部皮肤、黏膜情况。

（5）评估尿潴留患者膀胱充盈程度。

【视诊和叩诊】

2．患者准备

（1）患者及其家属了解导尿的目的、意义、操作过程、配合要点及注意事项；操作者交代导尿术可能存在的风险及并发症，必要时可签署《导尿同意书》。

（2）清洗外阴：嘱患者自己清洗干净；如不能自理，操作者协助患者进行外阴清洁。

3．环境准备

（1）环境清洁、安静、光线充足。

（2）关好门窗、调节室温。

（3）请现场无关人员离开病室。

（4）用屏风帷幔遮挡患者。

（二）操作中要点

1．携用物至患者床旁。

2．再次 PDA 核对患者姓名、床号及腕带信息；并再次向患者解释和交代。

3．操作者站于患者右侧，帮助患者脱去对侧裤子，盖在近侧腿部，对侧腿和上身用盖被遮盖。

4．患者取屈膝仰卧位，浴巾盖在近侧腿上，两腿充分外展外旋，暴露局部区域。如患者因病情不能配合时，可协助患者维持适当的姿势。

5．铺垫巾于患者臀下。

6．消毒双手。

7．初步消毒外阴区　在治疗车上打开无菌导尿包外包装，外包装置于床尾，取出初步消毒用物，将弯盘置于患者两腿间；左手戴手套，右手持镊子夹取清洁棉球，消毒顺序为由外向内，自上而下，先对侧再近侧（每个棉球限用一次），依次消毒阴阜（三次）、对侧大腿根部、近侧大腿根部、对侧大阴唇、近侧大阴唇、对侧小阴唇、近侧小阴唇、尿道口至肛门。消毒完毕，将弯盘移至床尾，脱下手套置外包装内。将外包装袋移至治疗车下层。

8．再次消毒双手。

9．将导尿包置于患者两腿之间，按无菌操作原则打开治疗巾(先打对侧再打近侧),操作者双手戴无菌手套,取出孔巾,铺在患者的外阴处并暴露会阴部。

10. 按操作顺序整理用物,取出导尿管并向气囊注水后抽空,检查是否渗漏。润滑导尿管。根据需要连接导尿管和集尿袋的引流管(有些情况可在引流尿液成功后再连接集尿袋),将消毒棉球置于弯盘内。

11. 再次消毒 左手持纱布分开并固定小阴唇,暴露尿道口。右手持镊子夹消毒棉球再次消毒尿道口、两侧小阴唇,最后一个棉球在尿道口加强消毒。

12. 导尿

(1)留置导尿:左手继续持无菌纱布分开并固定小阴唇,将弯盘置于孔巾口旁,嘱患者张口呼吸。另一把镊子持导尿管,对准尿道口缓缓插入4~6cm,见尿液流出后再进7~10cm,将尿液引流至集尿袋内。夹闭导尿管,连接注射器,根据导尿管上注明的气囊容积向气囊注入等量的无菌溶液,轻拉导尿管有阻力感,即证明导尿管固定于膀胱内。导尿成功后撤下孔巾,擦净外阴。集尿袋固定于床旁并标注置管时间,安置妥当后放开夹闭的导尿管,保持引流通畅。

(2)一次性导尿:当插入4~6cm时,见尿液流出,再插入2~3cm。采尿培养为一次性导尿,如需做尿培养,弃去前段尿,用无菌标本瓶接取中段尿液5ml,盖好瓶盖,放置稳妥处(操作结束后尿标本贴标签送检)。导尿完毕,轻轻拔出导尿管,撤下孔巾,擦净外阴。

(三)操作后处理

1. 整理用物 撤下一次性垫巾,脱去手套,撤出浴巾。导尿用物按医疗废弃物分类处理。

【锐器放入锐器回收盒内】

2. 安置患者 协助患者穿好裤子,安置舒适体位并告知患者操作完毕。

3. 七步洗手法洗手。

4. 观察并记录　询问患者感觉。观察患者反应及排尿等情况，并记录导尿时间、尿量、尿液颜色及性质等情况。

（四）评价

1. 操作过程中评估、沟通，体现对患者个性化的护理及人文关怀。

【操作过程中注重人文关怀】

2. 相关理论知识及并发症的规避。

六　注意事项

1. 严格执行无菌技术操作原则，预防尿路感染。

2. 插入导尿管动作要轻柔，以免损伤尿道黏膜，勿过深或过浅，尤忌反复抽动导尿管。

3. 选择导尿管的粗细要适宜，对小儿或疑有尿道狭窄者，导尿管宜细。

4. 对膀胱过度充盈者，排尿宜缓慢，以免骤然减压引起出血或晕厥。

5. 为女患者导尿时，操作者要仔细辨认尿道外口的位置，导尿管一旦误入阴道，应立即更换导尿管后重新插入。

6. 测定残余尿量时，嘱患者先自行排尿，然后导尿。残余尿量一般为5～10ml，如超过100ml，则应留置导尿。

7. 留置导尿时，应经常检查导尿管固定情况，是否脱出，必要时以无菌药液每日冲洗膀胱一次；普通导尿管每7日更换一次，再次插入前应让尿道松弛数小时，再重新插入。

8. 注意保护患者隐私，屏风遮挡，减少暴露部位，注意保暖。

9. 婴儿留置导尿时应注意避免粪便污染，保持外阴部清洁。

七　常见并发症及处理

（一）尿路感染

常见的感染类型主要为逆行性感染。危险因素：患者因素有年龄、性别、基础疾病、免疫力和其他健康状况等；导尿管置入和维护方面因素有置入方法、留置时间、护理质量、抗菌药物临床使用等。置管时应严格遵循无菌操作，如患者出现尿路感染时，应及时更换导尿管，并留取尿液进行微生物病原学检查，必要时应用抗菌药物治疗。

（二）尿道黏膜损伤

导尿管型号过大或导尿管突然被外力牵拉，有时甚至会将整个导尿管拉出造成尿道黏膜损伤；导尿管气囊卡在尿道内口，气囊压迫膀胱壁或尿道，也会造成尿道黏膜的损伤。应正确选择导尿管型号，置管后将导尿管固定稳妥，防止脱出。

（三）气囊破裂致膀胱异物

导尿管气囊内注入液体过多、压力过大，或者是导尿管自身问题，可能会导致气囊破裂。插管前认真检查气囊质量，根据导尿管上注明的气囊容积向气囊内注入等量的无菌溶液。如发生气囊破裂，及时请泌尿外科会诊。

（四）导尿管阻塞

被尿结晶沉渣或血块堵塞。随时观察尿液引流情况，必要时请泌尿外科会诊。

（五）虚脱或血尿

一次性大量放尿，可导致腹压突然下降，引起血压下降出现虚脱，发现患者虚脱，立即取平卧位或头低足高位，给予温开水或糖水饮用，必要时建立静脉通道，通知医生抢救；因膀胱突然减压而引起膀胱通透性增加，黏膜充血、出血，发生血尿。因此，尿潴留患者放尿时速度宜缓慢，首次不超过1 000ml，以后每小时放尿500ml。

（六）拔管困难

未抽完气囊内液体所致。拔管前应认真观察抽出的溶液量，证明完全抽吸干净后再拔管。必要时行超声检查。

八 相关知识

1. 正确选择导尿管　导尿管的种类一般分为：①单腔导尿管（没有球囊）用于一次性导尿术；②双腔导尿管用于留置导尿术；③三腔导尿管用于膀胱冲洗或向膀胱内注药。一般成人宜使用16～18Fr导尿管，儿童宜使用6～8Fr导尿管。选择导尿管的粗细要适宜，对婴儿及疑有尿道狭窄者，导尿管宜细。

2. 盐酸利多卡因凝胶的应用　置导尿管前使用液体石蜡只能起到润滑导尿管的作用，但应用盐酸利多卡因凝胶不仅能起到润滑作用，而且能起到麻醉尿道黏膜的作用，可减轻患者痛苦。

（关　震）

第25章

男患者留置导尿技术

一 目的

1. 治疗　解除尿潴留；手术中或危重患者监测尿量；下尿路手术后膀胱引流，神经源性膀胱间歇导尿及膀胱内注射药物，恢复尿道损伤患者的尿道连续性。

2. 诊断　获取未受污染的尿标本做细菌培养；测量膀胱容量、压力及测定残余尿量；行膀胱尿道造影时，经导尿管灌注造影剂和尿流动力学测定膀胱尿道功能等检查。

二 适应证

1. 尿潴留、充溢性尿失禁患者。

2. 获得无污染的尿标本（尿培养）。

3. 尿流动力学检查，测定膀胱容量、压力、残余尿量。

4. 危重患者监测尿量。

5. 行膀胱检查（膀胱造影、膀胱内压测量图）。

6. 膀胱内灌注药物进行治疗。

7. 腹部及盆腔器官手术前准备。

8. 膀胱、尿道手术或损伤患者，放置导尿管促进切口愈合及功能恢复。

三 禁忌证

1. 急性下尿路感染（急性尿道炎、前列腺炎、附睾炎）。

2. 尿道狭窄及先天性畸形无法留置导尿管者。

3. 相对禁忌证为严重的全身出血性疾病。

四 物品准备

1. 治疗车上层 一次性无菌导尿包[初步消毒用物：清洁包内备有弯盘 1 个、碘伏棉球 1 包、镊子 1 把、纱布 1 块、手套 1 只；导尿包内备有外包治疗巾、方盘 1 个、弯盘 1 个、镊子 2 把、气囊导尿管 1 根、孔巾 1 个、纱布 1 块、石蜡棉球 1 个、安尔碘消毒棉球 1 包、集尿袋 1 个、无菌手套 1 副、10ml 注射器（无菌治疗碗 1 个、生理盐水 1 瓶）或自带无菌液体的 10ml 注射器 1 个、标本瓶 1 个]、一次性垫巾（或小橡胶单或中单）、手消毒液、医嘱核对卡、PDA 扫描器。

2. 治疗车下层 浴巾，生活垃圾桶、医用垃圾桶，必要时备便盆及便盆巾。

3. 其他 屏风。

4. 检查 检查无菌导尿包在有效期内，密封性良好；快速手消毒液在有效期内。

五 操作步骤

（一）操作前准备

1. 操作者准备

（1）着装整洁、七步洗手法洗手、戴帽子、口罩。

（2）核对医嘱，核对患者床号、姓名、腕带。

【需双人核对患者信息，用两种以上的方式】

（3）评估患者病情、临床诊断、导尿目的；了解患者的意识、生命体征、心理状况等；判断患者的合作、理解程度。

（4）评估外阴部皮肤、黏膜情况。

（5）评估尿潴留患者膀胱充盈程度。

【视诊和叩诊】

2. 患者准备

（1）患者及其家属了解导尿的目的、意义、操作过程、配合要点及注意事项；操作者交代导尿术可能存在的风险及并发症，必要时可签署《导尿同意书》。

（2）清洗外阴：嘱患者自己清洗干净；如不能自理，操作者协助患者进行外阴清洁。

3. 环境准备

（1）环境整洁、安全、安静、光线充足。

（2）关好门窗、调节室温。

（3）请现场无关人员离开病室。

（4）用屏风帷幔遮挡患者。

（二）操作中要点

1. 携用物至患者床旁。

2. 再次 PDA 核对患者姓名、床号及腕带信息；并再次向患者解释和交代。

3. 操作者站于患者右侧，帮助患者脱去对侧裤子，盖在近侧腿部，对侧腿和上身用盖被遮盖。

4. 患者取屈膝仰卧位，两腿充分外展外旋，暴露局部区域。如患者因病情不能配合时，可协助患者维持适当的姿势。

5. 铺垫巾于患者臀下。

6. 消毒双手。

7. 初步消毒外阴区　在治疗车上打开无菌导尿包外包装，外包装置于床尾，取出初步消毒用物，将弯盘置于患者两腿间；左手戴手套，右手持镊子夹取清洁棉球，消毒顺序为由外向内，自上而下，先对侧再近侧（每个棉球限用一次），依次消毒阴阜（三次）、对侧大腿根部、近侧大腿根部、阴茎背侧、阴茎两侧、阴茎腹侧、阴囊；左手持无菌纱布提起阴茎将包皮向后推，暴露尿道口，自尿道口向外向后旋转擦拭尿道口、龟头至冠状沟。消毒完毕，将弯盘移至床尾，脱下手套置外包装内。将外包装袋移至治疗车下层。

8. 再次消毒双手。

9. 将导尿包置于患者两腿之间，按无菌操作原则打开治

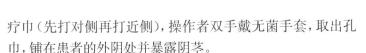

疗巾（先打对侧再打近侧），操作者双手戴无菌手套，取出孔巾，铺在患者的外阴处并暴露阴茎。

10. 按操作顺序整理用物，取出导尿管并向气囊注水后抽空，检查是否渗漏。润滑导尿管。根据需要连接导尿管和集尿袋的引流管（有些情况可在引流尿液成功后再连接集尿袋），将消毒棉球置于弯盘内。

11. 再次消毒　左手持纱布包住阴茎，将包皮向后推，暴露尿道口。右手持镊子夹消毒棉球再次消毒尿道口、龟头及冠状沟数次，最后一个棉球在尿道口加强消毒。

12. 导尿

（1）留置导尿：左手继续持无菌纱布固定阴茎并向上提起，与腹壁呈60°，使耻骨前弯消失。将弯盘置于孔巾口旁，嘱患者张口呼吸。另一把镊子持导尿管，对准尿道口缓缓插入20～22cm，见尿液流出后再进5～7cm（基本插到导尿管分叉处），将尿液引流至集尿袋内。夹闭导尿管，连接注射器，根据导尿管上注明的气囊容积向气囊注入等量的无菌溶液，轻拉导尿管有阻力感，即证明导尿管固定于膀胱内。导尿成功后将包皮复位，撤下孔巾，擦净外阴。集尿袋固定于床旁并标注置管时间，安置妥当后放开夹闭的导尿管，保持引流通畅。

（2）一次性导尿：当插入20～22cm时，见尿液流出，再插入2～3cm。松开左手下移固定导尿管，将尿液引流到集尿袋内至合适量。如需做尿培养，弃去前段尿，用无菌标本瓶接取中段尿液5ml，盖好瓶盖，放置稳妥处（操作结束后尿标本贴标签送检）。导尿完毕，轻轻拔出导尿管，撤下孔巾，擦净外阴。

（三）操作后处理

1. 整理用物　撤下一次性垫巾，脱去手套。导尿用物按医疗废弃物分类处理。

【锐器放入锐器回收盒内】

2. 安置患者　协助患者穿好裤子，安置舒适体位并告知患者操作完毕。

3．七步洗手法洗手。

4．观察并记录　询问患者感觉。观察患者反应及排尿等情况，并记录导尿时间、尿量、尿液颜色及性质等情况。

（四）评估

1．操作过程中评估、沟通，体现对患者个性化的护理及人文关怀。

【操作过程中注重人文关怀】

2．相关理论知识及并发症的规避。

六　注意事项

1．严格执行无菌技术操作原则，预防尿路感染。

2．插入导尿管动作要轻柔，以免损伤尿道黏膜，勿过深或过浅，切忌反复抽动导尿管。

3．选择导尿管的粗细要适宜，对小儿或疑有尿道狭窄者，导尿管宜细。

4．对膀胱过度充盈者，排尿宜缓慢，以免骤然减压引起出血或晕厥。

5．为男患者插管时，因膀胱颈部肌肉收缩产生阻力，应稍停片刻，嘱患者做深呼吸，再缓缓插入导尿管，切忌用力过猛过快而损伤尿道黏膜。

6．测定残余尿量时，嘱患者先自行排尿，然后导尿。残余尿量一般为5～10ml，如超过100ml，则应留置导尿。

7．留置导尿时，应经常检查导尿管固定情况，是否脱出，必要时以无菌药液每日冲洗膀胱一次；普通导尿管每7日更换一次，再次插入前应让尿道松弛数小时，再重新插入。

8．注意保护患者隐私，屏风遮挡，减少暴露部位，注意保暖。

9．婴儿留置导尿时应注意避免粪便污染，保持外阴部清洁。

七 常见并发症及处理

（一）尿路感染

常见的感染类型主要为逆行性感染。危险因素：患者因素有年龄、性别、基础疾病、免疫力和其他健康状况等；导尿管置入和维护方面因素有置入方法、留置时间、护理质量、抗菌药物临床使用等。置管时应严格遵循无菌操作，如患者出现尿路感染时，应及时更换导尿管，并留取尿液进行微生物病原学检查，必要时应用抗菌药物治疗。

（二）尿道黏膜损伤

导尿管型号过大或导尿管突然被外力牵拉，有时甚至会将整个导尿管拉出造成尿道黏膜损伤；导尿管气囊卡在尿道内口，气囊压迫膀胱壁或尿道，也会造成尿道黏膜的损伤。应正确选择导尿管型号，置管后将导尿管固定稳妥，防止脱出。

（三）气囊破裂致膀胱异物

导尿管气囊内注入液体过多、压力过大，或者是导尿管自身问题，可能会导致气囊破裂。插管前认真检查气囊质量，根据导尿管上注明的气囊容积向气囊内注入等量的无菌溶液。如发生气囊破裂，及时请泌尿外科会诊。

（四）导尿管阻塞

被尿结晶沉渣或血块堵塞。随时观察尿液引流情况，必要时请泌尿外科会诊。

（五）虚脱或血尿

一次性大量放尿，可导致腹压突然下降，引起血压下降出现虚脱，发现患者虚脱，立即取平卧位或头低足高位，给予温开水或糖水饮用，必要时建立静脉通道，通知医生抢救；因膀胱突然减压而引起膀胱通透性增加，黏膜充血、出血，发生血尿。因此，尿潴留患者放尿时速度宜缓慢，首次不超过1 000ml，以后每小时放尿500ml。

（六）拔管困难

未抽完气囊内液体所致。拔管前应认真观察抽出的溶液量，证明完全抽吸干净后再拔管。必要时行超声检查。

（七）暂时性功能障碍

一旦发生性功能障碍，给予心理疏导，如无效，请男性科医生会诊治疗。

八 相关知识

1. 正确选择导尿管　导尿管的种类一般分为：①单腔导尿管（没有球囊）用于一次性导尿术；②双腔导尿管用于留置导尿术；③三腔导尿管用于膀胱冲洗或向膀胱内注药。一般成人宜使用 16～18Fr 导尿管，儿童宜使用 6～8Fr 导尿管。选择导尿管的粗细要适宜，对婴儿及疑有尿道狭窄者，导尿管宜细。

2. 盐酸利多卡因凝胶的应用　置导尿管前使用液体石蜡只能起到润滑导尿管的作用，但应用盐酸利多卡因凝胶不仅能起到润滑作用，而且能起到麻醉尿道黏膜的作用，可减轻患者痛苦。

（关　震）

第 26 章

单人心肺复苏术

一 适应证

各种原因引起的心搏骤停、呼吸骤停。

二 禁忌证

1. 有不接受复苏的遗嘱。

2. 死亡时间过长，出现尸斑和尸僵。

3. 有头部、胸部或其他严重损伤而无法实现复苏操作。

4. 相对禁忌证有严重的胸廓畸形、张力性气胸、多发肋骨骨折、心脏压塞、胸主动脉瘤破裂等。

【凡已明确心、肺、脑等重要器官功能衰竭无法逆转者，可不必进行心肺复苏术】

三 物品准备

1. 治疗车上层　纱布块、弯盘 2 个、瞳孔笔、血压计、听诊器、记录本。

2. 治疗车下层　硬板床（或按压板）、生活垃圾桶、医用垃圾桶、锐器回收盒。

四 操作步骤

（一）操作前准备

1. 判断环境　环境安全无危险。

2. 判断患者　有无反应，呼叫旁人帮助，同时判断呼吸、大动脉搏动情况（判断时间大于 5s，小于 10s）。

（1）判断意识：拍打、轻摇患者肩部并大声呼唤患者。

【轻拍重呼、双侧呼叫】

（2）判断颈动脉搏动、呼吸：用示指和中指触摸到甲状软骨向外下方 2～3cm 处，判断有无颈动脉搏动；耳听鼻部呼吸，眼看胸廓起伏（同时进行）。

【检查施救者同侧颈动脉，避免造成掐捏患者颈部错觉，下颌呼吸、顿挫呼吸均视为没有呼吸】

（3）立即呼救：启动绿色通道，呼叫他人，或通知其他医生、护士抢救；院外拨打 120，明确说明地点。

3. 确认患者无反应，呼吸心跳停止，立即抢救，记录抢救开始时间。

（二）操作中要点

1. 胸外心脏按压

（1）将患者去枕仰卧于硬板床或硬平面上。

（2）头、颈、躯干在同一纵轴上，双手放于身体两侧，身体无扭曲，松开衣扣及腰带，暴露胸腹部。

（3）按压部位：①两乳头连线中点；②胸骨中下 1/3 交界处。

（4）按压手法：两手掌根部重叠，手指紧扣、翘起不接触胸壁，双臂伸直，身体前倾，垂直按压 [按压幅度：胸骨下陷 5～6cm（婴儿 4cm；儿童 5cm）；按压频率为 100～120 次 /min；按压与放松的时间比为 1:1]，按压与人工呼吸比为 30:2，每次按压后使胸廓充分回弹，并报数，尽量减少按压中断次数。

【上身重力快速按压、用力按压、完全放松，不可冲击按压，手掌不离开胸壁】

2. 开放气道

（1）检查口腔，清除口腔内分泌物，取下可摘义齿。

【示指、中指缠绕纱布在口腔内八字扣出】

（2）判断颈部有无损伤，根据不同情况采取：

1）仰头抬颏法（颈部无外伤首选）：一只手的掌根部放在患者的前额，另一只手的示指和中指并拢，放在患者下颏的骨性区域。双手合力将头向后抬起，使下颏与耳垂的连线与地面垂直。

2）仰面抬颈法：抢救者一只手抬起患者颈部，另一只手以小鱼际肌侧下按患者前额，使患者头后仰，颈部抬起。

【头、颈部损伤患者禁用】

3）托颌法（颈部外伤首选）：施救者的示指及其他手指置于下颌角后方向上向前用力托起，并用拇指向前推动颌部使口张开。

【气道需保持开放才能保证人工通气的顺利进行】

3. 人工呼吸

（1）人工呼吸方法：

1）口对鼻人工呼吸：用仰头抬颏法保持气道通畅，同时用举颏的手将患者口唇闭紧，用双唇包住患者鼻部吹气，吹气时用力要大、时间要长。

【适用于口部严重损伤或张口困难者】

2）口对口鼻人工呼吸：开放气道并保持通畅，用双唇包住患者口鼻部同时吹气，吹气时用劲要小、时间要短。

【适用于婴幼儿】

3）口对面罩人工呼吸：如有特别面罩，则可通过口对面罩吹气。

【可保护抢救者不被感染】

4）球囊 - 面罩人工呼吸：用左手拇指和示指将面罩紧扣于患者口鼻部，固定面罩，中指、环指和小指放在患者下颌角处，向前上托起下颌，右手挤压气囊约 1/2～2/3，持续 1s，使胸廓抬举，连续 2 次，通气频率 8～10 次 /min。有氧情况下，简易呼吸器连接氧气，调节氧流量至少 10～12L/min。

【要确认每当气囊收缩时患者胸廓是否有起伏】

4. 操作 5 个循环后，判断复苏效果。

（1）颈动脉恢复搏动，收缩压＞8kPa（60mmHg）。

（2）自主呼吸恢复。

（3）散大的瞳孔缩小，出现对光反射。

（4）口唇、颜面、甲床、皮肤色泽转为红润。

（三）操作后处理

1. 记录抢救结束时间，整理物品，洗手，记录抢救全过程。

2. 整理用物，按垃圾分类处理原则。

【锐器放入锐器回收盒内】

3. 七步洗手法洗手，摘口罩，记录。

（四）评价

1. 操作过程中评估，体现对患者个性化的护理及人文关怀。

【操作过程中注重人文关怀】

2. 相关理论知识及并发症的规避。

五 注意事项

1. 救护者在行气道开放时，勿用力压迫下颌软组织，否则有可能造成气道阻塞。

2. 颈部损伤者或怀疑颈部损伤者，开放气道时选用托颌法。

3. 人工呼吸时，施救者最好使用隔离通气膜或隔离面罩。

4. 人工呼吸时，送气量应足够，以使胸廓抬起为宜。

5. 胸外心脏按压时，要确保足够的频率及深度，不得中断胸外心脏按压，每次按压后要使胸廓充分的回弹，确保心脏血液回流充分。必要时，根据病情，建立人工气道或进行除颤。

6. 胸外心脏按压时，施救者腕、肘、肩在一条直线上，并与患者身体长轴垂直，按压时手掌掌根不能离开患者胸壁。

7. 胸外心脏按压时，双掌根重叠按压，手指翘起不可触及胸壁。

8. 胸外心脏按压时，必须同时配合人工呼吸，应密切观察病情，判断效果。

9. 遵循正确的操作方法，尽量避免并发症的发生。

10. 不要搬动患者，除非处于危险环境或因其他创伤需要外科处理时。

11. 不要依赖颈动脉搏动或股动脉搏动来评估按压是否有效。

六 常见并发症及处理

心肺复苏的主要并发症是肋骨骨折及胸骨骨折。采用正确的按压手法是防止出现骨折的重要措施。呕吐窒息是另一个严重并发症，预防和处理措施是在进行人工通气时一定保证气道开放，以及避免过量、过快通气。

（一）肋骨骨折

按压时用力过大或用力方向未与胸壁垂直、患者骨质疏松、按压位置不当可造成患者肋骨骨折，表现为胸廓疼痛伴咳嗽、深呼吸运动加重、呼吸浅快或肺不张，多根肋骨骨折时伴反常呼吸运动、休克、呼吸困难、低氧血症，胸廓挤压试验可见间接压痛。单处肋骨骨折以止痛、固定和预防肺部感染为主；多处肋骨骨折除按单处处理外，保持呼吸道通畅充分给氧、纠正呼吸循环功能紊乱和防止休克；伴严重肺挫伤并发急性呼吸衰竭者，应及时气管插管后应用呼吸机治疗。

（二）损伤性血气胸

吸氧并监测血氧饱和度。闭合性气胸：气体量小，2～3 周可自行吸收，气体量多，行胸腔穿刺排气，每次抽气不超过 1 000ml，至肺大部分复张；张力性气胸：行胸腔闭式引流持续引出气体；血气胸：肺复张后能自行缓解，若血不止，除抽气排液输血外，可开胸结扎出血的血管，应用抗菌药物防治感染。

（三）心脏损伤

抗心律失常治疗，纠正低血钾；充血性心力衰竭或心房颤动且心室率快的患者，给予洋地黄。

（四）栓塞

立即吸氧，氧浓度大于 50%。必要时气管插管行呼吸机治疗，并采用呼气末正压通气（positive end-expiration pressure，PEEP）模式；应用糖皮质激素；必要时抗凝治疗。

（五）胃肝脾破裂

密切观察病情变化；对疑有内脏破裂者，应禁食；发生胃破裂者，行手术治疗；肝脾破裂的处理原则为确切止血、引流通畅。

七 相关知识

1. 高级生命支持（advanced cardiac life support，ACLS）的核心包括判断心搏骤停，协助心搏骤停的患者维持循环和呼吸，采用电除颤及药物的手段帮助其恢复自主循环。

2. 在抢救过程中，要求紧密衔接"四环"，即及时发现、尽快启动急救体系、尽快胸外心脏按压及尽快实施电除颤，结合专业处置，还包括尽快将自主循环恢复的患者送往医院进行复苏后处理。

（李丽辉）

第27章

双人心肺复苏术

一 适应证

各种原因引起的心搏骤停、呼吸骤停。

二 禁忌证

1. 有不接受复苏的遗嘱。

2. 死亡时间过长,出现尸斑和尸僵。

3. 有头部、胸部或其他严重损伤而无法实现复苏操作。

4. 相对禁忌证有严重的胸廓畸形、张力性气胸、多发肋骨骨折、心脏压塞、胸主动脉瘤破裂等。

【凡已明确心、肺、脑等重要器官功能衰竭无法逆转者,可不必进行心肺复苏术】

三 物品准备

1. 治疗车上层　纱布块、弯盘2个、瞳孔笔、血压计、听诊器、记录本。

2. 治疗车下层　硬板床(或按压板)、生活垃圾桶、医用垃圾桶、锐器回收盒。

四 操作步骤

(一)操作前准备

1. 判断环境　环境安全无危险。

2. 判断患者　有无反应,呼叫旁人帮助,同时判断呼吸、大动脉搏动情况（判断时间大于5s，小于10s）。

（1）判断意识：拍打、轻摇患者肩部并大声呼唤患者。

【轻拍重呼、双侧呼叫】

（2）判断颈动脉搏动、呼吸：用示指和中指触摸到甲状软骨向外下方2～3cm处，判断有无颈动脉搏动；耳听鼻部呼吸，眼看胸廓起伏（同时进行）。

【检查施救者同侧颈动脉，避免造成掐捏患者颈部错觉，下颌呼吸、顿挫呼吸均视为没有呼吸】

（3）立即呼救：启动绿色通道，呼叫他人，或通知其他医生、护士抢救；院外拨打120，明确说明地点。

3. 确认患者无反应，呼吸心跳停止，立即抢救，记录抢救开始时间。

4. 第二位施救者听到呼救后赶来，并尽可能携带必要的抢救设备。

（二）操作中要点

1. 胸外心脏按压（施救者A）

（1）将患者去枕仰卧于硬板床或硬平面上。

（2）头、颈、躯干在同一纵轴上，双手放于身体两侧，身体无扭曲，松开衣扣及腰带，暴露胸腹部。

（3）按压部位：①两乳头连线中点；②胸骨中下1/3交界处。

（4）按压手法：两手掌根部重叠，手指紧扣、翘起不接触胸壁，双臂伸直，身体前倾，垂直按压[按压幅度：胸骨下陷5～6cm（婴儿4cm；儿童5cm）；按压频率100～120次/min；按压与放松的时间比为1:1]，按压与人工呼吸比为30:2，每次按压后使胸廓充分回弹，并报数，尽量减少按压中断次数。

【上身重力快速按压、用力按压、完全放松，不可冲击按压，手掌不离开胸壁】

2. 开放气道（施救者B）

（1）检查口腔，清除口腔内分泌物，取下可摘义齿。

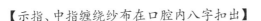

【示指、中指缠绕纱布在口腔内八字扣出】

（2）判断颈部有无损伤，根据不同情况采取。

1）仰头抬颏法（颈部无外伤首选）：一只手的掌根部放在患者的前额，另一只手的示指和中指并拢，放在患者下颏的骨性区域。双手合力将头向后抬起，使下颏与耳垂的连线与地面垂直。

2）仰面抬颈法：抢救者一只手抬起患者颈部，另一只手以小鱼际肌侧下按患者前额，使患者头后仰，颈部抬起。

【头、颈部损伤患者禁用】

3）托颌法（颈部外伤首选）：施救者的示指及其他手指置于下颌角后方向上向前用力托起，并用拇指向前推动颌部使口张开。

【气道需保持开放才能保证人工通气的顺利进行】

3. 人工呼吸（施救者B）

（1）口对鼻人工呼吸：用仰头抬颏法保持气道通畅，同时用举颏的手将患者口唇闭紧，用双唇包住患者鼻部吹气，吹气时用力要大、时间要长。

【适用于口部严重损伤或张口困难者】

（2）口对口鼻人工呼吸：开放气道并保持通畅，用双唇包住患者口鼻部同时吹气，吹气时用劲要小、时间要短。

【适用于婴幼儿】

（3）口对面罩人工呼吸：如有特别面罩，则可通过口对面罩吹气。

【可保护抢救者不被感染】

（4）球囊-面罩人工呼吸：用左手拇指和示指将面罩紧扣于患者口鼻部，固定面罩，中指、环指和小指放在患者下颌角处，向前上托起下颌，右手挤压气囊约 1/2～2/3，持续 1s，使胸廓抬举，连续 2 次，通气频率 8～10 次/min。有氧情况下，简易呼吸器连接氧气，调节氧流量至少 10～12L/min。

【要确认每当气囊收缩时患者胸廓是否有起伏】

【施救者 A 在患者左侧，施救者 B 在患者头侧，A 行胸外按压 30 次后，B 行人工呼吸 2 次，如此操作 5 个循环，若 5 个循环后未恢复，施救者 A、B 换位操作，换位时间尽量不超过 5s】

4. 操作 5 个循环后，判断复苏效果。

（1）颈动脉恢复搏动，收缩压＞8kPa（60mmHg）。

（2）自主呼吸恢复。

（3）散大的瞳孔缩小，出现对光反射。

（4）口唇、颜面、甲床、皮肤色泽转为红润。

（三）操作后处理

1. 记录抢救结束时间，整理物品，洗手，记录抢救全过程。

2. 整理用物，按垃圾分类处理原则。

【锐器放入锐器回收盒内】

3. 七步洗手法洗手，摘口罩，记录。

（四）评价

1. 操作过程中评估，体现对患者个性化的护理及人文关怀。

【操作过程中注重人文关怀】

2. 相关理论知识及并发症的规避。

五 注意事项

1. 开放气道过程中应注意，手指不要深压颈下软组织，以免阻塞气道；不能过度上抬下颌，以免口腔闭合；为防咬伤，清除口腔内异物时，应戴上手套或用纱布包裹手指；顺利开放气道后，下颌骨与耳垂连线应与地面垂直。

2. 颈部损伤者或怀疑颈部损伤者，开放气道时选用托颌法。

3. 人工呼吸时，施救者最好使用隔离通气膜或隔离面罩。人工呼吸时，送气量应足够，以使胸廓抬起为宜。

4. 胸外心脏按压过程中，按压时手指不应贴在胸壁上，

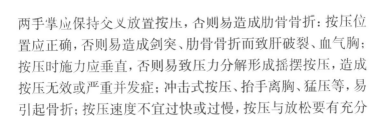

两手掌应保持交义放置按压，合则易造成肋骨骨折；按压位置应正确，否则易造成剑突、肋骨骨折而致肝破裂、血气胸；按压时施力应垂直，否则易致压力分解形成摇摆按压，造成按压无效或严重并发症；冲击式按压、抬手离胸、猛压等，易引起骨折；按压速度不宜过快或过慢，按压与放松要有充分时间，即胸外心脏按压时下压与向上放松的时间应相等。

5．胸外心脏按压时，要确保足够的频率及深度，不得中断胸外心脏按压，每次按压后要让胸廓充分的回弹，确保心脏血液回流充分。必要时，根据病情，建立人工气道或进行除颤。

6．胸外心脏按压时，必须同时配合人工呼吸，应密切观察病情，判断效果。

7．遵循正确的操作方法，尽量避免并发症的发生。

8．不要搬动患者，除非处于危险环境或者因其他创伤需要外科处理时。

9．不要依赖颈动脉搏动或股动脉搏动来评估按压是否有效。

10．多人施救尽可能轮换进行，以免因疲劳影响按压质量，一般每2min更换按压者。

11．在判断患者意识及呼吸时，严禁摇动疑似外伤患者的头部，以免损伤颈椎。

12．目击成年人呼吸心搏停止时，一般先呼救，后行心肺复苏；而未目击或患者因溺水、创伤、药物中毒而呼吸心搏停止时，应先行心肺复苏后呼救。

13．施救者应及早进行心肺复苏，协助者的主要任务是呼救或协助现场心肺复苏初级救生（如在院内应立即去取除颤器）；向急诊医疗救护系统求救时，应讲清紧急事件发生的位置，发生了什么事，有多少人需要帮助，患者的情况如何，患者正接受何种形式的急救，求救电话号码，联系人姓名，同时待调度员先挂电话后再挂电话。

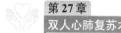
14. 在摆放患者体位过程中，翻动时尤其应注意保护颈部，施救者一手托住其颈部，另一手扶其肩部，使患者头、颈及躯干作为一个整体平稳地转动为仰卧位，即"同轴转动"患者。

15. 双人心肺复苏时，常由一人通过挤压球囊面罩进行人工呼吸。

六　常见并发症及处理

（一）肋骨骨折

按压时用力过大或用力方向未与胸壁垂直、患者骨质疏松、按压位置不当可造成患者肋骨骨折，表现为胸廓疼痛伴咳嗽、深呼吸运动加重、呼吸浅快或肺不张，多根肋骨骨折时伴反常呼吸运动、休克、呼吸困难、低氧血症，胸廓挤压试验可见间接压痛。单处肋骨骨折以止痛、固定和预防肺部感染为主；多处肋骨骨折除按单处处理外，保持呼吸道通畅充分给氧、纠正呼吸循环功能紊乱和防止休克；伴严重肺挫伤并发急性呼吸衰竭者，应及时气管插管后应用呼吸机治疗。

（二）损伤性血气胸

吸氧并监测血氧饱和度。闭合性气胸：气体量小，2～3周可自行吸收，气体量多，行胸腔穿刺排气，每次抽气不超过1 000ml，至肺大部分复张；张力性气胸：行胸腔闭式引流将气体持续引出；血气胸：肺复张后能自行缓解，若血不止，除抽气排液输血外，可开胸结扎出血的血管，应用抗菌药物防治感染。

（三）心脏损伤

抗心律失常治疗，纠正低血钾；充血性心力衰竭或心房颤动且心室率快的患者，给予洋地黄。

（四）栓塞

立即吸氧，氧浓度大于50%。必要时气管插管行呼吸机治疗，并采用呼气末正压通气（positive end expiratory pressure，

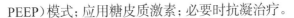

PEEP）模式；应用糖皮质激素；必要时抗凝治疗。

（五）胃肝脾破裂

密切观察病情变化；对疑有内脏破裂者，应禁食；发生胃破裂者，行手术治疗；肝脾破裂的处理原则为确切止血、引流通畅。

七 相关知识

1. 高级生命支持（advanced cardiac life support，ACLS）的核心包括判断心搏骤停，协助心搏骤停的患者维持循环和呼吸，采用电除颤及药物的手段帮助其恢复自主循环。

2. 在抢救过程中，要求紧密衔接"四环"，即及时发现、尽快启动急救体系、尽快胸外心脏按压及尽快实施电除颤，结合专业处置，还包括尽快将自主循环恢复的患者送往医院进行复苏后处理。

（李丽辉）

第28章

综合心电监护仪的应用技术

一 适应证

综合心电监护是一种用于动态监测患者心率、心律、血压和血氧饱和度的技术。使医护人员及时、准确地了解患者病情变化，为临床诊断、治疗提供依据，保证患者安全。此技术对以下患者尤为适用：

1. 有严重心脏疾病（如冠状动脉疾病、心肌梗死）的患者。

2. 进行重大手术，尤其是心脏手术和大量失血手术的患者。

3. 有严重呼吸问题，需要持续监测血氧饱和度的患者。

4. 需要评估特定治疗（如药物调整）对心脏功能影响的患者。

二 禁忌证

尽管综合心电监护对于许多患者都是必要和有益的，但在某些情况下应谨慎使用，或可能需要避免使用：

1. 皮肤有严重损伤或感染，无法安全放置电极片的患者。

2. 对电极粘贴材料有已知过敏反应的患者。

3. 患者的病情或病史表明使用监护设备可能带来更多风险而非益处的情况。

三　操作部位

1. 心电监护电极放置部位

(1) 左上(LA)为左锁骨中线与第2肋间隙交点(黑);

(2) 左下(LL)为左锁骨中线与第5~6肋间隙交点(红);

(3) 右上(RA)为右锁骨中线与第2肋间隙交点(白);

(4) 右下(RL)为右锁骨中线与第5~6肋间隙交点(绿);

(5) 胸前导联(V)为胸骨左缘第四肋间(棕)。

2. 血压计袖带位置　通常缠绕在非利手的上臂,袖带的下缘应位于肘窝上方约2~3cm。

【松紧适宜,以插入一指为宜,测量的部位应与右心房在同一水平位上】

3. 血氧饱和度监测　血氧饱和度传感器通常放置在患者的手指或足趾上。对于成人和较大的儿童,通常选择手指。

【指甲长短、染色等影响监测结果】

四　物品准备

1. 综合心电监护仪,包括血氧饱和度监测传感器、血压计袖带和导线。

2. 电极片若干,确保有足够的电极片以应对更换需要。

3. 温水和乙醇,用于清洁皮肤。

4. 棉签、纱布,用于皮肤清洁和干燥。

5. 备皮包,患者皮肤需要特殊处理时使用。

6. 洗手液,保持操作人员的手部卫生。

7. 医嘱核对卡,以确保正确的患者、操作和监护设置。

五　操作步骤

(一)操作前准备

1. 核对医嘱　查阅病例,双人核对医嘱;用两种以上的方式核对并确认患者信息。

【需双人核对患者信息,用两种以上的方式】

2. 评估　评估患者病情、意识状态、配合程度,向清醒患者及家属解释该项操作的目的、配合方法、注意事项及必要性,以取得合作。

3. 病室环境　安全、整洁、安静、光线适宜,无电磁波干扰,环境适宜操作,注意保护患者隐私。

4. 护士准备　衣帽整洁,着装符合职业要求,仪表大方,举止端庄。修剪指甲,七步洗手法洗手,戴口罩。

5. 设备检查　检查综合心电监护仪及其附件是否完好无损,包括电源线、电极片、血压计袖带、血氧饱和度监测传感器等。确认设备的电池充足或电源连接正常,设备设置已经恢复到标准监测模式。

【监护仪处于完好备用状态】

6. 物品准备　确保所有必需的物品准备齐全,包括备用的电极片、消毒材料(如乙醇、棉球)等。准备好记录表格和笔,以便于操作过程中和操作后记录重要信息。

7. 患者准备　核对患者的身份标识(两种以上)来确认患者身份。评估患者病情、意识状态、皮肤及肢体情况,患者心理状况及合作程度。

(二)操作中要点

1. 洗手,携用物至患者床旁,再次向清醒患者核对并指导配合,根据患者病情,协助其取平卧位或半卧位。

【对于有呼吸困难的患者,可以考虑采用半坐位】

2. 心电监护

(1)将心电监护仪妥善放置,连接电源,打开开关,检查其性能及导线连接情况。

(2)暴露患者胸部,确定皮肤是否完好,干燥(必要时可剔去体毛)。

【注意保护患者隐私,使用屏风或床帘进行遮挡】

(3)用温水(或乙醇)清洁局部皮肤,将心电监护仪导联线与电极片连接,电极片粘贴的正确位置。

【减少皮肤上的细菌数量,防止感染,并确保电极与皮肤之间良好的接触】

【避开伤口、瘢痕、起搏器及电击除颤位置,皮肤湿润、油脂或疤痕亦可导致干扰】

(4)根据患者病情选择适当的导联、振幅和报警上下限等参数设置。

【确保设置的参数既能准确反映患者的生理状态,又能在出现问题时及时提醒医护人员】

(5)及时整理患者衣着,避免受凉。

3.动态血压监测　协助患者卷袖过肘,评估肢体情况,驱尽袖带空气后,使患者肘部伸直,将袖带平整地缠于患者上臂,袖带下缘距肘窝2～3cm,松紧适宜,启动测压开关,开始测量。

【插入一指为宜,测量的部位应与右心房在同一水平位上】

4.血氧饱和度监测

(1)评估监测部位肢端循环情况,指甲长短、染色等影响监测结果的情况,必要时用温水(或乙醇)清洁局部皮肤。

(2)将传感器正确的安放于患者手指或足趾处。

【注意避免在监测血压的一侧肢体进行血氧饱和度的监测】

5.根据患者病情设置合理参数,选择自动测量血压的时间间隔,正确设置血压及血氧饱和度的报警上下值。

6.患者取舒适卧位,整理床单位,告知患者若仪器发出报警声音,应及时与医护人员联系,避免患者紧张,告知患者当前监测结果的意义及相关注意事项。

【在操作过程中,持续监测患者的反应和舒适度,必要时调整设备设置或体位,以确保获取准确数据的同时,也保护患者的安全和舒适】

7.整理用物,洗手,再次核对并记录。

8. 停止心电监护、血压及血氧饱和度监测,核对患者并解释,关闭开关,取下血压计袖带,观察局部皮肤情况;取下电极片并清洁皮肤;取下血氧饱和度传感器,观察手指皮肤情况。

（三）操作后处理

1. 整理用物,按垃圾分类处理原则。

2. 对监护仪、导线、传感器等进行清洁维护。

3. 七步洗手法洗手,摘口罩,记录。

（四）评价

1. 操作过程中评估、沟通,体现对患者个性化的护理及人文关怀。

【操作过程中注重人文关怀】

2. 相关理论知识及并发症的规避。

六 注意事项

1. 严格执行查对制度,确保正确的患者、正确的时间和正确的操作程序。

2. 注意监护仪放置环境无电磁波干扰、监护仪摆放位置安全。

3. 清洁患者粘贴电极部位皮肤,使电极与皮肤表面接触良好;电极片放置位置应避开伤口、破溃、瘢痕、除颤部位。

4. 血压计袖带位置准确,松紧适度(以容纳一指为宜),避开静脉输液及监测血氧饱和度侧肢体。

5. 监测血氧饱和度探头的指夹避开涂抹指甲油及有灰指甲的手指。

6. 心电监护应选择波形清晰无干扰的导联观察;根据患者病情正确设置各项监测报警参数。

7. 观察记录监测情况,持续监测患者生命体征,对任何异常数据进行及时评估和处理。定时观察粘贴电极部位及捆绑袖带部位的皮肤,发现问题及时处理。定时更换电极片

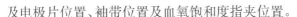

及电极片位置、袖带位置及血氧饱和度指夹位置。

8. 对于躁动的患者需进行适当约束，应当固定好电极和导线，避免导线打折或缠绕。

9. 操作中注意为患者保暖及保护患者隐私，减少患者的不安和紧张感。

10. 告知患者及家属不能自行移动或拆除电极片及血氧探头；避免在监护仪旁使用手机，以免干扰监测波形；自动测量血压时避免测量肢体活动，以免影响测量结果；电极片局部皮肤出现皮疹或痒痛时，及时通知医护人员处理。

11. 正确使用监护设备，定期检查和维护设备，确保其处于良好的工作状态。

七 常见并发症及处理

（一）皮肤刺激或过敏

对于电极片粘贴导致的皮肤刺激或过敏，应立即更换电极材质，必要时给予适当的皮肤护理。

（二）信号干扰

如果监测数据受到干扰，应检查电极和传感器的放置是否正确，设备设置是否适当，及时调整以恢复正常监测。

（三）设备故障

遇到设备故障应立即停止使用，按照制造商的指导或联系技术支持进行故障排除。

八 相关知识

1. 综合心电监护仪不仅可以提供关于患者心电图的实时信息，还能监测血氧饱和度和血压，是评估患者生命体征的重要工具。

2. 了解和掌握综合心电监护仪的使用方法，能够帮助医护人员及时发现患者的生理变化，评估病情，为患者提供及时、有效的医疗干预。

3. 医护人员应熟悉心电图的基本知识，能够识别常见的心律失常，以及了解血压和血氧饱和度的正常范围和临床意义，这对于提高患者护理质量至关重要。

（孙佳琦）

第 29 章

口服给药法

一 适应证

适用于能够耐受口服药物，并且药物可以通过胃肠道吸收，从而达到局部治疗或全身治疗的目的。

二 禁忌证

急救、意识不清、呕吐不止、禁食等患者。

三 物品准备

1. 治疗车上层　口服药医嘱单、药物、一次性药杯、吸管、纸巾（或纱布）、水壶、洗手液、PDA 扫描器。
2. 治疗车下层　生活垃圾桶、医用垃圾桶、锐器回收盒。

四 操作步骤

（一）操作前准备

1. 核对医嘱　查阅病例，双人核对口服药医嘱单、执行单，用两种以上的方式核对并确认患者信息。

【需双人核对患者信息，用两种以上的方式】

2. 评估　评估患者病情、意识状态、配合程度；吞咽能力，有无口腔、食管疾患，有无恶心、呕吐状况；向清醒患者及家属解释该项操作的目的、配合方法、注意事项。
3. 病室环境　安全、整洁、安静、光线充足，环境适宜操作。

4. 护士准备　衣帽整洁,修剪指甲,七步洗手法洗手,戴口罩。

5. 用物准备　核对药品是否包装无破损、在有效期内可以服用,摆放整齐,以不违反无菌原则、省力为标准;核对口服药医嘱单与口服药一致。

（二）操作中要点

1. 核对　携用物至患者床旁,做好解释,取得患者配合,采取两种以上的方式核对患者信息,核对患者、口服药医嘱单是否一致。

【PDA扫描器扫描核对患者信息,需双人依据医嘱核对药物】

2. 在规定时间内送药至患者床旁,打开药袋,核对患者床号、姓名、药名、剂量、浓度、用法、时间。

3. 协助患者取舒适体位,解释用药目的及注意事项。

4. 准备温开水,再次核对,协助患者服药,并确认患者服下（对危重患者及不能自行服药的患者应喂药;鼻饲患者需将药物碾碎,用水溶解后,从胃管注入,再用少量温开水冲净胃管）。

5. 患者服药后再次核对。

（三）操作后处理

1. 整理用物,按垃圾分类处理原则。

2. 七步洗手法洗手,摘口罩,记录,告知患者相关注意事项。

（四）评价

1. 操作过程中评估、沟通,体现对患者个性化的护理及人文关怀。

【操作过程中注重人文关怀】

2. 相关理论知识及并发症的规避。

五　注意事项

1. 严格遵医嘱给药。

2. 严格执行查对制度及无菌操作原则。

3. 掌握患者所服药物的作用、不良反应及某些药物的特殊要求，多种药物同时服用注意药物之间的配伍禁忌。

4. 经鼻饲给药患者应将固体药片研碎，用水溶解后，从胃管注入，再以少量温开水冲净胃管。

5. 若增加或停用某种药物，应及时告知患者。

六 相关知识

根据药物特性正确给药及指导：

1. 对牙齿有腐蚀作用的药物，如酸剂和铁剂，用饮水管吸服后及时漱口，以保护牙齿。

2. 缓释片、肠溶片、胶囊须整片吞服，不可嚼碎。

3. 药物需舌下含服时，应放在舌下或两颊黏膜与牙齿之间，待其溶解后吸收。

4. 服用强心苷类药物时，需对心率、节律监测，如脉率低于60次/min或节律不齐时，应暂停服用并告知医生。

5. 服用磺胺类药物后需多饮水，以免因尿少析出结晶，堵塞肾小管。

6. 服用抗生素及磺胺类药物应准时，以保证有效的血药浓度。

7. 某些药物对呼吸道黏膜起到安抚作用，服用后不宜立即饮水，如止咳糖浆。

8. 驱虫药宜在空腹或半空腹服用；健胃药宜在饭前服；对胃黏膜有刺激性的药物及助消化药宜在饭后服用；催眠药宜在睡前服用。

（刘　爽）

第30章

胃肠减压术

一 适应证

1. 胃、十二指肠穿孔。
2. 肠梗阻。
3. 急性胰腺炎。
4. 胃肠道手术术前准备。

二 禁忌证

1. 活动性上消化道出血。
2. 严重食管静脉曲张。
3. 食管阻塞。
4. 严重心肺功能不全者，支气管哮喘。
5. 极度衰弱者。
6. 鼻腔、食管手术后。
7. 鼻咽部有癌肿或急性炎症、肿胀。
8. 鼻息肉，鼻中隔偏曲。

三 物品准备

1. 治疗车上层　一次性胃肠减压装置、听诊器、治疗巾、弯盘、治疗盘、治疗碗（温开水）、纱布、20ml注射器、一次性胃管包（内含胃管、无菌手套、润滑棉球）、平镊、棉签、手电、胶布、洗手液、医嘱核对卡、PDA扫描器。

【可使用的消毒剂包括（不限于）：碘酊与异丙醇复合制

剂,葡萄糖酸洗必泰,聚维酮碘与乙醇复合制剂,碘、醋酸氯己啶与乙醇复合制剂,75% 医用酒精等】

2. 治疗车下层　生活垃圾桶、医用垃圾桶、锐器回收盒。

四　操作步骤

(一)操作前准备

1. 核对医嘱　查阅病例,双人核对医嘱、执行单。用两种以上的方式核对并确认患者信息。

【需双人核对患者信息,用两种以上的方式】

2. 评估　评估患者病情,了解排便情况。评估患者鼻腔情况。一手遮挡患者眼睛,一手用手电筒检查患者鼻黏膜。向患者及家属解释该项操作的目的、配合方法、注意事项、操作过程,以及可能的风险等。

3. 病室环境　安全、整洁、安静、光线充足,环境适宜操作,注意保护患者隐私。

4. 护士准备　衣帽整洁,修剪指甲,七步洗手法洗手,戴口罩。

5. 用物准备　核对用物是否包装无破损、在有效期内可以使用,摆放整齐,以不违反无菌原则、省力为标准。

(二)操作中要点

1. 插管

(1)携用物至患者床旁,再次 PDA 核对并解释,取得患者配合,协助患者取合适体位。

(2)洗手,弯盘放在便于取用处,颌下垫治疗巾。

(3)选择并清洁鼻腔,戴手套,检查胃管是否通畅。

(4)测量胃管插入长度并标记(一般成人 45～55cm),润滑胃管前端。

(5)左手持纱布托住胃管,右手持平镊夹取胃管,沿选定侧鼻孔轻轻插入,插管至咽喉部(约 10～15cm)时,嘱患者做吞咽动作并迅速将胃管插入至所需长度。

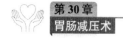

(6) 判断胃管在胃内后，用胶布固定胃管于鼻翼及面颊部。

【鉴别胃管是否在胃内的方法：①连接注射器于胃管末端进行抽吸，抽出胃液；②置听诊器于患者胃区，快速经胃管向胃内注入 10ml 空气，听到气过水声；③将胃管末端置于盛水的治疗碗内，无气泡逸出】

(7) 检查调整负压吸引装置并与胃管正确连接，固定床旁。

(8) 整理用物，脱手套，洗手，将记录留置时间的标签分别贴于胃管和负压吸引袋上。

(9) 整理床单位，协助患者取舒适体位。

(10) 七步洗手法洗手，摘口罩，记录，告知注意事项。

2. 留置胃肠减压的护理

(1) 携用物至患者床旁，再次 PDA 核对并解释，取得患者配合，协助取合适体位。

(2) 检查胃管是否在胃内，胃管的固定及负压吸引情况。

(3) 洗手，对于留置胃管的患者每日 2 次行口腔护理。

(4) 洗手，戴手套，反折并分离胃管与负压装置，抽吸胃液确认胃管通畅，再次连接，倾倒并观察胃液（颜色、性状、量）。

(5) 整理用物，脱手套，洗手，听诊肠鸣音的恢复情况。

(6) 整理床单位，洗手，记录。

3. 更换负压吸引器

(1) 携用物至患者床旁，再次 PDA 核对并解释，取得患者配合。

(2) 洗手，铺治疗巾，检查胃管是否在胃内，胃管固定及负压吸引情况。

(3) 洗手，检查并打开新的负压吸引装置，戴手套，反折分离胃管与负压吸引装置，抽吸胃液确认胃管通畅，更换负压吸引器，妥善固定，倾倒并观察胃液（颜色、性状、量）。

(4) 标记更换时间，将标签贴于负压吸引袋上。

（5）整理床单位，洗手，记录。

4．拔管

（1）评估并核对患者，解释并取得合作，听诊肠鸣音的恢复情况。

（2）洗手，铺治疗巾，戴手套，再次解释拔管的配合要点。

（3）停止负压，松开胶布，右手捏紧胃管末端，左手用纱布包裹胃管近鼻端，在患者呼气时缓慢拔出，当胃管前端近咽喉部时迅速拔除。

（4）清洁面部、鼻腔，脱手套，清洁鼻腔。

（5）整理用物，倾倒引流液，洗手，记录。

（三）操作后处理

1．整理用物，按垃圾分类处理原则。

【锐器放入锐器回收盒内】

2．七步洗手法洗手，摘口罩，记录。

（四）评价

1．操作过程中评估、沟通，体现对患者个性化的护理及人文关怀。

【操作过程中注重人文关怀】

2．相关理论知识及并发症的规避。

五 注意事项

1．固定好胃管及负压吸引装置，防止变换体位时加重对咽部的刺激，防止胃管受压、脱出影响减压效果。

2．观察引流液的颜色、性状、量，记录24h引流液总量。

3．胃肠减压期间，嘱患者禁食水，加强患者的口腔护理。

4．胃肠减压期间，注意观察患者水电解质平衡及胃肠功能恢复情况。

六 常见并发症及处理

(一)引流不畅

1. 处理措施

(1)如发现胃管阻塞可先将胃管送入少许,如仍无液体引出,可边退边回抽胃液,食物残渣或血凝块阻塞,可用糜蛋白酶+碳酸氢钠注射液稀释。

(2)胃液过少不能引出时,可更换体位。

(3)胃肠减压装置的位置应低于胃部。

(4)上述处理均无效时,可重新插管。

2. 预防措施

(1)告知患者插管配合的注意事项。昏迷患者插管前先去枕,头后仰,以免胃管误入气管。胃管插入 15cm 时,将患者头部托起,使下颌靠近胸骨柄,便于胃管顺利通过会厌部,防止胃管在咽部或食管上段盘旋。对昏迷或烦躁患者要适当约束,防止自己拔管。

(2)插管长度适中(发际至剑突长度再插入 4~5cm)。

(3)禁止将多渣黏稠的食物、药物注入胃内,胃内注入药物要用生理盐水冲洗胃管,长期留置胃管要定期更换胃管。

(二)插管困难

1. 处理措施

(1)呕吐剧烈者,按压双侧内关穴 3~5min,由重到轻,再插入胃管。

(2)对合并慢性支气管炎的患者,插管前应用镇静剂或阿托品再行插管。

(3)对咽反射减弱或消失者,可在气管镜或胃镜的配合下插管。反复插管困难可应用导丝辅助插管。

2. 预防措施

(1)做好心理安慰,告知配合方法,动作轻柔。

(2)熟练掌握昏迷患者插管方法,操作者技能熟练。

（3）切忌同一胃管反复使用。

（三）上消化道出血

1. 处理措施　发现引流液呈鲜红色血液时，应立即停止负压吸引，报告医生，对症治疗，同时加强口腔护理。

2. 预防措施

（1）插管动作熟练、轻柔，必要时使用专业导丝，出现恶心、呕吐应暂停，休息片刻再插入，勿强行插管。

（2）无液体引出时，需检查胃管通畅与否，不通畅可注入少许生理盐水再回抽，不可盲目回抽。

（四）声音嘶哑

1. 处理措施

（1）声音嘶哑者注意嗓音保健，加强口腔护理，保持局部湿润。

（2）物理治疗：超声波理疗和碘离子透入法。

（3）药物治疗：可用 B 族维生素、类固醇激素及抗菌药物雾化吸入，减轻喉头水肿。

2. 预防措施

（1）选择质软、粗细合适的胃管，勿强行、反复插管。

（2）胃肠减压过程中，嘱患者减少说话或噤声，对于剧烈咳嗽或者呕吐者，先用手固定胃管，防止胃管上下移动。

（3）病情允许时，尽早拔管。

（五）呼吸困难

1. 处理措施

（1）必要时予氧气吸入。

（2）反复多次插管或长时间留置胃管可用糜蛋白酶或地塞米松雾化吸入，消除喉头水肿。

2. 预防措施

（1）尽量避免胃管误入气道，插管中出现呛咳、呼吸困难，立即停止，误入气管立即拔除，休息片刻再插管。

（2）插管后确定胃管在胃内，评估方法有抽取胃液法、听

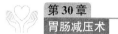

气过水声法、观察有无气泡法。

（六）吸入性肺炎

1. 处理措施

（1）密切观察病情变化，发生吸入性肺炎时，及时遵医嘱对症处理。

（2）病情允许情况下，尽早拔管。

2. 预防措施

（1）咽喉部有分泌物时应先固定好胃管，鼓励患者咳嗽、排痰。

（2）防止胃液反流。

（3）加强口腔护理。

（七）低钾血症

经常检测血钾浓度，必要时补钾，静脉滴注药液含钾浓度小于 0.3%，禁止静脉推注，成人滴速小于 60 滴 /min。

（八）败血症

1. 处理措施

（1）疑有感染者，及时拔管。

（2）发生败血症及时对症处理。

2. 预防措施

（1）严格无菌操作。

（2）保持胃管引流通畅，严密观察引流液的量、颜色及性状，做好记录。

（3）避免胃管贴在胃壁上，以防负压损伤胃黏膜引起充血、水肿致感染。

七　相关知识

对于部分昏迷及气管插管患者，由于不能配合医护人员进行胃管置入的操作，再加之咽喉部有气管套管占据，按常规置管法留置胃管很难一次成功。可采取以下方法：

1. 导丝引导置管法　将介入导丝置于胃管内到达胃管

前端时，在胃管口处用胶布固定导丝，可对胃管起到良好的支撑作用，使胃管顺利地通过咽喉部进入胃内，从而使留置胃管变得容易。更适用于昏迷、极度衰弱不能配合者，无需借助吞咽动作也可使胃管进入胃内。

2. 气管导管引导法　在喉镜直视下经口将气管导管插入食管内，把润滑好的胃管通过气管导管插入胃内后，在固定好胃管的同时将气管导管拔出，置管成功后妥善固定。

（王　健）

第31章

鼻 饲 法

一 适应证

多种原因造成的无法经口进食而需鼻饲供给流质食物、水和药物，以维持营养和治疗的需要。

二 禁忌证

1. 食管静脉曲张。
2. 食管梗阻。
3. 食管和胃贲门手术。

三 物品准备

1. 治疗车上层　治疗盘、治疗碗两个（38～40℃温开水及流质饮食）、压舌板、一次性胃管包（内含胃管、无菌手套、润滑棉球）、50ml注射器、平镊、纱布、棉签、听诊器、胶布、别针、橡皮圈、弯盘、治疗巾、记录本、洗手液、医嘱核对本、PDA扫描器。
2. 治疗车下层　生活垃圾桶、医用垃圾桶、锐器回收盒。

四 操作步骤

（一）操作前准备

1. 核对医嘱　查阅病例，双人核对医嘱、执行单。用两种以上的方式核对并确认患者信息。

【需双人核对患者信息，用两种以上的方式】

2. 评估　评估患者,向清醒患者及家属解释该项操作的目的、配合方法、注意事项,以取得合作。

3. 病室环境　安全、整洁、安静、光线充足,环境适宜操作,注意保护患者隐私。

4. 护士准备　衣帽整洁,修剪指甲,七步洗手法洗手,戴口罩。

5. 用物准备　核对用物是否包装无破损、在有效期内可以使用,摆放整齐,以不违反无菌原则、省力为标准。

(二) 操作中要点

1. 核对患者信息。

【PDA 扫描核对患者信息】

2. 体位　根据病情协助患者取半坐位或坐位,无法坐立者取右侧卧位(昏迷患者去枕,使头后仰)。

3. 选择并清洁鼻腔。

4. 检查胃管并打开润滑棉球备用。

【严格遵循无菌操作原则】

5. 测量并标记插入长度(为前额发际至胸骨剑突处长度再插入 4~5cm 或由鼻尖经耳垂至胸骨剑突处的距离,一般成人 45~55cm),润滑胃管前端。

6. 插管　一手持纱布托住胃管,另一手持(或平镊夹住)胃管前端,沿选定侧鼻孔轻轻插入,插入 10~15cm 时,根据患者情况进行插管:

(1)清醒患者:嘱患者做吞咽动作,顺势将胃管缓缓插至所需长度。

(2)昏迷患者:一手将患者头部托起,使下颌靠近胸骨柄,另一手缓缓插至所需长度(颈椎损伤者禁用)。如患者出现剧烈恶心、呕吐情况,可暂停操作(检查胃管是否在口腔内盘曲。如出现呛咳,检查是否误入气管)。

【确认胃管在胃内方法:①在胃管末端连接注射器抽吸,能抽出胃液;②置听诊器于患者胃部,向胃内注入 10ml 空气,

听气过水声;③将胃管末端置于盛水治疗碗内,无气泡逸出】

7. 固定 胃管固定于鼻翼及面颊部,标记留置时间、长度并签名。

8. 鼻饲 抽吸 20ml 温开水注入胃管,冲洗管腔,塞好胃管尾端塞子,确认患者无不良反应,应缓慢注入鼻饲液(鼻饲量不应超过 200ml/次,间隔时间不少于 2h),避免患者不适。

9. 冲净胃管 灌注毕,及时塞好胃管塞子(防止胃胀气或液体反流),再注入 20ml 左右温开水,至冲净胃管,塞好胃管塞子,纱布包裹胃管尾端,系紧并固定。

10. 拔管 铺治疗巾于颌下,戴手套,取下固定胃管胶布,用纱布包裹近鼻孔处胃管,边拔边擦拭胃管,当胃管头端即将到达咽喉处时,在患者呼气时快速拔出,整理用物,脱手套,清洁面部及鼻腔,协助患者取舒适卧位。

(三)操作后处理

1. 整理用物,按垃圾分类处理原则。

【锐器放入锐器回收盒内】

2. 七步洗手法洗手,摘口罩,记录。

(四)评价

1. 操作过程中评估、沟通,体现对患者个性化的护理及人文关怀。

【操作过程中注重人文关怀】

2. 相关理论知识及并发症的规避。

五 注意事项

1. 进行有效的护患沟通,使患者及家属理解该操作的目的及安全性,减轻压力和恐惧。

2. 测量插入胃管长度的方法:

(1)前额发际至胸骨剑突处。

(2)鼻尖经耳垂至胸骨剑突处。

3. 昏迷患者插管时,先协助患者头后仰,当胃管插入约

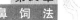

15cm 时，托起患者头部，使下颌靠近胸骨柄，再缓缓插入胃管至预定长度，患者下颌靠近胸骨柄可增大咽喉部通道的弧度，便于胃管顺利通过会咽部进入食管。

4．确认胃管是否在胃内，常用方法有抽吸胃液、听气过水声、检查有无气泡溢出。

5．每次灌注流质饮食前，应检查胃管插入的长度，并抽吸胃液，确定胃管在胃内及胃管是否通畅。同时检查患者有无胃潴留，如果胃内容物超过 150ml，应通知医生进行相应处理。

6．鼻饲量不应超过 200ml/ 次，间隔时间不少于 2h，鼻饲液的温度应保持在 38～40℃。

7．注入鼻饲液的速度应适宜，以免引起患者的不适或延长灌注流质饮食的时间。

8．每次灌注前后应注入 20ml 左右的温开水冲洗胃管腔，避免鼻饲液积存于胃管腔而变质造成胃肠炎或堵塞管腔。

9．拔管时动作要轻、稳、准。

六 常见并发症及处理

（一）腹泻

1．处理措施

（1）对于菌群失调患者，可口服乳酸菌制剂。并发肠道霉菌感染者，遵医嘱对症治疗。严重腹泻可暂停鼻饲，使胃肠道充分休息，化验便常规，与其他原因引起的腹泻相鉴别。防止脱水，注意保持水电解质平衡。

（2）腹泻频繁，要注意保持肛周皮肤清洁、干燥，排便后用温水清洗肛周，必要时外涂氧化锌或鞣酸软膏，防止肛周皮肤浸渍、糜烂、破溃。

2．预防措施

（1）开始鼻饲采用接近正常体液渗透克分子浓度（300mmol/L）的溶液可减少腹泻，浓度由低到高，容量由少到多，滴速开始

40～80ml/h，3～5 日后增加到 100～125ml/h，直到患者能耐受的营养需要量。对高渗性溶液，采用逐步适应，从慢到快，从少量至适量，配合加入抗痉挛和收敛的药物控制腹泻。亦可采用输液器间歇滴入营养液，以降低鼻饲所致腹泻。

（2）对于脂性腹泻，应调整鼻饲液的配方，减少脂肪的含量。

（3）注意控制鼻饲液的量与灌注的速度，尤其是年老体弱者。鼻饲量从小剂量逐渐增加。每餐不超过 200ml，避免腹泻的发生。可用鼻饲泵控制鼻饲液的注入速度。

（4）鼻饲液注入前加温，以 38～40℃为宜。可使用加温器。

（5）护理人员严格遵守无菌技术操作规程，鼻饲液宜现配现用。容器应每日煮沸灭菌后使用。鼻饲后用温开水冲洗胃管，避免鼻饲液积存在管腔中变质，造成胃肠炎。

（6）认真询问患者饮食史，对饮用牛奶、豆浆等易腹泻，原来胃肠功能差或从未饮过牛奶的患者要慎用含牛奶、豆浆的鼻饲液。

（二）胃食管反流、误吸

1. 处理措施　误吸发生后，立即停止鼻饲，取头低右侧卧位，尽快吸出呼吸道内吸入物，以保持呼吸道通畅。气管切开者可经气管套管内吸引，然后胃管接负压瓶。

2. 预防措施

（1）鼻饲液的量每餐不宜过多，每 2～3 小时鼻饲食物 200～300ml。速度不宜过快，在 15～30min 喂完为宜。鼻饲完毕，应用 30～50ml 温水冲管，以免堵塞胃管。对于消化力下降容易出现反流及胃残留者，应采取间断分次缓慢灌注法，量应由少渐多并稀释。对于严重反流的患者，可采取鼻饲泵持续 24h 鼻饲，滴速适中，使进入胃内液体随胃肠蠕动而流入肠内，减少食物反流及误吸的机会。

（2）鼻饲时及鼻饲后 1h 抬高患者床头 40°～50°，并在鼻饲后 30min 内仍保持半卧位,借重力和坡床作用可防止食物反流。

（3）鼻饲的温度控制在 38～40℃,以防过冷、过热食物刺激而引起胃痉挛。

（4）鼻饲后 30min 内不可翻身,以免胃因受机械性刺激而引起反流。

（5）鼻饲前清理呼吸道分泌物,对有气管插管或气管切开的患者,在鼻饲前一定要给予翻身、叩背、吸痰,以免鼻饲时吸痰引起呛咳及鼻饲后吸痰憋气使腹内压增高引起食物反流。

（6）对老年患者应用鼻肠管,能减少老年患者反流、误吸的发生。

（7）精神疾病患者插管前后应予以固定与约束,严密观察,防止误吸。

（8）鼻饲时辅以胃肠动力药可解决胃轻瘫、反流等问题,在鼻饲前 30min 由鼻饲管内注入。在鼻饲前先回抽,检查胃潴留量。

（三）吸入性肺炎

1．处理措施

（1）同胃食管反流、误吸处理措施。

（2）发生误吸后,除立即停止鼻饲及改变体位外,还应吸净口、鼻反流物,必要时用纤维支气管镜吸出反流物。有肺部感染迹象者及时应用抗生素。

2．预防措施

（1）同胃食管反流、误吸预防措施。

（2）插入胃管的长度在常规标准上加 8～10cm,使胃管的最末侧孔进入胃内,即胃管前端在胃体部或幽门处,则注入的食物不易反流,胃管长度共 60～70cm。

（3）每次鼻饲前应用注射器回抽胃液,确定胃管是否在胃内,了解有无胃潴留及胃管堵塞现象。

（4）气管切开机械通气患者，气囊入气应安排在鼻饲前15min进行。

（5）保持鼻、咽、口腔的清洁卫生，口腔护理2～3次/d，清水清洁鼻腔，防止分泌物误吸引起吸入性肺炎。

（四）便秘

1.处理措施

（1）已发生便秘，给予缓泻剂，或行开塞露通便或少量不保留灌肠。

（2）老年患者因肛门括约肌较松弛，以及大便干结，往往灌肠效果不佳，需人工取便，即戴手套用手指由直肠取出嵌顿粪便。

2.预防措施

（1）及时增加液体输入，调整营养配方，在配方中加入纤维素丰富的新蔬菜和水果汁，食物中可适量加入蜂蜜和香油。

（2）培养患者养成定时排便的习惯。协助患者每天进行主动和被动活动，定时以肚脐为中心，顺时针按摩患者腹部，1～2次/d，促进蠕动。

（3）每日观察大便的次数、性质及量，并记录。

（五）鼻咽、食管黏膜损伤和出血

1.处理措施　如出现鼻腔感染，及时更换鼻孔插胃管，遵医嘱使用抗生素。

2.预防措施

（1）插管前向患者做好解释说明，取得合作。熟练掌握插管技术，动作要轻柔，尽量一次性成功，避免反复插管刺激。

（2）对长期留置胃管者，选用聚氨酯和硅胶喂养管，质地软，管径小，可减少插管对黏膜的损伤。

（3）对延髓麻痹昏迷的患者，因舌咽神经麻痹，常发生舌后坠现象，可采用侧卧位拉舌置管法，即患者取侧卧位，常规插管12～14cm，助手用舌钳将舌体拉出。

（4）保持鼻腔清洁，及时清除鼻腔分泌物。长期鼻饲者，可用液体石蜡滴鼻润滑,以减轻胃管对鼻腔黏膜的摩擦。胃管固定牢固,防止过度牵拉。

(5)每日行2次口腔护理,每周更换胃管1次。

(6)可用混合液咽部喷雾预防。

(六)胃出血

1.处理措施

(1)少量出血时,给予少量冷流质饮食。严重者禁食,暂停鼻饲。

(2)患者出血停止48h后,无腹胀、肠麻痹、能闻及肠鸣音、空腹胃潴留液<100ml时,方可慎重开始鼻饲,初始量宜少,每次<15ml,每4~6h一次。

(3)胃出血时可用冰盐水洗胃,凝血酶200U胃管内注入,3次/d。出血量较大时,可行内镜下电凝、氩离子止血术。

2.预防措施　插入胃管后,尽早鼻饲,采用间断鼻饲法,以减轻胃酸对胃黏膜的刺激,预防应激性溃疡的发生。

(七)胃潴留

1.处理措施　有胃潴留的重病患者,遵医嘱给予胃肠动力药,促进胃肠道排空。

2.预防措施

(1)每次鼻饲前先抽吸,以评估患者对鼻饲液体的耐受性,了解胃是否排空,若残余量>100ml,提示有胃潴留,需要延长鼻饲间隔时间或行胃负压引流。

(2)如患者病情许可,鼓励床上及床边活动,促进胃肠功能恢复,预防和减轻胃潴留。

(3)注意控制鼻饲液的量,对于重型颅脑损伤及长期卧床患者每餐不超过200ml。

(八)呼吸、心搏骤停

1.处理措施　一旦患者出现呼吸、心搏骤停,立即停止插胃管,进行心肺复苏,同时立即报告医生进行抢救。

2. 预防措施

（1）插胃管前，详细评估患者的病情。对有心脏病、高血压等病史的患者插胃管须谨慎小心，床边备好急救药物、急救设备。

（2）插胃管时动作要轻柔、准确、快速，以减少对患者咽部的刺激。插胃管时患者头部向后仰，当胃管进入患者的鼻腔约15cm后，其头颈部宜尽力前倾，使其喉咽腔呈弧形，帮助胃管顺利进入胃腔。在搬动患者的头颈部时，动作要轻柔，要密切观察患者的呼吸情况。

（3）在患者生命垂危、生命体征极不稳定时，应避免插胃管，防止意外发生。如因病情需要必须进行，操作前备好抢救用物，在医生指导下进行。对于昏迷、不能合作的患者，可采取侧卧位置管法。

（4）必要时在胃管插入前，予咽喉部黏膜表面麻醉，先用小喷壶在咽喉部喷3～5次利多卡因，当患者自觉咽喉部有麻木感时再进行插管，以减少刺激和不良反应。操作要轻稳、快捷、熟练，尽量一次成功，避免反复刺激。操作中严密监测生命体征，发现异常，立即停止操作，并采取相应的抢救措施。

（5）对合并慢性支气管炎的老年患者，插管前10min可遵医嘱用适当镇静剂或阿托品肌内注射，床旁备好氧气，必要时予氧气吸入。

（九）血糖紊乱

1. 处理措施　一旦发生低血糖症，立即静脉注射高渗葡萄糖。

2. 预防措施

（1）对于高血糖症患者，要密切观察血糖的变化，早期每日监测血糖、尿糖，当随机血糖高于15mmol/L，根据医嘱，给予胰岛素，并改用低糖饮食。同时调整鼻饲配方，必要时配合药物治疗控制血糖。

（2）对葡萄糖不耐受时,可补给胰岛素、改用低糖饮食、口服降糖药物,还可降低输注速度和鼻饲液浓度,同时加强血糖监测。

（3）为避免低血糖症的发生,应缓慢停用要素饮食,或同时补充其他形式的糖。

（十）水、电解质紊乱

1. 处理措施

（1）发生高钠血症者,限钠补液,给予排钠利尿剂,定时从胃管内注入白开水,鼻饲高蛋白流质饮食时,应补充一定水量。

（2）尿量多的患者除给予含钾高的鼻饲液外,必要时给予静脉补钾,防止出现低血钾。

2. 预防措施　逐渐增加膳食的浓度与量,严格记录出入量。

（十一）呃逆

1. 处理措施

（1）一旦发生呃逆,可首先采用分散注意力的方法,如向患者突然提问或交谈等。或轮流拇指重按患者攒竹穴,每次1min,多能缓解。亦可将两示指分别压在患者左右耳垂凹陷处的翳风穴,手法由轻到重,压中带提,以患者最大耐量为佳,持续1min后缓慢松手即可止呃。

（2）严重者遵医嘱用药控制。

2. 预防措施　留置胃管每天需做口腔护理,注意不用冷水刺激,以免加重呃逆,可用温开水,棉球不要过湿。

（十二）误入气管

1. 处理措施　一旦发现胃管误入气管,应立即拔出胃管,休息片刻后重新插管。

2. 预防措施

（1）对于精神极度紧张、不合作患者,插管前要耐心讲解操作的目的、方法、注意事项及配合要点,争取患者的合作。

必要时,使用镇静药物。

(2)培训操作者熟练掌握上消化道解剖结构及插胃管操作技术。

(3)对于昏迷患者,可采用侧卧位置管法、侧卧位拉舌置管法、托下颌置管法。对于难置性胃管,可采用气管导管引导法、胃镜引导下置管法、咽喉镜下置管法、导丝辅助置管法,以提高插胃管的成功率。

(4)对于昏迷、使用镇静药物、全身麻醉术后等患者,插入胃管后,除用传统的方法验证胃管是否在胃内外,还要应用抽取液 pH 和胆红素测定法或胸腹部 X 线片确定胃管在胃内,同时监测患者的血氧饱和度的变化。

(十三)阻塞性黄疸

1. 处理措施 若患者出现阻塞性黄疸症状,排除其他病理性因素外,应考虑胃管插入过深所致。可将胃管拔除后观察患者的症状,一旦梗阻原因解除,患者的黄疸症状便可自然消失。

2. 预防措施

(1)插胃管前,操作者帮助患者摆体位,准确测量插入胃管的长度,尽量减少误差。

(2)插管结束后,用三种以上方法检测胃管是否在胃内,确认在胃内后,牢固固定胃管以防止胃管松动。

(十四)胃管堵塞

1. 处理措施 若鼻饲前抽吸胃管负压大,无胃液抽出,应认真查找原因。检查胃管固定是否牢固、胃管外露的长度、胃管是否盘曲在口腔内等,若确定胃管在口腔内盘曲,则将胃管向外拉直,重新置管后牢固固定。若确定为胃管堵塞,可用注射器抽取温水接胃管反复做推、吸动作,无效时应报告医生,重新置管。

2. 预防措施

(1)鼻饲食物应制作精细,食物与药物均要充分研碎,完全溶解。不同药物分开注入,注意药物之间的化学反应与配伍禁忌。每次鼻饲前后均给予温开水 20ml 冲洗鼻饲管。每次鼻饲结束,将胃管末端上提,以避免鼻饲液积存在管腔中。

(2)灌注高黏度的营养液不宜选用细孔径胃管,应选用 16 号以上柔软、稳定性好的胃管,且鼻饲的速度不宜过慢。

(3)插入胃管的长度不可过长,防止打结。若确定胃管在胃内打结,可更换胃管。

(十五)胃管脱落

1. 处理措施　重新置管。

2. 预防措施

(1)向患者及家属解释置管的重要性,对于意识不清、烦躁不安的患者,适当予以约束,或遵医嘱用药镇静处理。

(2)插管后协助患者取舒适体位,胃管上做好标识,禁止反复牵拉,告知患者在咳嗽、呕吐、翻身、下床活动时,先固定好胃管,防止胃管牵拉脱出。

(3)改进胃管固定的方法:

1)采用细绳中间固定于胃管标记处,两端绕过患者枕部相系。

2)采用鼻翼和耳垂双固定法,并每日观察插入长度的标记,避免胃管的脱出。

3)用宽 3M 透明胶布撕成 Y 形,从鼻根部至鼻尖处粘贴鼻梁,另两端螺旋绕于胃管粘贴。

4)使用新型鼻饲固定带,该固定带包括固定座、固定头带、固定调整夹。使用方法:将胃管插入到位后,根据胃管的位置情况,移动固定座在胃管的合适位置定位。打开固定调整夹,在上、下通孔中拉移弹性固定头带,当弹性固定头带的环形带符合患者头部大小要求时,固定调整夹,利用左、右固定凸台配合关系,把弹性固定头带套在患者头上或耳后即可。

5)取 7cm×5cm 医用胶布一条,在一端的 3cm 处两侧向内剪至胶布宽的 1/3 处，将 A 部分剪成人头形，B 部分是长方形。将 A 部分粘贴在鼻翼部，将 B 部分绕胃管一周，直接粘贴在胃管上，胃管末端固定如常规法。该方法固定牢固，不易脱落。

（4）对于长期鼻饲的患者，注意观察胃管的固定情况，定期更换固定的胶布，如发现胶布被浸湿或失去黏性，随时更换。

（5）若出现胃管向外脱出一部分，在未被污染的情况下，可按插胃管法将管道直接插入胃内。若胃管完全脱出，则需要更换胃管，从另一侧鼻孔重新插管。

七　相关知识

1．鼻饲时注意事项　每次鼻饲前应确认胃管在胃内。鼻饲前后要用温开水冲管。每次鼻饲量不超过 200ml，间隔大于 2h。鼻饲液温度以 38～40℃为宜。鼻饲时床头要抬高 30°，以防误吸。

2．鼻饲液加温　将加温器置于距胃管末端约 10cm 处进行加热，中间要垫一层纱布。

3．鼻饲液的选择　由低浓度至高浓度缓慢递增。

（王　健）

第32章

经鼻 / 口腔吸痰法

 适应证

1. 老年体弱者。

2. 昏迷、危重、麻醉未苏醒者。

3. 各种原因所致的咳嗽反射迟钝或会厌功能不全，不能自行清除呼吸道分泌物或误吸呕吐物的患者。

4. 各种原因引起的窒息患者。

二 禁忌证

1. 通常无绝对禁忌证，但对颅底骨折患者禁忌经鼻腔吸痰。

2. 相对禁忌证

（1）呼吸极度不稳定：对于呼吸功能极不稳定的患者，吸痰操作可能加重其状况。

（2）严重鼻腔出血倾向：有严重鼻腔出血倾向的患者不适宜进行经鼻吸痰。

（3）颅内压显著增高：对于颅内压显著增高的患者，吸痰操作可能导致颅内压进一步升高。

（4）严重心理反应：若患者对吸痰操作有严重的心理反应，可能导致心律失常等不良事件，应避免进行。

（5）严重心律失常：患者若有严重的心律失常病史，尤其是容易因为吸痰操作引发或加重心律失常的患者，应避免使用经鼻 / 口腔吸痰法。

（6）严重的鼻腔、咽部或喉部感染：存在严重感染的患者，经鼻/口腔吸痰可能加重局部感染，甚至引起新的感染灶。

（7）气道痉挛倾向：有哮喘病史或哮喘长期发作的患者，因插管刺激可能使气道痉挛加重，导致严重缺氧。

（8）呼吸道黏膜极度脆弱或有出血倾向：吸痰操作可能导致呼吸道黏膜损伤，增加出血风险。

三 物品准备

1. 治疗车上层　治疗盘（治疗碗、生理盐水、无菌纱布）、治疗巾、听诊器、弯盘、吸痰管、无菌手套、昏迷患者备用的压舌板及口咽通气管、无菌镊子、无菌缸、洗手液、手电筒、插电板、医嘱核对卡、PDA 扫描器。

2. 治疗车下层　生活垃圾桶、医用垃圾桶、锐器回收盒。

3. 其他　中心吸引装置或电动吸引器。

四 操作步骤

（一）操作前准备

1. 评估

（1）核对医嘱，明确吸痰的指示和任何特殊要求，核对并评估患者当前状态，包括呼吸状况、意识水平、是否有过敏史等，向清醒患者及家属解释该项操作的目的、配合方法、注意事项，以取得合作。

【PDA 扫描核对患者信息】

（2）评估病室环境：安全、整洁、安静、光线充足。

2. 修剪指甲，七步洗手法洗手，戴口罩。

3. 准备用物　核对用物是否包装无破损、在有效期内可以使用，摆放整齐，以不违反无菌原则、省力为标准；核对医嘱卡；吸引装置完好备用状态，连接导管，调节合适负压。

4. 操作者准备

（1）了解患者病情，同时评估身体健康及合作程度。

（2）检查患者意识状态及口腔、鼻腔，取出可摘义齿。

（3）检查气道分泌物的量、黏稠度和部位。

（二）操作中要点

1. 核对　携用物至患者床旁，再次 PDA 核对并解释，取得患者配合，协助取合适体位。

2. 再次评估　听诊器听诊双肺，确认吸痰，取下鼻导管，加大氧气流量，带好鼻导管，铺治疗巾于患者颌下，放置弯盘，协助患者头偏一侧，检查口/鼻腔（如有义齿及时取出）。

3. 准备　七步洗手法洗手，备好生理盐水，检查并调节负压装置。戴手套，检查并连接吸痰管，暴露吸痰管接头端。

【成人 40～53kPa/300～400mmHg；儿童 33～40kPa/250～300mmHg】

4. 试吸少量生理盐水，检查吸引器是否通畅，润滑导管前端，再次向清醒患者解释。

5. 嘱患者张口，昏迷者用压舌板或口咽通气管协助张口，一手反折吸痰管末端，另一手用无菌持物钳持吸痰管前端，插入口咽部，然后放松吸痰管末端。

【注重人文关怀，鼓励并指导患者深呼吸，进行有效咳嗽和咳痰】

6. 先吸口咽部分泌物，再吸气管内分泌物。在患者吸气时顺势将吸痰管经咽喉插入气管达一定深度（约 15cm），将吸痰管自深部轻轻左右旋转向上提拉，边吸边退，一次吸尽，吸痰过程中注意观察痰液的性状、颜色、量、气味及患者的反应、生命体征、口唇情况等。

【吸痰时间小于 15s，插入吸痰管时不可有负压，吸痰过程动作应轻柔、准确、迅速，防止气道损伤；如患者痰液较多，需再次吸引，应间隔 3～5min 再吸痰】

7. 吸痰结束后，取出压舌板或口咽通气管。抽吸生理盐水，冲洗吸痰管以免堵塞，关闭吸引器，分离吸痰管，反脱手套并包裹吸痰管。

8. 清洁患者口/鼻，擦拭面颊，洗手，鼻腔吸痰后佩戴上鼻导管，听诊双肺，观察吸痰后效果。

（三）操作后处理

整理用物，协助患者取安全、舒适体位；取下鼻导管，调节至原氧流量，带好鼻导管；向清醒患者告知相关知识及注意事项，七步洗手法洗手，摘口罩，记录。

（四）评价

1. 操作过程中评估、沟通，体现对患者个性化的护理及人文关怀。

【操作过程中注重人文关怀】

2. 相关理论知识及并发症的规避。

五　注意事项

1. 无菌操作原则　整个吸痰过程中需按照无菌操作原则执行，包括使用无菌吸痰管和手套，以及确保吸痰设备处于无菌状态，防止交叉感染。

2. 吸痰时间控制　吸痰时间不应超过15s，以减少患者的不适和缺氧风险。如需多次吸痰，每次吸痰应间隔3～5min。

3. 供氧处理　吸痰前后应给予患者高浓度氧气吸入，特别是在吸痰过程中，防止患者发生低氧血症。

4. 操作技巧　插管动作需轻柔、敏捷，避免对患者造成不必要的疼痛和黏膜损伤。昏迷患者可使用压舌板或口咽通气管辅助张口。注意吸痰管插入是否顺利，遇有阻力时应分析原因，不得粗暴操作。

5. 痰液处理　如患者痰液黏稠，可采用雾化吸入及叩背等方法辅助排痰，以提高吸痰效果。

6. 监测患者反应　吸痰过程中需密切观察患者的反应，如出现发绀、心率下降等缺氧症状，应立即停止吸痰，并采取相应措施。

7. 痰液性状观察　吸痰后应观察痰液的性状、颜色和量,这对判断疾病状态和调整治疗计划具有重要意义。

8. 吸痰频率　过于频繁或过度吸痰可能导致呼吸道黏膜受损,增加感染风险。因此,需要根据患者的情况和需要,合理确定吸痰的频率和时机。

9. 吸痰管选择　选择不合适的吸痰管可能会导致气道损伤或无法有效清除分泌物。

选择合适尺寸和材质的吸痰管,吸痰管外径应≤气管插管内径的1/2,并确保吸痰管的前端圆钝,以减少对黏膜的刺激。建议成人和儿童使用的吸痰管直径要小于其气管插管直径的50%,婴儿则要小于70%。

10. 吸痰技巧　操作不当可能会导致气道刺激、感染或其他并发症的发生。掌握正确的吸痰技巧,包括插管角度、深度和吸引负压的控制等方面,以确保操作的准确性和安全性。

11. 患者配合度　部分患者可能由于疼痛、不适或不理解而不配合吸痰操作,导致清除分泌物不彻底。在进行吸痰前,充分向患者和家属解释吸痰的目的、过程和重要性,并采取适当的舒缓措施,如提供镇静剂或疼痛缓解措施,以提高患者的配合度。

六　常见并发症与处理

(一)低氧血症

吸痰过程中可能出现低氧血症,特别是对于已有低氧血症的患者,情况可能会加重。建议吸痰前先给予氧气吸入,以提高患者的血氧分压。必要时遵医嘱给药。

(二)呼吸道黏膜损伤

吸痰时若操作不当,特别是吸引的负压过大或持续时间过长,可能导致气道黏膜损伤。应严格遵守操作规程以减少此类并发症的发生,并使用优质、前端圆钝的吸痰管,调节合适的吸引负压。发生黏膜损伤时可外涂四环素软膏或超声雾化吸入相应药物。

（三）感染

操作过程中如果无菌技术不严格，可能导致患者发生感染，包括局部感染和/或引发呼吸道感染。加强口腔护理，使用含漱液，防止感染。疑似感染者应及时留取标本进行培养，根据结果使用抗菌药物。

（四）心律失常

吸痰过程中可能引发心律失常，若出现此情况，应立即停止吸痰，给予对症处理，给予吸氧或加大吸氧浓度，严重者进行心肺复苏。

（五）阻塞性肺不张

吸痰时，特别是吸痰力度过大或操作不当，可能导致阻塞性肺不张。可给予吸氧，鼓励患者咳嗽和深呼吸，必要时予以机械通气。

（六）气道痉挛

吸痰可能引发气道痉挛，突发症状与哮喘相似，肺部出现哮鸣音，应立即停止吸痰，必要时，根据医嘱给予解痉药物。

（七）吸入性肺炎

吸痰可增加下呼吸道细菌聚居，并发吸入性肺炎。好发于经气管插管吸痰的患者。对此类患者吸痰时需先吸口腔分泌物，然后在气囊放气后吸痰。

（八）颅内压升高

与脑血流量变化有关，可出现呕吐、意识障碍等。应立即停止吸痰，对症处理。

（九）高血压或低血压

应立即停止吸痰，给予对症处理。

七 相关知识

1. 严格无菌操作　确保所有操作过程中使用的器械和

物品均为无菌,减少感染风险。

2.准确评估患者情况　在操作前详细评估患者的呼吸和心脏状况,选择最适合的吸痰时间和方法。选择合适大小的吸痰管可以减少对气管的机械刺激。

3.适当预氧化　在吸痰前给予患者充分的氧气,预防吸痰过程中可能出现的低氧血症。

4.合理选择吸痰管尺寸　根据患者气道大小选择合适的吸痰管,避免因吸痰管太大引起的气道损伤。

5.控制吸引力度和时间　调整吸引力度和持续时间(每次吸痰时间不宜过长,一般建议不超过15s,以减少氧气供应不足的风险),避免过强的吸力造成的气道或黏膜损伤。

6.操作过程中和操作后密切监测患者的生命体征和反应,及时发现并处理任何不良反应。操作过程中动作要轻柔,避免快速或用力推进吸痰管,减少对气管的物理损伤。

7.保证呼吸机接头和吸氧管不被污染。

8.对于未经评估确认的颈部损伤患者、严重心肺功能不全患者及凝血功能障碍患者,需谨慎操作。

9.定期检查和维护吸痰设备,确保其正常运行;在设备损坏或故障时,及时更换或修理设备,以确保吸痰过程的顺利进行。

10.电动吸引器连续使用时间不宜过久;贮液瓶内液体达2/3时,应及时倾倒,以免液体过多吸入马达内损坏仪器。贮液瓶内应放少量消毒液,使吸出液不致黏附于瓶底,便于清洗消毒。

(张　琳　郭松奇)

第33章

经气管切开吸痰法

一 适应证

1. 气管插管或气管切开患者,需要定期清理气道。

2. 正在行机械通气的患者出现以下情况:

(1)出现明显痰鸣音或从人工气道观察到有痰液冒出。

(2)动脉血氧饱和度和动脉血氧分压明显下降。

(3)患者机械通气时,呼吸机上显示气道峰压明显增加(使用容量控制模式)或潮气量明显下降(使用压力控制模式)。

(4)患者机械通气时,呼吸机波形图上显示,压力‐时间或流速‐时间曲线中的吸气相和呼气相同时出现锯齿图形。

二 禁忌证

1. 通常无绝对禁忌证。

2. 相对禁忌证为严重缺氧、严重心律失常。

三 物品准备

1. 治疗车上层　治疗盘(治疗碗、生理盐水、无菌纱布)、治疗巾、听诊器、弯盘、吸痰管、无菌手套、昏迷患者备用的压舌板及口咽通气管、无菌镊子、无菌缸、洗手液、手电筒、插电板、医嘱核对卡、PDA扫描器。

2. 治疗车下层　生活垃圾桶、医用垃圾桶、锐器回收盒。

3. 其他　中心吸引装置或电动吸引器。

四 操作步骤

(一) 操作前准备

1. 评估

(1) 核对医嘱,向家属解释目的,取得合作。

【PDA 扫描核对患者信息】

(2) 测量生命体征(心率、血压、呼吸),身体健康评估。

(3) 评估病室环境:安全、整洁、安静、光线充足。

2. 七步洗手法洗手,戴口罩。注意彻底洗净手部,佩戴口罩,保持无菌环境。

3. 准备用物 核对用物是否包装无破损、在有效期内可以使用,摆放整齐,以不违反无菌原则、省力为标准;核对医嘱卡;吸引装置完好备用状态,连接导管,调节合适负压。

4. 操作者准备

(1) 了解患者病情,同时进行身体健康及合作程度评估。

(2) 检查患者意识状态及口腔、鼻腔,取出可摘义齿。

(3) 检查气道分泌物的量、黏稠度和部位。

(二) 操作中要点

1. 核对 携用物至患者床旁,再次 PDA 核对并解释,取得患者配合,协助患者取合适体位。

2. 再次评估 听诊器听诊双肺,确认吸痰,取下鼻导管,加大氧气流量,带好鼻导管,铺治疗巾于患者颔下,放置弯盘,协助患者头偏一侧,检查口/鼻腔(如有义齿及时取出)。

3. 准备 七步洗手法洗手,备好生理盐水,检查并调节负压装置。戴手套,检查并连接吸痰管,暴露吸痰管接头端。

【成人 40～53kPa/300～400mmHg;儿童 33～40kPa/250～300mmHg;注意根据患者年龄和状态调整负压值,确保吸力适宜】

4. 试吸少量生理盐水,检查吸引器是否通畅,润滑吸痰管前端,再次向清醒患者解释。

5. 将呼吸机氧浓度调到100%，给患者吸纯氧2min。

【吸纯氧的目的是预防吸痰时造成的低氧血症】

6. 一手断开呼吸机与气管导管接口，将呼吸机接口放于无菌纱布上，用戴无菌手套的另一只手迅速并轻轻沿气管导管送入吸痰管，感觉吸痰管遇阻后加负压，轻轻旋转上提吸引。

【强调无菌操作，避免操作中的污染；先吸气管切开处，再吸口、鼻部；吸痰时不能在气管内上下提插】

7. 吸痰结束后立即接呼吸机通气，再次吸纯氧2min，待血氧饱和度升至正常水平后再将氧浓度调到原有水平。

【吸痰时间小于15s，插入吸痰管时不可有负压，吸痰过程动作应轻柔、准确、迅速，防止气道损伤；如患者痰液较多，需再次吸引，应间隔3～5min再吸痰】

8. 吸痰管取出后，吸生理盐水冲净痰液，以免堵塞；如需要继续吸痰，需重新更换吸痰管。

9. 观察痰液及患者情况，检查并确认患者气道通畅，观察痰液的性状、颜色、量及患者的反应、生命体征、口唇情况等。

（三）操作后处理

1. 整理用物及床单位。保证环境整洁，准备好下一次操作所需的物品。

2. 洗手，摘口罩，详细记录操作过程、吸痰量、患者反应等信息，以便于后续的评估和管理。

3. 对操作过程中的任何问题进行反馈，以便改进。

（四）评价

1. 操作过程中评估、沟通，体现对患者个性化的护理及人文关怀。

【操作过程中注重人文关怀】

2. 相关理论知识及并发症的规避。

五　注意事项

1. 无菌操作原则　整个吸痰过程中需按照无菌操作原则执行,包括使用无菌吸痰管和手套,以及确保吸痰设备处于无菌状态,防止交叉感染。

2. 吸痰时间控制　吸痰时间不应超过15s,以减少患者的不适和缺氧风险。如需多次吸痰,每次吸痰应间隔3～5min。

3. 供氧处理　吸痰前后应给予患者高浓度氧气吸入,特别是在吸痰过程中,防止患者发生低氧血症。

4. 操作技巧　插管动作需轻柔、敏捷,避免对患者造成不必要的疼痛和黏膜损伤。昏迷患者可使用压舌板或口咽通气管辅助张口。注意吸痰管插入是否顺利,遇有阻力时应分析原因,不得粗暴操作。

5. 痰液处理　如患者痰液黏稠,可采用雾化吸入及叩背等方法辅助排痰,以提高吸痰效果。

6. 监测患者反应　吸痰过程中需密切观察患者的反应,如出现发绀、心率下降等缺氧症状,应立即停止吸痰,并采取相应措施。

7. 痰液性状观察　吸痰后应观察痰液的性状、颜色和量,对判断疾病状态和调整治疗计划具有重要意义。

8. 吸痰频率　过于频繁或过度吸痰可能导致呼吸道黏膜受损,增加感染风险。因此,需要根据患者的情况和需要,合理确定吸痰的频率和时机。

9. 吸痰管选择　不合适的吸痰管可能会导致气道损伤或无法有效清除分泌物。应选择合适尺寸和材质的吸痰管,吸痰管外径应≤气管插管内径的1/2,并确保吸痰管的前端圆钝,以减少对黏膜的刺激。建议成人和儿童使用的吸痰管直径要小于其气管插管的直径的50%,婴儿则要小于70%。

10. 吸痰技巧　操作不当可能会导致气道刺激、感染或其他并发症的发生。应掌握正确的吸痰技巧,包括插管角度、深度和吸引负压的控制等方面，以确保操作的准确性和安全性。

11. 患者配合度 部分患者可能由于疼痛、不适或不理解而不配合吸痰过程，导致清除分泌物不彻底。在进行吸痰前，充分向患者和家属解释吸痰的目的、过程和重要性，并采取适当的舒缓措施，如提供镇静剂或疼痛缓解措施，以提高患者的配合度。

六 常见并发症及处理

（一）低氧血症

吸痰过程中可能出现低氧血症，特别是对于已有低氧血症的患者，情况可能会加重。建议吸痰前先给予氧气吸入，以提高患者的血氧分压。必要时遵医嘱给药。

（二）呼吸道黏膜损伤

吸痰时若操作不当，特别是吸引的负压过大或持续时间过长，可能导致气道黏膜损伤。应严格遵守操作规程以减少此类并发症的发生。并使用优质、前端圆钝的吸痰管，调节合适的吸引负压。发生黏膜损伤时可外涂四环素软膏或超声雾化吸入相应药物。

（三）感染

操作过程中如果无菌技术不严格，可能导致患者发生感染，包括局部感染和 / 或引发呼吸道感染。加强口腔护理，使用含漱液，防止感染。疑似感染者应及时留取标本进行培养，根据结果使用抗菌药物。

（四）心律失常

吸痰过程中可能引发心律失常，若出现此情况，应立即停止吸痰，给予对症处理，给予吸氧或加大吸氧浓度，严重者进行心肺复苏。

（五）阻塞性肺不张

吸痰时，特别是吸痰力度过大或操作不当，可能导致阻塞性肺不张。可给予吸氧,鼓励患者咳嗽和深呼吸,必要时予以机械通气。

(六)气道痉挛

吸痰可能引发气道痉挛,突发症状与哮喘相似,肺部出现哮鸣音,应立即停止吸痰,必要时,根据医嘱给予解痉药物。

(七)吸入性肺炎

吸痰可增加下呼吸道细菌聚居,并发吸入性肺炎,好发于经气管插管吸痰的患者。对此类患者吸痰时需先吸口腔分泌物,然后在气囊放气后吸痰。

(八)颅内压升高

与脑血流量变化有关。可出现呕吐、意识障碍等。应立即停止吸痰,对症处理。

(九)高血压或低血压

应立即停止吸痰,给予对症处理。

(十)气管内套管阻塞

吸痰过程中可能导致气管内套管阻塞,需要立即处理。

(十一)气管套管脱出或旋转

操作不当可能导致气管套管脱出或旋转,影响患者呼吸。

(十二)气管套囊滑脱阻塞气道

气管套囊滑脱可能导致气道阻塞,需要紧急处理。

七 相关知识

1. 严格无菌操作 确保所有操作过程中使用的器械和物品均为无菌,减少感染风险。

2. 准确评估患者情况 在操作前详细评估患者的呼吸和心脏状况,选择最适合的吸痰时间和方法。选择合适大小的吸痰管可以减少对气管的机械刺激。

3. 适当预氧化 在吸痰前给予患者充分的氧气,预防吸痰过程中可能出现的低氧血症。

4. 合理选择吸痰管尺寸 根据患者气道大小选择合适

的吸痰管,避免因吸痰管太大引起的气道损伤。

5. 控制吸引力度和时间　调整吸引力度和持续时间(每次吸痰时间不宜过长,一般建议不超过15s,以减少氧气供应不足的风险),避免过强的吸力造成的气道或黏膜损伤。

6. 操作过程中和操作后密切监测患者的生命体征和反应,及时发现并处理任何不良反应。操作过程中动作要轻柔,避免快速或用力推进吸痰管,减少对气管的物理损伤。

7. 保证呼吸机接头和吸氧管不被污染。

8. 对于未经评估确认的颈部损伤患者、严重心肺功能不全患者及凝血功能障碍患者,需谨慎操作。

9. 定期检查和维护吸痰设备,确保其正常运行;在设备损坏或故障时,及时更换或修理设备,以确保吸痰过程的顺利进行。

10. 电动吸引器连续使用时间不宜过久;贮液瓶内液体达2/3时,应及时倾倒,以免液体过多吸入马达内损坏仪器。贮液瓶内应放少量消毒液,使吸出液不致黏附于瓶底,便于清洗消毒。

（张　琳　郭松奇）

第34章

冷 疗 法

一 适应证

1. 急性软组织损伤　冷疗法适用于运动后或外伤引起的软组织损伤，如扭伤、拉伤和挫伤。通过局部冷敷可以有效减轻疼痛、减少肿胀和炎症。

2. 术后疼痛和肿胀　在各种外科手术后，如关节置换、骨折修复和软组织手术，冷疗法可以减轻术后疼痛和肿胀，加速恢复过程。

3. 炎症性疾病　对于某些炎症性疾病，如风湿性关节炎和痛风，冷疗法可以帮助控制局部炎症和缓解疼痛。

4. 烧伤和烫伤的初期处理　轻度至中度的烧伤或烫伤，冷疗法可以减轻疼痛和肿胀，控制炎症扩散，防止伤口恶化。

5. 头痛和偏头痛　对于头痛和偏头痛患者，局部冷敷可以缓解头痛症状，特别是在偏头痛发作期间。

6. 牙痛和口腔手术后护理　冷疗法可以减轻牙痛或口腔手术后的疼痛和肿胀。

7. 高温作业后的体温调节　对于长时间暴露在高温环境下的工作者，冷疗法可以帮助调节体温，防止中暑。

二 禁忌证

1. 大面积组织受损　冷疗法可能加剧大面积受损组织的血液循环障碍，延缓伤口愈合。

2. 休克　休克状态下,冷疗法可能进一步降低体温,加重病情。

3. 周围血管病变　患有周围血管病变的患者进行冷疗可能引起血管进一步收缩,影响血液供应,增加组织损伤风险。

4. 动脉硬化　动脉硬化患者的血管已经僵硬,冷疗法可能导致血管更加收缩,减少血流量,不利于受影响区域的健康。

5. 糖尿病　糖尿病患者的微血管病变可能使得受影响区域对冷疗反应敏感,增加皮肤受损的风险。

6. 神经病变　存在神经病变的患者可能无法准确感受温度变化,使用冷疗可能导致未被察觉的冻伤或其他伤害。

7. 水肿　水肿区域的液体积聚可能因冷疗导致的局部血液循环减缓而加剧。

8. 全身微循环障碍　全身微循环障碍可能导致身体对温度调节反应不足,冷疗可能加重这一状况。

9. 对冷过敏　对冷过敏的患者接受冷疗后可能出现皮肤红斑、荨麻疹等过敏反应。

10. 慢性炎症或深部化脓病灶　冷疗法可能抑制慢性炎症区域的血流,影响炎症物质的清除和病灶的愈合。

三　拭浴顺序

1. 双上肢及腰背部
(1) 颈外侧→肩→肩上臂外侧→前臂外侧→手背。
(2) 腋窝→上臂内侧→前臂内侧→手心。
(3) 腰背部:颈下肩部→臀部。

【每侧上肢各擦拭3min,腋窝、肘窝及掌心等部位应稍用力,擦拭的时间略长,至毛细血管扩张、皮肤发红为止,从而达到散热的目的。协助患者翻身侧卧,同法擦洗对侧】

2. 双下肢
(1) 外侧:髂骨→下肢外侧→足背。
(2) 内侧:腹股沟→下肢内侧→内踝。

（3）后侧：臀下→大腿后侧→腘窝→足跟。

【每侧下肢各擦拭 3min，腹股沟、腘窝等部位应稍用力，擦拭的时间略长，同法擦洗对侧】

四 物品准备

准备用物，包括清洁衣裤、大毛巾、冰袋及其套、热水袋及其套、弯盘、治疗碗或水盆、乙醇或温水、小毛巾、洗手液、医嘱核对卡、PDA 扫描器。

五 操作步骤

（一）操作前准备

1. 评估

（1）评估患者的病情、体温、意识状态、对治疗的反应、是否有乙醇过敏史、皮肤状况、活动能力、合作程度及心理反应。

（2）评估冷敷前后患者疼痛的变化，是否有明显的缓解，这是冷疗法效果评估的直接指标。

（3）观察冷敷区域的肿胀程度，冷敷应有助于减少局部肿胀。

（4）检查病室环境以确保适宜进行治疗。

2. 核对患者信息，向患者解释冷敷治疗的目的、方法、注意事项及患者需要配合的要点，确保患者理解并同意进行治疗。

3. 执行七步洗手法，确保手部清洁。正确佩戴口罩。

4. 环境准备

（1）关闭门窗，以保持室内温度。

（2）使用遮挡物保护患者隐私。

（二）操作中要点

1. 携带用物至床旁，再次核对患者信息和医嘱，确保治疗的正确性。

2. 调整床位和患者体位,确保患者舒适及治疗区域易于操作。

3. 拭浴准备

(1)在保护患者隐私的同时,协助患者脱去衣裤,准备进行冷敷。

(2)若需置冰袋,放置冰袋于头部、热水袋于足底以平衡体温。

(3)监测冷敷部位的皮肤状态,包括颜色、温度、有无冻伤或其他不良反应,确保冷敷操作的安全性。

(4)评估患者在接受冷敷过程中的舒适度,及时调整冷敷强度或频次,确保患者舒适。

4. 拭浴操作

(1)使用大毛巾垫在擦拭部位下以保护床单,用小毛巾浸湿后拧至半干,采用轻柔离心方向的动作进行拭浴。

(2)完成后用干毛巾擦干皮肤。

5. 拭浴顺序

(1)依照规定顺序进行拭浴,通常从双上肢开始,至腰背部,再到双下肢。

(2)全程密切观察患者的反应。

(三)操作后处理

1. 整理与保暖 完成拭浴后,整理使用过的物品,确保患者保暖,避免受凉。

2. 教育与通知 向患者提供冷敷后的注意事项和相关健康知识,确保患者了解后续护理方法。

3. 记录与反馈

(1)完成治疗后,进行必要的手部清洁,记录治疗过程和患者的反应。

(2)必要时与其他医疗团队成员分享患者状况。

4. 关注患者反应 治疗后询问患者是否有不适,测量脉搏,观察有无异常反应。

5．后续监测　治疗完成 30min 后，再次测量患者体温，根据体温结果决定是否继续使用冰袋。

（四）评价

1．操作过程中评估、沟通，体现对患者个性化的护理及人文关怀。

【操作过程中注重人文关怀】

2．相关理论知识及并发症的规避。

六　注意事项

1．冰袋冷敷　确保冰袋内的冰块无锐边，定时检查冰袋，保持布袋干燥，冰块融化后及时更换。

2．乙醇拭浴

（1）使用适宜温度的乙醇，避免过冷刺激。

（2）采用轻拍方式进行拭浴，避免摩擦生热。

（3）观察局部皮肤情况及患者反应，如寒战、面色苍白等，立即停止拭浴并处理。

（4）在大血管丰富处（如腋窝、肘窝等）延长擦拭时间促进散热。

（5）禁止擦拭心前区、腹部、后颈、足底等部位。新生儿及血液病患者禁用乙醇拭浴。

（6）保护患者隐私，整个拭浴过程不超过 30min，拭浴后测量体温并记录。

七　常见并发症及处理

（一）局部冻伤

1．临床表现　长时间直接冷敷可能导致皮肤温度过低，引起局部冻伤，表现为局部皮肤颜色变青紫、感觉麻木、疼痛、局部僵硬，甚至变黑、组织坏死。

2．处理措施　一旦发现局部冻伤，立即停止冷疗，轻者予以保暖可逐渐恢复，重者按医嘱给予相应治疗。

3. 预防措施　同一部位冷疗时间每次不超过 30min，需长时间使用者，间隔 1h 后再重复使用。冷疗过程中要经常观察患者，注意皮肤颜色和感觉变化。

（二）全身反应

1. 临床表现　包括寒战、皮肤苍白或青紫、体温降低等。

2. 处理措施　出现全身反应时，立即停止冷疗并给予保暖，重视患者的全身状况，并按需给予适当处理。

3. 预防措施　控制冷疗的温度和持续时间，避免过低温度和过长时间的使用。

（三）化学制冷袋药液外渗伤害皮肤

1. 临床表现　皮肤潮红或水泡形成。

2. 处理措施　发现皮肤损伤立即撤除化学制冷袋，皮肤潮红时局部可用食醋外敷，出现水泡者采取相应的皮肤护理措施。

3. 预防措施　使用前确保制冷袋完好无渗漏，使用过程中经常检查。

（四）冷过敏

1. 临床表现　局部皮肤出现红斑、荨麻疹、瘙痒、关节疼痛、肌肉痉挛等过敏症状。

2. 处理措施　出现过敏反应立即停止冷疗，向医生汇报。冷过敏可按过敏反应治疗，可应用抗过敏药物，如组胺药进行治疗。

3. 预防措施　冷疗前询问患者过敏史，冷疗期间密切观察患者局部皮肤感觉、皮温、血运情况。

（五）血管痉挛

1. 临床表现　冷敷引起的局部血管痉挛可能减少血流，导致皮肤苍白和局部缺血。

2. 处理措施　一旦发现局部冻伤或血管痉挛的迹象，立即停止冷疗。轻者予以保暖，可逐渐恢复；重者则需按医嘱给予相应的治疗。

3. 预防措施　同一部位冷疗时间每次不超过 30min，需长时间使用者，间隔 1h 后再重复使用。用于降温时，30min后测量体温；体温低于 39℃时，停止冷疗。

（六）神经损伤

1. 临床表现　过度冷敷可能引起神经过敏或功能减退，表现为感觉丧失或感觉异常。

2. 处理措施

（1）一旦发现患者出现麻木、疼痛或活动障碍等神经损伤的症状，应立即停止冷敷。

（2）轻度神经损伤可以通过温和加温和保暖措施来缓解症状，如使用温水袋或毛巾。对于严重的神经损伤，应及时请医生会诊。

3. 预防措施

（1）避免长时间直接冷敷，以免因低温过度刺激而导致神经损伤。同一部位冷疗时间每次不超过 20～30min。

（2）在皮肤与冷源之间使用一层间隔物，如布或毛巾，减少直接冷刺激对皮肤和神经的影响。

（3）在冷疗过程中，定期检查患者的感觉和运动能力，以及冷敷部位的温度和颜色，注意任何异常变化。

八　相关知识

1. 冷疗法

（1）疼痛控制：冷疗法通过降低局部温度，减缓神经传导速度，有效减轻急性软组织损伤后的疼痛。这种非药物治疗方式对于希望减少药物依赖的患者尤其有益。

（2）减少炎症和肿胀：局部应用冷敷可以减少血管通透性，限制炎症介质的释放，从而减轻损伤后的肿胀和炎症。这对加速康复过程，减少术后或伤后恢复时间至关重要。

（3）促进康复：在物理治疗和康复医学中，冷疗法常与其他治疗手段（如按摩、康复训练）结合使用，帮助患者更快恢复功能,提高治疗效果。

(4)术后护理:冷疗法在减轻术后疼痛、肿胀中发挥着重要作用。它是许多术后管理计划的一部分,特别是在关节置换、软组织修复等手术后。

(5)运动医学:在运动医学领域,冷疗法被广泛用于运动损伤初期,以减轻疼痛、肿胀,并加速运动员的恢复过程。

(6)安全性和易接受性:与某些药物治疗相比,冷疗法的不良反应较少,患者通常更容易接受。这使得它成为各个年龄段和不同健康状况患者的理想选择。

2.冷敷原则

(1)目标导向:选择冷敷部位应直接关联到治疗目标,如减轻疼痛、控制炎症、降低体温等。

(2)安全优先:避免在对冷敏感或有潜在风险的区域使用,如耳廓、枕后、阴囊等,以免引起冻伤。

(3)血管丰富区域:优先考虑大血管丰富的部位,如腋窝、肘窝、腹股沟等,以促进散热和加快降温效果。

(4)避免禁忌证:避开有局部或全身禁忌证的部位,如大面积组织受损、休克、周围血管病变等区域。

3.冷敷选择部位

(1)头部:适用于头痛、发热或需要局部降温的情况。

(2)颈部:有助于缓解颈部肌肉疼痛或扭伤。

(3)腋窝:适用于降低局部或全身温度。

(4)腹股沟:可以用于降低下肢的温度或处理下肢的某些损伤。

(5)胸部(避开心前区):用于胸部外伤或手术后的冷敷,但需要避开心脏区域以防影响心脏功能。

(6)腹部:适用于腹部某些外伤或手术后的冷敷,有助于减轻疼痛和炎症。

(7)四肢:适用于四肢的软组织损伤、扭伤或肌肉疼痛。

4.冷疗法操作沟通

（1）治疗前的沟通：在治疗开始前，详细解释冷疗法的目的、预期效果、可能遇到的感觉（如局部冷感等），以及如何正确反馈不适感，这有助于患者建立正确的治疗预期并减少焦虑。

（2）治疗中的实时沟通：在治疗过程中，应持续询问患者的感受，特别是关于冷感和任何不适的感觉，确保冷疗法的安全性。对于患者反馈的任何不适，应及时做出调整。

（3）治疗后的反馈收集：治疗完成后，收集患者对治疗效果的反馈，包括疼痛缓解的程度、治疗过程中的舒适度等，这对于评估冷疗法的效果和调整后续治疗计划非常重要。

（张　琳　郭松奇）

第35章

热 疗 法

一 适应证

1. **热水袋热敷**　适用于肌肉劳损、关节炎、颈椎病等疾病，可缓解肌肉紧张和疼痛，达到保暖、解痉和镇痛的作用。

2. **红外线灯**　适用于感染的伤口、压力性损伤、臀红、神经炎、关节炎等疾病，以达到消炎、解痉、镇痛、促进创面干燥结痂和肉芽组织生长的作用。

3. **湿热敷法**　适用于眼睑炎、乳腺炎、胃痉挛、腰肌劳损、肾绞痛、末梢循环不良等疾病，以达到消炎、消肿、解痉和镇痛的作用。

4. **热水坐浴**　适用于会阴、肛门、外生殖器疾患及盆腔充血、水肿、炎症及疼痛，以消除或减轻充血、炎症、水肿和疼痛，使局部清洁，促进舒适。

5. **局部浸泡**　适用于局部消炎、镇痛、清洁及消毒伤口。

二 禁忌证

1. 急腹症尚未明确诊断前。

2. 面部"危险三角区"（口角两侧至鼻根的三角区）感染化脓时。

3. 各种脏器内出血时。

4. 软组织损伤早期（48h），如挫伤、扭伤、砸伤等。

5. 感觉功能异常及意识不清的患者。

6. 热敷禁忌的部位包括皮肤湿疹区、金属移植部位、人工关节及睾丸等。

三 热疗方式

热疗方式主要包括干热法和湿热法。热水袋热敷、红外线灯照射属于干热法；湿热敷法、热水坐浴及局部浸泡属于湿热法。

【由于水的传导能力比空气强，且渗透性大，因此湿热法的效果优于干热法】

四 物品准备

1. 热水袋热敷

（1）治疗车上层：热水袋、热水袋套、毛巾、水温计、纸巾、弯盘、量杯、热水瓶、医嘱条码贴、PDA 扫描器、手消毒液等，另备有屏风。

（2）治疗车下层：生活垃圾桶、医用垃圾桶、锐器回收盒。

2. 红外线灯照射

（1）治疗车上层：纱布、医嘱条码贴、PDA 扫描器、手消毒液等，另备有红外线灯或鹅颈灯、有色眼镜、屏风。

（2）治疗车下层：生活垃圾桶、医用垃圾桶、锐器回收盒。

3. 湿热敷法

（1）治疗车上层：小水盆、水温计、热水袋或热源、纱布、敷布两块、止血钳两把、凡士林、棉签、毛巾、弯盘、橡胶单、治疗巾、医嘱条码贴、PDA 扫描器、手消毒液等，另备有屏风，必要时备伤口换药包。

（2）治疗车下层：生活垃圾桶、医用垃圾桶、锐器回收盒。

4. 热水坐浴

（1）治疗车上层：消毒坐浴盆、水温计、毛巾、纱布、热水瓶、医嘱条码贴、PDA 扫描器、手消毒液等，另备有坐浴椅、屏风，必要时备伤口换药包。

（2）治疗车下层：便器、生活垃圾桶、医用垃圾桶、锐器回收盒。

5.局部浸泡

（1）治疗车上层：浸泡盆、水温计、热水或药液、镊子、纱布、毛巾、医嘱条码贴、PDA 扫描器、手消毒液等，必要时备伤口换药包、屏风。

（2）治疗车下层：生活垃圾桶、医用垃圾桶、锐器回收盒。

五 操作步骤

（一）操作前准备

1.核对医嘱 查阅病例，双人核对医嘱、打印医嘱条码贴；用两种以上的方式核对并确认患者信息。

【需双人核对患者信息，用两种以上的方式】

2.评估 评估患者病情、年龄、意识状态、治疗情况、肢体活动度；患者对热的敏感性和耐受性及配合情况；评估患者局部皮肤情况，有无开放性伤口等，向患者及家属解释该项操作的目的、配合方法、注意事项、操作过程，以及可能存在的风险等。

3.病室环境 安全、整洁、安静、光线充足，环境适宜操作，调节室温，酌情关闭门窗，必要时屏风遮挡，注意保护患者隐私。

4.护士准备 衣帽整洁，修剪指甲，七步洗手法洗手，戴口罩。

5.用物准备 核对用物是否包装无破损、在有效期内可以使用，摆放整齐，以不违反无菌原则、省力为标准；核对医嘱与医嘱条码贴一致。

（二）操作中要点

1.热水袋热敷

（1）检查用物：检查热水袋有无破损，测量水温，调节水温至 60～70℃。

（2）灌水：将热水袋放平，取下塞子，一手持热水袋口的边缘处，另一手向袋内缓慢注入热水，边注水边提高热水袋口，以免热水溢出，注入热水至热水袋容积的1/2～2/3即可。

（3）排气：缓慢排尽袋内空气，拧紧塞子，擦干热水袋后倒提，并轻轻抖动，确保无漏水，装入热水袋套内。

（4）核对：携用物至患者床旁，做好解释，取得患者配合，采取两种以上的方式核对患者信息。

【PDA扫描患者腕带核对患者信息】

（5）热敷：协助患者取舒适体位，暴露需要热敷的部位，将热水袋放置在所需部位，协助患者整理盖被，注意保暖。

（6）热敷结束：热敷30min后，撤去热水袋。

（7）核对及指导：再次核对医嘱及患者信息，整理床单位，协助患者取舒适体位，给予健康宣教。

2. 红外线灯照射

（1）检查用物：检查红外线灯性能完好，根据需要选择合适功率的灯泡，确保灯头清洁无尘。

（2）核对：携用物至患者床旁，做好解释，取得患者配合，采取两种以上的方式核对患者信息，关闭门窗，屏风遮挡。

【PDA扫描患者腕带核对患者信息】

（3）体位：协助患者取适宜操作且舒适的体位，暴露治疗部位。

（4）调节灯距：接通电源，打开开关，移动红外线灯至治疗部位斜上方或侧方，根据烤灯及时间的不同要求调节灯与治疗部位的距离，一般为30～50cm，用前臂内侧试温，以感觉温热为宜。使用红外线灯过程中悬挂烤灯使用标志，每次照射时间为20～30min。

【如红外线灯有灯头保护罩，可以垂直照射】

（5）照射结束：关闭开关，断开电源，协助患者穿好衣物，取舒适体位。

（6）核对及指导：再次核对医嘱及患者身份信息，整理床单位,给予健康宣教。

3. 湿热敷

(1) 核对:携用物至患者床旁,做好解释,取得患者配合,采取两种以上的方式核对患者身份信息,关闭门窗,屏风遮挡。

【PDA扫描患者腕带核对患者信息】

(2) 体位:协助患者取适宜操作且舒适的体位,在热敷部位下方垫橡胶单及治疗巾,充分暴露治疗部位,局部涂抹凡士林,上面盖单层纱布。

(3) 湿热敷:将敷布浸于热水中,用长钳拧敷布至不滴水,打开敷布用手腕掌侧试温,如不烫手即可折好敷于患处,上面可放置热水袋,并盖棉垫或大毛巾包裹,以维持温度,如患者感觉温度过高,可掀开敷布一角用来散热。

(4) 湿热敷时间:为保证湿热敷效果,应及时更换敷布,每3～5min一次,湿热敷时间为15～20min。

(5) 湿热敷结束:撤去敷布和纱布,擦净治疗部位热敷前涂抹的凡士林,协助患者穿好衣物,取舒适体位。

(6) 核对及指导:再次核对医嘱及患者信息,整理床单位,给予健康宣教。

4. 热水坐浴

(1) 核对:携用物至患者床旁,做好解释,取得患者配合,采取两种以上的方式核对患者身份信息,关闭门窗,屏风遮挡,协助排便。

【PDA扫描患者腕带核对患者信息】

(2) 调节水温:将坐浴盆放在坐浴椅上,倒入坐浴液至坐浴盆的1/2为宜,将水温调至40～45℃。

(3) 坐浴时间:协助患者缓慢坐到坐浴椅上,待适应温度后再完全坐入水中,坐浴时间为15～20min。

(4) 坐浴结束:擦干臀部,协助患者穿裤,卧床休息。

(5) 伤口换药:根据伤口情况,按无菌操作原则进行换药。

（6）核对及指导：再次核对医嘱及患者身份信息，整理床单位，协助患者取舒适体位，给予健康宣教。

5．局部浸泡

（1）核对：携用物至患者床旁，做好解释，取得患者配合，采取两种以上的方式核对患者身份信息，关闭门窗，屏风遮挡。

【PDA扫描患者腕带核对患者信息】

（2）调节水温：加入浸泡液至浸泡盆的1/2满，将水温调至40～45℃。

（3）浸泡时间：将需要浸泡的肢体缓慢放入浸泡盆内，需要时用镊子夹取纱布反复清洁创面，随时添加热水或药液，以维持所需温度，每次浸泡时间为30min。

（4）浸泡结束：擦干肢体，协助患者取舒适体位。

（5）伤口换药：根据伤口情况，按无菌操作原则进行换药。

（6）核对及指导：再次核对医嘱及患者信息，整理床单位，给予健康宣教。

（三）操作后处理

1．热水袋热敷

（1）整理用物，热水袋使用后，需倒空热水，倒挂晾干，保存时需向袋内吹入少许空气，以免橡胶粘连，旋紧塞子，放在阴凉干燥处备用，热水袋套按要求消毒。

（2）七步洗手法洗手，摘口罩，记录热敷的部位、时间、热敷效果及反应。

2．红外线灯照射

（1）整理用物，红外线灯使用后，用干净纱布擦拭灯头，确保清洁无尘，放回原处，备用。

（2）七步洗手法洗手，摘口罩，记录治疗的部位、时间、治疗的效果和反应。

3．湿热敷

（1）整理用物，一次性物品使用应按感染性医疗废物处理,重复使用的物品使用后应按产品说明书处理,并符合医疗机构消毒技术规范。

(2)七步洗手法洗手,摘口罩,记录湿热敷的部位、时间、湿热敷效果及反应。

4.热水坐浴

(1)整理用物,一次性物品使用应按感染性医疗废物处理,重复使用的物品使用后应按产品说明书处理,并符合医疗机构消毒技术规范。

(2)七步洗手法洗手,摘口罩,记录治疗的部位、时间、热疗效果及反应。

5.局部浸泡

(1)整理用物,一次性物品使用应按感染性医疗废物处理,重复使用的物品使用后应按产品说明书处理,并符合医疗机构消毒技术规范。

(2)七步洗手法洗手,摘口罩,记录浸泡的部位、时间、所用的药液、局部浸泡的效果及反应。

(四)评价

1.操作过程中评估、沟通,体现对患者个性化的护理及人文关怀。

【操作过程中注重人文关怀】

2.操作过程中使用屏风,注意保护患者隐私。

3.相关理论知识及并发症的规避。

六 注意事项

1.热水袋热敷

(1)严格执行查对制度及无菌技术操作原则。

(2)使用前检查热水袋是否完好无破损,热水袋及塞子型号是否相符,以免漏水。

(3)成人水温调至 60~70℃,对于意识不清者、老年人、婴幼儿、麻醉未清醒者、感觉异常及末梢血液循环不良的患者,水温应降至 50℃,并且需要在热水袋外包裹一层毛巾,定时检查热敷部位的皮肤情况,以免烫伤。

(4)热敷过程中应加强巡视,注意观察局部皮肤情况,如出现皮肤潮红、疼痛等不适反应,应立即停止热敷,并在局部涂抹凡士林以保护皮肤。

(5)如需持续使用热水袋热敷,水温下降后应及时更换热水,保证热敷的效果。

(6)严格执行交接班制度,必要时床旁交接,告知患者及家属使用热水袋的注意事项,切忌自行改变热水袋的温度。

2. 红外线灯照射

(1)严格执行查对制度及无菌技术操作原则。

(2)使用前检查红外线灯性能是否完好,根据治疗部位选择合适功率的灯泡,胸部、腹部、腰部、背部选用 500～1 000W 的灯泡;手部、足部选用 250W 的灯泡(鹅颈灯选用40～60W 的灯泡)。

(3)意识不清或精神障碍、局部感觉异常、血液循环障碍、老年人、婴幼儿及皮肤有瘢痕者,使用红外线灯时应加大灯距,以免烫伤。

(4)照射过程中应注意观察局部皮肤情况,以皮肤出现桃红色的均匀红斑为合适功率,如皮肤为紫色,应立即停止照射,并在局部涂抹凡士林以保护皮肤。

(5)照射面部、前胸部位时应佩戴有色眼镜或纱布遮盖双眼,以免红外线吸收过多诱发白内障。

(6)使用红外线灯过程中应专人负责,严格执行交接班制度,告知患者及家属使用红外线灯的注意事项,切忌自行移动烤灯,勿触摸灯泡或用布遮盖灯头,以免烫伤或引发火灾。

3. 湿热敷

(1)严格执行查对制度及无菌技术操作原则。

(2)面部湿热敷的患者,热敷后 15min 方可外出,以免着凉感冒。

（3）湿热敷过程中随时与患者沟通交流，了解其感受，注意观察局部皮肤情况，及时更换敷布，每 3～5min 更换一次，以保持适当的温度。

（4）对于湿热敷部位有伤口的患者，应严格执行无菌操作原则，湿热敷结束后按换药法处理伤口。

（5）严格执行交接班制度，必要时床旁交接，告知患者及家属湿热敷的注意事项。

4. 热水坐浴

（1）严格执行查对制度及无菌技术操作原则。

（2）坐浴过程中注意患者安全，严密观察患者的面色和脉搏，如患者主诉头晕目眩、心慌乏力等，应立即告知医生，暂停热水坐浴，搀扶患者卧床休息，避免跌倒。

（3）坐浴过程中应注意水温及药液的浓度，既要避免过热导致烫伤，又要确保足够的温度以达到热疗的效果。

（4）患者会阴或肛门部位有伤口时，应严格执行无菌操作原则，坐浴结束后按换药法处理伤口。

（5）女性患者月经期、妊娠后期、产后两周内、阴道出血或盆腔急性炎症期均不宜坐浴，以免引起感染。

5. 局部浸泡

（1）严格执行查对制度及无菌技术操作原则。

（2）浸泡过程中，严密观察患者的局部皮肤情况，如局部皮肤出现发红、疼痛等不适，应及时告知医生，必要时暂停局部浸泡。

（3）浸泡过程中水温控制至关重要，既要避免过热导致烫伤，又要确保足够的温度。为维持浸泡液的温度应随时向浸泡盆内添加热水或药液，添加热水时需将患者肢体移出浸泡盆，以免烫伤。

（4）浸泡部位有伤口时，应严格执行无菌技术操作原则，使用无菌浸泡盆及浸泡液，浸泡结束后按换药法处理伤口。

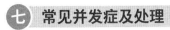

七 常见并发症及处理

（一）烫伤

烫伤是热疗法中最为常见的并发症。临床工作中引起烫伤的原因有很多，如热水袋破损，致使热水外溢，直接或间接作用于皮肤而引起烫伤；红外线灯温度过高、距离过近、照射时间过长等原因引起皮肤烫伤；医护人员对温度及患者热疗耐受性评估不准确等原因引起皮肤烫伤。临床工作中为患者使用热疗法前应与患者及家属及时沟通，讲解配合要点及注意事项，告知患者及家属不可私自调节参数，确保热疗安全。热疗器械使用前检查好性能、红外线灯轴位连接处有无松动、温度是否适宜、高度是否符合要求；热水袋使用前需严格检查有无破损，认真评估患者耐热程度及敏感性，老年人、婴幼儿、昏迷患者、感知迟钝者及精神障碍者水温不宜超过 50℃，热水袋使用前需用热水袋套或毛巾包裹，不可直接接触患者皮肤。在患者进行热疗过程中，护理人员应加强巡视，密切关注热疗部位皮肤颜色，如有发红及疼痛等症状，及时处理，必要时停止热疗，遵医嘱给予冷疗及皮肤保护。若患者烫伤严重，可根据烫伤分级给予相应护理措施。各班次做好床旁交接班及护理记录。

（二）晕厥

热疗作用面积越大，致使患者的耐受性越差，也会引起患者全身症状，表现为口干、出汗、面色苍白、心慌、头晕、脉搏微弱、血压下降、四肢无力、突然发生短暂的意识丧失。所以在为患者使用热疗法时，应严格掌握大面积热疗的适应证，热疗过程中严密监测生命体征，早期发现患者有效循环血量不足，及时给予纠正，维持血压平稳。患者一旦发生晕厥，立即停止热疗，为患者取平卧头低足高位，开窗通风，建立静脉通道，补充血容量，仔细检查患者有无外伤等。

八　相关知识

1. 热疗超过一定时间，可产生与生理效应相反的作用，如持续热疗超过 1h 后，可出现局部小动脉痉挛，这种反应称为继发效应，是机体避免长时间用热对组织产生损伤而出现的防御行为。如果用热时间过长，不但会抵消其热疗作用，还可能导致不良反应的发生，因此应严格掌握热疗的时间。

2. 肿瘤热疗是继手术、放射、化学及生物治疗之后的第 5 种肿瘤治疗手段，亦是重要的肿瘤辅助治疗方法之一，临床上也称之为绿色治疗。基本原理是利用物理能量加热人体全身或局部，使肿瘤组织上升到有效治疗温度，并持续一段时间，利用正常组织和肿瘤细胞对温度耐受力的差异，达到既能使肿瘤细胞凋亡，又不损伤身体正常组织的治疗目的。肿瘤热疗分为浅部热疗、深部热疗、全身热疗及体腔灌注热疗。浅部热疗适用于浅表肿瘤和腔道肿瘤。深部热疗适用于除颅内肿瘤以外的全身各部位肿瘤。全身热疗是利用红外线、微波和射频等物理因子通过对全身或局部加温使全身温度升高达到全身热治疗效果的一种治疗手段，适用于临床确诊的恶性肿瘤。

（林丽丽）

第 36 章

血糖监测技术

一 适应证

1. 确诊或疑似糖尿病的患者。

2. 妊娠期妇女。

3. 长期进食高热量食物人群,尤其是超重和肥胖者。

4. 有糖尿病家族史者。

5. 代谢异常的人群,如血脂异常、血压偏高的患者。

二 禁忌证

1. 对采血用具或酒精过敏者。

2. 患有精神疾病、意识障碍,不能配合检查者。

3. 有严重出血倾向或凝血功能障碍者。

三 采血部位

临床常用于血糖监测的部位为指尖,优先选取中指、环指、小指的指腹两侧。

四 物品准备

1. 治疗车上层　治疗盘、皮肤消毒剂(75% 医用酒精)、棉签、一次性血糖针、便携式血糖仪、血糖试纸、无菌手套、医嘱条码贴、记录本、PDA 扫描器、手消毒液。

2. 治疗车下层　生活垃圾桶、医用垃圾桶、锐器回收盒。

五 操作步骤

（一）操作前准备

1. 核对医嘱　查阅病例，双人核对医嘱、执行单、医嘱条码贴；用两种以上的方式核对并确认患者信息。

2. 评估　评估患者病情、意识状态、配合程度、穿刺处皮肤状态，了解是否空腹和进餐时间，向患者及家属解释该项操作的目的、配合方法、注意事项、操作过程、可能的风险等。

3. 病室环境　安全、整洁、安静、光线充足，环境适宜操作，注意保护患者隐私。

4. 护士准备　衣帽整洁，修剪指甲，七步洗手法洗手，戴口罩。

5. 用物准备　核对用物是否包装无破损、在有效期内可以使用，摆放整齐，以不违反无菌原则、省力为标准；开机检查血糖仪电量充足、血糖试纸在有效期内无受潮、核对血糖仪与试纸代码一致；核对医嘱与条码贴一致。

（二）操作中要点

1. 核对　携用物至患者床旁，做好解释，取得患者配合，采取两种以上的方式核对患者信息，核对患者、医嘱单（或PDA扫描器）与医嘱条码贴是否一致。

【PDA扫描核对患者信息】

2. 体位　协助患者取合适体位，取平卧位或坐位。

3. 确定穿刺部位　选择合适的部位，暴露穿刺部位，再次评估穿刺部位皮肤状况，避开破溃、瘢痕、炎症及有硬结的部位，一般优先选取中指、环指、小指的指腹两侧。

4. 第一次消毒　洗手，必要时戴手套，消毒穿刺处皮肤，充分待干。待干过程中准备好采血针，将试纸插入血糖仪。

5. 穿刺　再次核对患者及条码信息，再次检查并打开血糖针，一手固定手指，一手持血糖针，刺破皮肤，丢弃血糖针至锐器回收盒,一手持血糖仪,一手轻压穿刺点近心端,将试纸靠近血滴,待血量足够后,用棉签按压穿刺部位。

【虽然第一滴血与第二滴血测量出的数值有一定差距,但只要操作规范,差距在统计学上可以忽略不计】

【用血糖试纸吸取血液,一次性吸取足够的血量,听到"滴"声移开手指。等待检测结果,测试中不要移动试纸和血糖仪】

6．读取血糖数值　采血完毕,读取血糖数值,向患者告知测量结果,并解释说明。

7．核对及指导　再次核对患者的信息、医嘱及条码贴,待穿刺部位无出血,收回干棉签。洗手或摘手套,整理床单位,协助患者取舒适体位,观察穿刺部位,进行健康指导。

(三)操作后处理

1．整理用物,按垃圾分类处理原则。

【锐器放入锐器回收盒内】

2．七步洗手法洗手,摘口罩,记录。

(四)评价

1．操作过程中评估、沟通,体现对患者个性化的护理及人文关怀。

【操作过程中注重人文关怀】

2．相关理论知识及并发症的规避。

六　注意事项

1．严格执行查对制度及无菌技术操作原则。

2．采血时间　不同时段测血糖的意义不同。①空腹血糖:为了解胰岛的基础功能及前一天晚间的用药剂量是否合适,应监测空腹血糖。监测时间为早晨起床时(一般来说不超过早上 8 点),隔夜禁食 8～12h 以上(饮水除外),通常指在早餐前所测的血糖。②餐前血糖:有助于发现无症状及医源性低血糖,还可以指导患者是否需要在两餐中间加餐。一般在餐前10～30min测血糖,若餐前服用治疗药物,需要在用药前完成。③餐后2h血糖:为了解进餐后胰岛的储备功能及餐前药物用量和饮食量是否合适,用餐开始时计时,2h后准时采血所测得的血糖值。④睡前血糖:空腹血糖异常时为了指导是否需要夜间加餐或药物剂量调整时,应监测睡前血糖。监测时间为睡前10～30min。⑤凌晨血糖:空腹血糖异常升高时,尤其是对于采用胰岛素注射方案者,为了鉴别是黎明现象还是索莫吉反应,应监测凌晨血糖。监测时间凌晨3点左右。⑥随机血糖:在怀疑有低血糖或明显高血糖时要测随机血糖。监测时间除以上指定血糖监测时间外的任意时间。

【黎明现象:一般指无夜间低血糖的糖尿病患者晨起高血糖现象,即发生于凌晨3点至清晨9点的高血糖,主要见于胰岛素治疗的1型糖尿病患者,也可见于接受或未接受胰岛素治疗的2型糖尿病患者】

【索莫吉反应:一般指由于胰岛素等降糖药物使用剂量过大,导致夜间低血糖,进而引发晨起高血糖的一种表现,简单地说就是"先低后高"现象,主要见于接受胰岛素治疗的1型糖尿病患者,也可见于接受或未接受胰岛素治疗的2型糖尿病患者】

3. 采血部位　血糖监测一般采指尖血。采血时,注意交替轮换采血的部位,不要长期刺扎一个部位,以免形成瘢痕。此外,采血的位置不一样,疼痛感也不同。使用最多的手指最灵活,神经也最敏感,痛感也最强。因此尽量不要选择拇指和示指这两个常用的手指,可以选择中指、环指和小指。另外,越邻近指甲前缘处神经越敏感,指尖两侧有着更丰富的血供和更少的感觉神经,因此测量时要刺扎手指侧面,减少疼痛。

4. 采血器械　严格按照血糖仪说明书操作步骤进行校准和监测。第1次使用新血糖仪时、使用新的一盒试纸时、血糖仪更换电池后、怀疑血糖仪不准确时、当测试结果与糖化血红蛋白检查结果或身体状况不符时、血糖仪摔碰后都应校准血糖仪。注意试纸有效期，不能使用过期的试纸。保存非独立包装的试纸时，应注意盖紧盒子，达到防潮、防止发生氧化反应的目的。注意血糖仪与试纸必须匹配。

5. 采血操作　手指握住试纸条中间，可能会污染试纸条，影响测量结果；握住试纸条一端的时间太长，手指温度会影响测量结果。应该用手指轻轻捏住试纸条两边快速插入血糖仪；洗完手测血糖需注意用干净毛巾擦干手指，否则手指上的水分就会稀释指尖的血液，测出的血糖结果会偏低；测血糖前应揉擦或按摩准备采血的部位（如指腹侧面），将采血部位所在的手臂自然下垂，以获得足量的血样，切勿以过度挤压采血部位的方式获得血样，可能影响结果的准确性；不可使用安尔碘消毒，会导致测量结果失真。用酒精消毒时，要待酒精完全挥发之后再测试，否则酒精会稀释指尖血液，测量结果也会不准确；先将物品准备好后再刺扎手指，测试时建议一次性吸取足量的血样，使用某些满足二次加样设计的血糖仪，也应在规定时间内追加足量血样。

6. 加强核对　在采血操作前核对医嘱单及条码贴，通过PDA扫描条形码核对信息，杜绝差错事故的发生。

7. 用物处置　采集标本所用的材料应安全处置。使用后的采血针应当直接放入锐器回收盒内，用过的试纸、棉签等其他医疗废物放入黄色医疗废物袋中，医疗废物和生活垃圾分类收集存放。

8. 记录结果　按要求规范记录血糖结果，如果血糖高于或低于控制范围，则及时告知医生并配合做相应处理。

七　常见并发症及处理

（一）疼痛

在进行血糖监测时，血糖针会刺入皮肤，引起一定的疼痛感。为了减轻疼痛,可以采取以下措施:评估患者对疼痛的耐受程度,采血前给予心理护理,分散注意力;使用细小的刺针可以减少皮肤损伤,从而减轻疼痛;在进行血糖监测时,快速进针可以减少疼痛时间;采血在皮肤消毒剂完全干燥后进行,减少局部刺激产生的疼痛;血糖针紧靠手指指腹侧面进针。

(二)血液溢出

在进行血糖监测时,采血后会发生血液溢出的情况。为了避免血液溢出,可以采取以下措施:选择皮肤较厚、血液循环良好的部位进行采血,可以减少血液溢出;采血完毕后局部按压1~2min直至不出血为止,凝血功能障碍者适当延长按压时间。

(三)皮肤感染

血糖监测时若采血部位红、肿、热、痛,局部组织压痛明显则发生了皮肤感染,可以采取以下措施:在进行血糖监测前,要保持皮肤清洁,避免感染;在进行血糖监测时,要对皮肤进行消毒,以减少感染的风险;避免重复使用血糖针。发生局部感染时可外涂0.5%聚维酮碘溶液,必要时局部采用物理疗法,促进感染部位愈合。感染严重者控制感染,必要时遵医嘱应用抗菌药物控制感染。

(四)监测误差

血糖监测可能会出现误差,这可能是多种因素引起的。为了避免误差,可以采取以下措施:选择准确度高、稳定性好的血糖仪进行监测;定期对血糖仪进行校准,以确保准确性;正确的操作方法可以减少误差。

八 相关知识

1. 避免运动后立刻测量血糖,运动后升糖激素未稳定,运动后需休息15~30min,待心率恢复至正常水平再测量。

2. 血糖监测是糖尿病管理的核心内容,通过监测血糖有助于了解患者血糖控制情况及药物治疗效果，指导降糖方案的制订与调整。病情稳定后，建议每1～2周至少测量一次空腹及餐后2h血糖；病情不稳定时，建议每周测两次"血糖谱"（包括三餐前、三餐后2h、睡前及凌晨3点）；另外，对于血糖显著波动的患者，可以考虑进行动态血糖监测。"空腹血糖"与"餐后血糖"各自代表不同的意义，空腹血糖正常并不代表餐后血糖正常，两者不能相互代替。

（邱　辉）

第37章

口腔护理技术

一 适应证

适用于禁食、高热、昏迷、鼻饲、危重、口腔疾患、术后、生活不能自理等患者。

二 禁忌证

口腔手术、口腔烧伤、癫痫发作的患者。

三 物品准备

1. 治疗车上层　治疗盘、口腔护理包（内含弯盘1个、止血钳1把、镊子1把、压舌板1支、棉球多个、治疗巾、纱布2块、手套）、治疗碗、水杯、吸水管、手电筒、液体石蜡油、无菌棉签、口腔护理液、PDA扫描器、医嘱条码贴。昏迷患者备开口器。有口腔疾患者备口腔外用药。

【口腔护理液、口腔外用药可根据患者实际情况选择】

2. 治疗车下层　生活垃圾桶、医用垃圾桶、锐器回收盒。

四 操作步骤

（一）操作前准备

1. 核对医嘱　双人核对医嘱、查阅病例、打印医嘱条码贴；用两种以上的方式核对并确认患者信息。

2. 评估　评估患者病情、当前诊断、意识状态、心理状况、自理能力、配合程度、口腔卫生状况、有无可摘义齿。向患者及家属做好解释工作,告知操作流程、注意事项,取得配合。

【长期应用抗生素者,注意观察口腔有无真菌感染】

3.病室环境 安全、整洁、安静、光线充足,环境适宜操作。

【夜间或病室光线差,可备有手电筒】

4.护士准备 着装整洁,修剪指甲,七步洗手法洗手,戴口罩。

5.用物准备 核对用物是否包装无破损、在有效期内可以使用,摆放整齐,以不违反无菌原则、省力为标准。

(二)操作中要点

1.核对 携用物至患者床旁,再次核对患者,采取两种以上的方式核对患者信息,医嘱单与医嘱条码贴一致。

【PDA扫描核对患者信息】

2.体位 协助患者取合适体位,取侧卧位或坐位,头偏向一侧,面部朝向护士。

3.铺治疗巾 将治疗巾铺于患者颌下,洗手,戴手套,放置弯盘、治疗碗。

4.浸湿棉球并清点数量 查对棉球数量,倒取口腔护理液,浸湿棉球,查对棉球数量。

5.湿润口唇 夹取棉球湿润患者口唇,嘱患者闭眼张口,护士手持手电筒及压舌板检查口腔黏膜完整性、舌苔有无异常、口腔是否存在异味,有义齿者取下可摘义齿,冲洗干净,放于冷水中。昏迷患者或牙关紧闭者使用开口器协助张口。

【口唇干裂者张口易引起破裂出血】

6.漱口 协助患者用吸水管漱口,及时擦拭口周水渍。

【昏迷患者禁忌漱口】

7.擦拭顺序 拧干棉球,嘱患者张口,压舌板撑开对侧颊部,嘱患者咬合上下齿,用镊子夹取棉球由内向外纵向擦洗对侧牙齿外侧面,由臼齿向门齿"Z"字形擦拭,同法擦洗近侧牙齿外侧面。嘱患者张口，暴露牙齿咬合面，擦拭对侧牙齿上内侧面、对侧牙齿上咬合面、对侧牙齿下内侧面、对侧牙齿下咬合面，同法擦拭近侧牙齿。

【一个棉球只擦拭一个部位。擦拭时动作轻柔，有凝血功能障碍者，易引起黏膜及牙龈出血，擦拭时注意深度，触及咽部易引起患者不适反应】

8. 擦拭部位　擦拭硬腭、舌面及舌下部。

9. 漱口、检查口腔　协助患者漱口，擦拭口周水渍，检查患者口腔清洁情况，是否有棉球遗落。

10. 口周护理　有口腔疾患者，根据实际病情酌情给予涂药。口唇干裂者，用棉签取液体石蜡油擦拭口唇。有义齿者，协助患者安装义齿。

11. 再次查对　再次清点棉球数量，脱手套，洗手。

12. 整理　撤去弯盘及治疗巾，协助患者取舒适体位，整理床单位，讲解相关知识，告知注意事项。

（三）操作后处理

1. 整理用物，按垃圾分类处理原则。

2. 七步洗手法洗手，摘口罩，记录。

【记录操作过程、口腔情况及护理效果】

（四）评价

1. 操作过程中评估、沟通，体现对患者个性化的护理及人文关怀。

【操作过程中注重人文关怀】

2. 相关理论知识及并发症的规避。

五　注意事项

1. 认真评估　操作前后认真检查患者口腔黏膜、舌部、牙龈等处有无创面、充血、溃疡、水肿及糜烂，清醒患者有无可摘义齿，昏迷患者有无牙齿松动，长期应用抗生素者口腔黏膜有无真菌感染。

2．口腔护理用物　口腔护理所用物品必须符合无菌要求，灭菌棉球应干燥。目前临床多使用一次性口腔护理包。口腔护理包按配置分类可分为 A 型口腔护理包和 B 型口腔护理包，一般 B 型口腔护理包较 A 型口腔护理包内会多出吸管及漱口杯。

【本次操作用物为 A 型口腔护理包】

3．口腔护理操作　推荐牙齿擦拭顺序：对侧牙齿外侧面→近侧牙齿外侧面→对侧牙齿上内侧面→对侧牙齿上咬合面→对侧牙齿下内侧面→对侧牙齿下咬合面，近侧牙齿擦拭方法同对侧。硬腭擦拭顺序：由外向内"Z"字形擦拭，勿触及咽部。舌面擦拭顺序为：由外向内，左右两侧分别擦拭。舌底擦拭顺序：由舌尖擦至舌底再至口底，左右两侧分别擦拭。操作过程中动作应轻柔，止血钳前端避免直接触及牙齿，勿损伤牙龈及黏膜。擦洗过程中注意观察患者反应，如有异常，及时报告医生。操作过程中及时与患者沟通，了解其感受与需求。口唇有坏死、结痂者，先用生理盐水润湿唇部，待痂皮软化后用灭菌剪刀剪除，而后再涂抹相应药膏。

4．加强核对　在口腔护理操作前核对医嘱、医嘱条码贴，通过 PDA 扫描条形码，核对信息，杜绝差错事故的发生。在操作前、中、后仔细查对棉球数量，止血钳夹紧棉球，以免遗落口腔。

5．用物处置　口腔护理所用的材料应安全处置。口腔护理包内镊子可根据其材质及前端尖锐程度来实际判断是否属于锐器，然后进行垃圾分类。棉签等其他医疗废物放入黄色医疗废物袋中，医疗废物和生活垃圾分类收集存放。

六　常见并发症及处理

（一）口腔黏膜损伤及牙龈出血

在进行擦洗时动作要轻柔，尤其是凝血功能差、有出血倾向的患者。使用镊子夹取棉球时，棉球应包裹住镊子前端,避免其与口腔黏膜及牙龈直接接触。昏迷患者使用开口器时应从臼齿处放入,开口器前端套橡皮套或布套;牙关紧闭者,不可使其暴力张口,以免造成损伤。若出现口腔黏膜损伤,可选用复方硼砂溶液(朵贝尔溶液)或 0.02% 呋喃西林溶液含漱;若出现口腔溃疡且疼痛者,溃疡面可使用西瓜霜喷剂,必要时可用 2% 利多卡因喷雾喷敷或将复方氯己定含漱液借助注射器喷于创面,每日 3~4 次,预防感染。

(二)恶心、呕吐

在为患者进行擦洗时力度轻柔且细致,不要过深,擦洗舌部和软腭时不要触及咽部,以免引起恶心等不适反应。若患者发生恶心、呕吐,立即暂停操作,待患者不适症状缓解后,再继续操作。呕吐反应剧烈者,可遵医嘱给予止吐药物盐酸甲氧氯普胺肌内注射。

(三)口腔感染

在操作过程中应严格执行无菌操作原则,严格遵循操作流程,防止交叉感染。针对牙缝、颊黏膜皱襞等细节处,应认真、仔细擦拭,确保口腔清洁。操作前后认真观察口腔黏膜、舌部、牙龈等处有无创面、充血、溃疡、水肿及糜烂,及时给予治疗、护理措施。清醒患者选用软毛牙刷刷牙,血小板低下或牙龈肿胀糜烂者,禁用牙刷,改为漱口液含漱。口腔轻度感染表现为溃疡发生在舌前 1/2 处,独立溃疡少于 3 个,溃疡面直径 < 0.3cm,无渗出物,边缘整齐,有疼痛感;中度感染表现为舌体有多处溃疡,大小不等,溃疡直径 < 0.5cm,可融合成片,并见炎性渗出物,边缘不规则,有浸润现象,疼痛剧烈,常伴有颌下淋巴结肿大,进食受限;重度感染表现为溃疡直径 > 0.5cm,弥漫全舌、上颚、咽弓及牙龈,颊部充血、肿胀、糜烂、张口流涎、疼痛剧烈并有烧灼感、舌肌运动障碍及进食严重受限。若口腔轻度感染,可选用西瓜霜喷剂进行喷敷。若溃疡较深且广,应根据细菌培养结果和药物敏感度给予对症治疗,用生理盐水冲洗、漱口。真菌感染者,选用碳酸氢钠溶液；铜绿假单胞菌感染，选用 0.1% 醋酸溶液；厌氧菌感染，选用 0.08% 甲硝唑溶液；普通细菌感染，选用 0.02% 呋喃西林溶液；疼痛较剧烈者，在漱口液内或局部用药中加用普鲁卡因，以缓解疼痛。

（四）棉球遗留口腔

操作前后认真查对棉球数量，每次擦洗止血钳只夹取一个棉球。发现棉球数量不对时，严格查对棉球数量，若棉球遗留在口腔内，立即取出。若棉球已被患者咽下，密切关注棉球是否随大便排出。若棉球进入气管，患者出现呼吸困难，立即抢救，请相关科室配合，积极处理及救治。

（五）窒息

操作前，清醒患者仔细检查并询问有无义齿，昏迷患者检查牙齿有无松动、义齿是否活动等，如有义齿，操作前应取下，冷水冲洗干净，放于冷水杯中。对于兴奋、躁动、行为不能自控的患者，应在其较安静的状态下进行操作。棉球不宜过湿，防止误吸。若患者出现窒息，快速取出呼吸道异物，及时解除呼吸道梗阻。若异物已进入气管，患者出现呛咳或呼吸受阻，用粗针头在环状软骨下 1～2cm 处刺入气管进行通气，为气管插管争取时间，在纤维支气管镜下取出异物，必要时行气管切开，解除呼吸困难。

（六）吸入性肺炎

在进行口腔护理过程中，棉球不宜过湿。为昏迷患者护理时，取仰卧位，头偏向一侧，且不可漱口，防止误吸。若患者已出现肺炎，遵医嘱积极给予抗感染对症治疗。肺炎高热患者，遵医嘱应用退热药物，并协助物理降温；呼吸困难、发绀者，给予氧气吸入；咳嗽、咳痰者，给予化痰、镇咳药物。

七 相关知识

1. 临床常用漱口液的作用与使用范围　0.9% 生理盐水作用为清洁口腔，预防感染；复方硼酸溶液（朵贝尔溶液）作用为轻度抑菌、预防口臭；1%～3%过氧化氢溶液作用为防腐、防臭，适用于口腔感染且有溃烂、坏死者；1%～4%碳酸氢钠溶液为碱性溶液，适用于真菌感染；2%～3%硼酸溶液为酸性溶液，作用为防腐、抑菌；0.02%氯己定溶液、0.02%呋喃西林溶液为广谱抗菌药物，作用为清洁口腔；0.1%醋酸溶液适用于铜绿假单胞菌感染；0.08%甲硝唑溶液适用于厌氧菌感染。

2. 含漱方法　将10～20ml漱口水含于口中，连续鼓腮10次，让漱口水充分冲击两侧颊部，把舌头当作牙刷，舌尖从上到下，从左到右，依次至每颗牙齿及两侧颊部，重复多次，仰头含漱，使用漱口水冲击口腔底部、咽部、扁桃体等隐蔽位置，最后吐出。临床实际工作中，可根据患者实际病情进行含漱。

（林丽丽）

第38章

保护具（约束带）的应用

一 适应证

1. 适用于没有自控能力及理解能力，或不合作的患者。

2. 各种原因引起的高度谵妄、兴奋躁动等意识障碍的患者。

3. 病情危重，存在极高风险的跌倒、坠床及意外拔管等安全隐患的患者。

4. 严重行为紊乱、自伤自杀、有伤人毁物行为，威胁自身及他人安全的患者。

二 禁忌证

1. 约束部位骨折或严重骨质疏松的患者。

2. 严重的心脑血管及呼吸系统疾病的患者。

3. 约束部位存在创伤性伤口或手术切口的患者。

4. 约束局部皮肤破损或约束肢体末端循环障碍的患者。

三 约束方法

根据患者的病情或治疗需要常用的约束方法主要包括：

1. 手约束法　常使用约束手套限制患者手部活动，防止抓挠皮肤或意外拔管等。

2. 肢体约束法　常用于固定手腕或踝部，限制肢体活动。

3. 肩部约束法　用于固定肩部，限制患者坐起。

4. 膝部约束法　用于固定膝部，限制患者下肢活动。

5. 全身约束法　多用于对患儿的约束。

四　物品准备

1. 治疗车上层　肢体约束用物（宽绷带、肩部约束带、膝部约束带、约束手套）、纱布或棉垫、手消毒液、医嘱单、PDA扫描器、知情同意书等。

2. 治疗车下层　生活垃圾桶、医用垃圾桶。

五　操作步骤

（一）操作前准备

1. 核对医嘱　由双人核对医嘱，查阅病例，打印医嘱条码贴；用两种以上的方式核对并确认患者信息。

2. 评估　评估患者病情、意识状态、生命体征、肢体活动度、约束部位的皮肤情况、配合程度，向患者及家属解释约束的目的、配合方法、注意事项、操作方法及可能存在的风险等，并签署实施保护性约束的知情同意书。

3. 病室环境　安全、整洁、安静、光线充足，适宜操作，注意保护患者隐私，确保病床性能完好。

4. 护士准备　衣帽整洁，态度和蔼，修剪指甲，七步洗手法洗手，戴口罩。

5. 用物准备　核对用物是否包装无破损、在有效期内可以使用，摆放整齐，以不违反无菌原则、省力为标准。

（二）操作中要点

1. 核对　携用物至患者床旁，向患者及家属解释实施保护性约束的目的，取得患者及家属的理解和配合，采取两种以上的方式核对患者身份信息。

【PDA扫描腕带核对患者信息】

2. 体位　协助患者取合适卧位，肢体处于功能位，暴露需要约束的部位。

3. 确定约束部位　根据患者的病情及治疗需要选择适

宜的约束部位，评估被约束部位皮肤的颜色、温度、完整性、肢体血液循环状况及关节活动度，评估患者的综合状况与医嘱实施保护性约束的部位是否相符，再次检查病床性能完好。

4．洗手　七步洗手法洗手。

5．实施约束　根据约束的部位选择合适类型的约束带。

（1）手约束法：选择大小合适的约束手套用于固定双手，将手指分开套入手套，腕部置于矩形约束带上，两端环绕并包裹腕部，同时将固定带与约束带贴合，系带缠绕并打结，系于床沿。

（2）肢体约束法：根据约束的肢体暴露相应的腕部或踝部，用软棉垫包裹患者的手腕或踝部，将宽绷带打双套结套在软棉垫外，松紧适宜，将宽绷带系于两侧床沿，注意活动范围适宜。

【肢体约束法首选宽绷带约束腕部或踝部】

（3）肩部约束法：暴露患者两侧肩部，在患者双侧腋下垫软棉垫，将肩部约束带的袖筒套在患者的两侧肩部，两袖带上的细带在胸前打结固定，将两条长带的尾端系于床头上，注意活动范围适宜，必要时将枕头立于床头处。

（4）膝部约束法：在患者的两膝处垫软棉垫，将约束带横放于两膝上，两头带各缚住一侧膝关节，宽带两端分别系于两侧床沿，注意活动范围适宜。

（5）全身约束法：多用于对儿童的约束，将大单折成自患儿肩部至踝部的长度，将患儿置于大单中间，用近侧大单紧紧包裹患儿至对侧腋窝并将剩余部分掖于身下，再将对侧大单包裹手臂及身体后，紧掖于近侧身下。

【约束肢体的系带需固定于床沿，禁止系于床挡上】

6．核对及指导　再次核对患者的身份信息、医嘱及约束部位，给予健康指导，告知注意事项。

（三）操作后处理

1．整理床单位，将患者肢体处于功能位，为患者盖好盖被。

2.整理用物，按垃圾分类原则处理。

3.七步洗手法洗手，摘口罩，记录。

（四）评价

1.操作过程中评估、沟通，体现对患者个性化的护理及人文关怀。

【操作过程中注重人文关怀】

2.相关理论知识及并发症的规避。

六 注意事项

1.严格执行查对制度及无菌操作原则，并使用PDA进行身份识别。

2.操作前评估　在实施约束之前，首先全面评估患者，判断患者是否需要约束，以及约束的紧迫程度，严格掌握使用约束的适应证。同时，要充分考虑患者的心理状态和合作程度，征得患者及家属的同意，签署约束知情同意书且在医生开具约束医嘱的情况下方可实施约束。

3.约束用具　约束部位不同，选择的约束方式和约束用具也不同。根据患者的具体情况选择合适的约束用具，如患者有抓伤、自行拔管等行为，可使用约束带或约束手套进行上肢约束；如患者躁动、有攻击行为可使用约束带进行肢体约束；如患者使用支持生命的治疗或设备且有躁动和攻击行为可使用约束带、约束衣、约束背心同时进行四肢和躯体的约束，但禁忌约束头、颈部。另外要确保约束用具适合患者的体型和约束部位，避免过大或过小导致约束无效或局部损伤。

4.约束力度　约束力度要适中，既不能过紧导致患者不舒适，也不能过松导致约束无效。约束带应固定牢靠，以能伸进1~2指、不脱出和不影响血液循环为宜。约束带应固定于床沿上，不可固定于床挡上，留有适当的活动空间，避免触及管路。

5.约束时间　使用约束时间不宜过长，病情稳定或治疗结束应及时解除约束。若确需长时间使用约束的患者应每2h松解一次约束，每次15min，并进行局部按摩，促进血液循环。

6. 心理护理　在约束期间，要与患者进行充分的沟通交流，了解患者的心理状态，解释约束的原因和必要性，安抚患者的情绪，同时，也要加强与患者家属的沟通交流，及时告知约束情况和患者的病情变化。

7. 加强核对　使用PDA扫描腕带条形码及医嘱条码贴，双人核对患者身份信息，在实施保护性约束操作前、中、后均需核对医嘱，杜绝差错事故的发生。

8. 加强巡视　在实施约束期间，要动态观察患者的约束松紧度，约束部位的皮肤颜色、温度、感觉、患者的反应和病情变化，确保患者的安全，如患者出现疼痛、不适、挣扎等情况，要及时调整约束方式或解除约束，避免患者因挣扎或意识不清而受伤。另外，约束带固定于床沿上的接头要隐蔽，以患者看不到、摸不到为宜，使用约束带期间不可间断陪护，防止患者自行解开约束工具导致意外。

9. 准确记录及交接班　详细记录约束的原因、时间、约束部位、约束工具的种类和数量、约束部位的皮肤状况、每次观察的结果及相应的护理措施、解除约束的时间等，在患者转科或交接班时，要将约束情况详细告知转出科室或接班人员，确保患者的安全和连续性护理。

10. 用物处置　约束用具应专人专用，一次性约束用具使用后应按感染性医疗废物处理，重复使用的约束用具使用后应按产品说明书处理，并符合医疗机构消毒技术规范。

七　常见并发症及处理

（一）患者及家属情绪焦虑、恐惧

实施保护性约束前需向患者及家属做好解释工作，签署实施保护性约束的知情同意书，告知患者及家属约束的目的是保护患者，并做好安抚工作，从而取得患者及家属的理解与配合，严格执行实施约束的适应证。严禁使用约束法惩罚患者，对于不合作及有危险行为的患者应先予以警示，无效者再进行约束。实施约束过程中应态度和蔼，注意人文关怀，加强巡视，密切观察患者病情，及时解除约束，必要时遵医嘱应用药物稳定患者情绪。

（二）皮肤损伤

实施保护性约束前向患者讲解约束的目的，以取得配合，避免在约束过程中患者过度挣扎。为保护约束部位的皮肤，需要垫多层软棉垫，此外也需要注意约束的力度，尽量减少被约束肢体的活动度，告知患者勿抓挠皮肤，对于皮肤擦伤部位，可用0.5%聚维酮碘溶液消毒，保持局部皮肤的干燥清洁，如有皮肤破损、溃烂，应遵医嘱对症处置。

（三）关节脱位或骨折

实施保护性约束前，评估患者的配合程度。对于情绪异常激动、强烈反抗的患者可暂缓给予约束。约束时动作要轻柔，避免过度用力。加强巡视，及时评估约束部位的关节及肢体活动度，一旦发现异常立即报告医生，告知患者及家属制动受伤肢体，配合医生完成相关检查，必要时请相关科室会诊。

（四）牵拉性臂丛神经受损

实施保护性约束前向患者解释，取得配合，以免患者用力挣扎导致过度牵拉，同时掌握正确的约束方法，避免过度用力，约束肢体保持功能位，加强巡视，及时解除约束。如需长时间约束，定期松解，活动肢体。加强肢体功能锻炼，遵医嘱配合理疗，必要时应用营养神经药物，及时观察病情变化，记录肢体功能恢复情况。

（五）肢体血液回流障碍

约束时使用多层软棉垫，实施约束期间加强巡视，观察被约束部位的松紧度，根据病情及时解除约束，如需长时间约束，定期松解。如出现肢体血液回流障碍，应立即松解约束，活动肢体，以促进局部的血液循环，局部按摩、理疗，肿胀部位可用 50% 硫酸镁湿敷，发生局部组织坏死者，需请相关科室会诊，密切观察，记录病变部位的皮肤情况。

（六）压力性损伤

约束时使用多层软棉垫，避免长时间约束，确需长时间约束的患者应定期松解，活动肢体，必要时可更换约束体位与约束方法，保持皮肤及床单位的平整、清洁、干燥。对于皮肤未破损者予以局部按摩，涂抹赛肤润，皮肤破损者换药处理，必要时会诊。

（七）疼痛

实施保护性约束前做好解释及安抚工作，使患者从心理上接受约束这项保护性的干预措施，约束的松紧适宜，并且要根据病情及时解除约束，避免长时间约束。与患者沟通了解疼痛原因及疼痛程度，如有关节脱位或骨折，应立即暂停约束，松解约束后，应逐步缓慢活动肢体，以免加重疼痛。

八 相关知识

1. 保护性约束是一种极有可能导致患者出现激烈行为或者护患纠纷的措施，因此在使用过程中必须遵循一定的医疗伦理程序。医护人员应严格遵守约束的适应证，实施保护性约束前，先由医生开具医嘱，并向患者及家属解释保护性约束的目的及使用的必要性，获得患者及家属的理解与配合，并且签署约束知情同意书，护士书写实施保护性约束的护理记录单。若在紧急情况下，护士可执行医生的口头医嘱，对患者采取紧急约束，医生应在患者被紧急约束后立即补齐医嘱。

2. 解除约束的指征

（1）患者意识清醒，情绪稳定，精神或定向力恢复正常，可配合治疗和护理，无攻击、拔管倾向。

（2）患者肌无力，处于深度镇静状态或深度昏迷。

（3）停止使用支持生命的治疗或设备。

（4）可使用保护性约束的替代措施。

（5）如有多个部位的约束，应根据患者的实际情况逐一解除约束。

（林丽丽）

第 39 章

压力性损伤的预防及护理技术

一　目的

1. 减少或消除导致压力性损伤的诱发因素，预防压力性损伤的发生。

2. 采取综合防治措施，促进压力性损伤的愈合。

二　评估和观察要点

1. 评估发生压力性损伤的危险因素（附录 A 及附录 B），包括患者病情、意识状态、营养状况、肢体活动能力、自理能力、排泄情况及合作程度等。

2. 评估患者压力性损伤易患部位。

3. 辨别压力性损伤分期，观察压力性损伤的部位、大小（长、宽、深）、创面组织形态、潜行、窦道、渗出液等。

4. 了解患者接受的治疗和护理措施及效果。

三　物品准备

1. 治疗车上层　浴巾、小毛巾、透明敷贴、减压贴、枕头、热水、水温计、洗手液、护理记录卡、PDA 扫描器等。

【可使用的减压贴包括（不限于）：水胶体敷料、泡沫敷料等】

2. 治疗车下层　脸盆、床刷、床刷套、生活垃圾桶、医用垃圾桶。

四 操作步骤

（一）操作前准备

1. 核对医嘱　查阅病例，双人核对医嘱、执行单、条码贴；用两种以上的方式核对并确认患者信息。

2. 评估　评估患者病情、意识状态、配合程度，向清醒患者及家属解释该项操作的目的、配合方法、注意事项、操作过程等。

【根据病情使用压力性损伤危险因素评估表评估患者】

3. 病室环境　安全、整洁、安静、光线充足，环境适宜操作，注意保护患者隐私。

4. 护士准备　衣帽整洁，修剪指甲，七步洗手法洗手，戴口罩。

5. 用物准备　核对用物是否包装无破损、在有效期内可以使用，摆放整齐，以不违反无菌原则、省力为标准；核对医嘱与条码贴一致。

（二）操作中要点

1. 核对　携用物至患者床旁，做好解释，取得患者配合，采取两种以上的方式核对患者信息，核对患者、医嘱单（或PDA扫描器）是否一致。

【PDA扫描核对患者信息】

2. 关闭门窗，遮挡患者，移开床旁桌椅，放置脸盆，准备热水。

【水温计测量水温，不宜过热或过冷】

3. 卧位　放下近侧床挡，抬起患者颈肩部，将枕头移向对侧，协助患者侧卧位，背向护士。

4. 对活动能力受限或长期卧床患者，定时变换体位或使用充气床垫，或者采取局部减压等可行的压力性损伤预防措施。避免损伤加重或出现新的损伤。

5. 保持患者皮肤清洁无汗液，衣服和床单位清洁干燥、无皱褶。

6. 擦拭方法　取小毛巾放入水盆，浴巾铺于患者身下，暴露患者背部，评估受压情况，将浴巾盖于背部。将小毛巾包裹于护士手上（呈手套状），拧干，为患者（由上至下）擦洗背部。

【擦拭力度适中，避免过于用力，损伤皮肤】

7. 及时清洁大小便失禁患者局部皮肤，肛周可涂皮肤保护剂。

8. 受压部位保护　用浴巾擦干背部，在易发生压力性损伤的部位（如肩胛部、骶尾部等）贴透明敷贴或减压贴预防压力性损伤，皮肤脆薄者慎用。患者侧卧，胸前及背部垫软枕，协助患者背部与床面呈30°，在患者两膝之间垫软枕。

（1）压力性损伤1期患者局部使用半透膜敷料或水胶体敷料加以保护。

（2）压力性损伤2～4期患者采取针对性的治疗和护理措施，定时换药，清除坏死组织，选择合适的敷料，皮肤脆薄者禁用半透膜敷料或者水胶体敷料。

（3）对无法判断的压力性损伤和怀疑深层组织损伤的压力性损伤需进一步全面评估，采取必要的清创措施，根据组织损伤程度选择相应的护理方法。

（4）根据患者情况加强营养。

9. 核对及指导　再次核对患者的信息、医嘱，移回床旁桌，拉起床挡，开窗通风。健康指导，告知相关知识及注意事项。

10. 每班严密观察并严格床旁交接患者皮肤状况。

（三）操作后处理

1. 整理用物，按垃圾分类处理原则。

【锐器放入锐器回收盒内】

2. 七步洗手法洗手，摘口罩，记录。

（四）评价

1. 操作过程中评估、沟通，体现对患者个性化的护理及人文关怀。

【操作过程中注重人文关怀】

2. 相关理论知识及并发症的规避。

五　注意事项

1. 预防压力性损伤最重要的措施是使受压局部解除压力，可使用多种减压装置，如海绵垫、气垫褥和水垫褥。臀部橡胶气圈因其不仅无法很好地消除局部压力，还影响了局部的血液循环状态，不建议使用。

2. 平卧需抬高床头时，一般不应高于 30°，以减少剪切力对骶尾部组织的损伤。

3. 受压部位在解除压力 30min 后，压红不消褪者，缩短变换体位时间。如皮肤已有压红，则禁止进行按摩，以免加重组织受损程度。

4. 创面清洗液可选择生理盐水或林格氏液，不主张创面过多使用消毒液，如必须使用则应尽快用大量生理盐水将创面残余消毒液冲洗干净。

5. 换药时严格遵守无菌技术操作原则。

6. 感觉障碍的患者避免使用热水袋或冰袋，防止烫伤或冻伤。

7. 病情危重者，根据病情变换体位，保证护理安全。

六　常见并发症及处理

（一）患者受凉、隐私被暴露

出现肢体凉、打喷嚏、鼻塞、流涕、寒战等，随后出现感冒、上呼吸道感染等。患者隐私被暴露，其情绪受影响，出现不配合操作或情绪低落、忧郁。操作前做好解释工作，以取得患者的配合。将室温调至合适的温度，拉好窗帘及床帘，关好房门。操作时随时遮盖患者,注意保暖,加盖被服。病情允许情况下可鼓励多饮温开水。患者出现感冒症状,遵医嘱进行治疗,给予患者心理安慰,缓解情绪,减轻忧郁。

(二)管路牵拉、扭曲

出现疼痛、置管局部出血、管路折叠扭曲引起引流不畅等。操作前告知患者操作配合的要点及注意事项,检查、妥善固定各管路。动作熟练,随时注意保护各管路。患者诉疼痛时,立即检查是否由牵拉管道引起。若管路引流不畅,则检查是否折叠或压迫,及时松解、拉直、妥善安置管路,若管道脱出按管道脱出处理。

(三)坠床

更换床单的过程中,患者从床上坠落。操作前告知患者配合操作的要点,无操作人员指令勿自主移动,根据患者情况使用相应的保护工具,如床挡、约束带等。操作中注意患者体位移动,防止坠床。单人操作时,不得将两侧床挡同时放下,操作者应站于床挡放下侧操作,以便时刻防护患者坠床。坠床后评估患者摔伤情况,迅速查看全身情况和局部受伤情况,根据医嘱作进一步的处理。医护人员要镇静,给患者及家属安全感,处理及时迅速,并注意保暖及保护隐私。予以安抚,减轻患者的恐惧心理。

(四)皮肤刮擦、破损

患者与床单位、擦拭毛巾接触的部位出现皮肤刮痕、发红、破皮、淤青等。操作前告知患者配合操作的要点,切勿自主移动,避免受伤。操作者移动患者动作轻柔,避免拖、拉。操作前将一切可能造成损伤的物品搬离床边。皮肤刮擦或破损处用络合碘消毒,保持创面清洁、干燥,一般无须其他特殊处理。

(五)污染无菌操作的环境

更换床单时灰尘、碎屑等污染患者伤口、静脉输液穿刺部位及系统,污染的局部出现炎症反应及输液反应等。在无

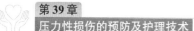

菌操作前 30min 停止压力性损伤护理,每天用消毒水湿抹床及床头桌、椅,拖地。若有局部炎症反应则遵医嘱及时对症处理。如发生输液反应,应立即停止输液或保留静脉通路并改换其他液体和输液器。立即报告医生并遵医嘱给药,保留标本送检并按有关程序对输液器及液体进行封存。

七 相关知识

1. 压力性损伤的危险因素　移动受限、活动受限、承受摩擦力和剪切力大的患者,既往有压力性损伤史或压力点疼痛的患者,以及糖尿病患者有压力性损伤的风险。

(1) 皮肤受压:如果患者长期卧床,使局部皮肤长时间受到压迫后会引起血流不畅,还会因为组织缺血、缺氧而出现变形或坏死。平时需要适当的翻身,避免长时间保持一个姿势。

(2) 过度摩擦:若卧床期间局部皮肤长时间与衣服和床上用品摩擦,也会对皮肤造成损伤。需要选择柔软的衣服及床上用品,在擦拭皮肤时也要注意动作轻柔。

(3) 皮肤潮湿:如果皮肤表面长时间受到汗液、尿液或其他渗出物的浸润,会导致皮肤防御功能下降,严重时也会导致局部组织坏死。需要及时清理皮肤,也可以在医生指导下使用复方多黏菌素 B 软膏、重组人表皮生长因子凝胶、莫匹罗星软膏等药物治疗。

(4) 剪切力作用:如果皮肤和所接触的物体在活动时呈现相反方向,会形成剪切力,使局部皮肤出现皱褶,长时间没有改善也会对皮肤正常功能产生影响。病情严重的患者,需要由医生进行清创术、皮肤修复术等手术治疗。

(5) 矫形器械使用不当:若长时间使用石膏、绷带或夹板等矫形器械,并且对局部过度压迫,会影响血液循环,严重时还会引起组织缺血坏死后形成压力性损伤。需要正确使用矫形器械,并在医生的指导下适当更换。

（6）营养不良：营养不良会导致皮下脂肪减少，肌肉萎缩，肌体脱水，一旦受压，受压处缺乏肌肉和脂肪组织的保护，引起局部血液循环障碍导致缺血坏死，出现压力性损伤。

2. 压力性损伤的预防

（1）预防性皮肤护理：保持皮肤清洁并适当保湿，大小便失禁后立即清洁皮肤，避免使用碱性肥皂和清洁剂，使用隔离产品保护皮肤不受潮，避免用力摩擦皮肤，并建议使用高吸收性尿失禁产品、低摩擦系数的纺织品及硅胶泡沫敷料保护有压力性损伤风险的皮肤。

（2）营养支持：对有压力性损伤风险或有压力性损伤的患者进行全面营养评估，并制订个性化的营养护理计划，对于口服不能满足营养需求的患者，根据患者个人意愿和护理目标，给予肠内或肠外营养。有压力性损伤危险的新生儿、儿童与成人营养需求不同，应考虑应用强化食品、适龄营养补充剂、肠内或肠外营养支持。

（3）体位变换：早期活动患者的翻身频率应个性化，需根据个人的活动水平、灵活性和独立进行体位变化的能力、皮肤和组织耐受性、总体健康状况、整体治疗目标、舒适感和疼痛感来确定。对患者实施体位变换时，应使所有骨隆突处的压力最小化，并使压力最大限度地重新分配，减小对足跟的压力；避免患者与医疗设备直接接触；保证患者在侧卧位时骶尾部和大转子不受压；注意改变镇静中的新生儿或婴儿头部受压部位；对于卧床患者，30°侧卧位优于90°侧卧位，患者床头尽可能平放，鼓励可以自主进行体位变换的患者以20°～30°的侧卧位睡觉，必须抬高床头时（如预防呼吸机相关性肺炎），保持30°或更低的高度；长期卧床的患者在合适的椅子或轮椅上就座，但时间不能过长；对于手术室患者，不同手术体位（如仰卧位、俯卧位、截石位等）需要特别考虑压力点，清楚地了解受压部位，并据此实施相应的预防措施。

（4）足跟的压力性损伤：足跟部是压力性损伤最常见的

部位之一,有压力性损伤风险和 / 或有 1 期、2 期压力性损伤的患者,使用专门设计的足跟悬挂装置、枕头或泡沫垫悬置足跟;而对于足跟有 3 期或更严重的压力性损伤患者,使用专门设计的足跟悬挂装置抬高足跟,以上方法都需使足跟完全减压,使压力沿小腿分散,从而不会对跟腱和腘静脉产生压力。使用枕头或泡沫垫是最简单抬高足跟的方法,而对于躁动、痴呆的患者,更适合采用足跟悬挂装置。预防足跟压力性损伤新的辅助材料为预防性敷料,在可行的情况下,对足跟有压力性损伤高风险的患者尽早使用预防性敷料,抬高患者足跟,每天评估足跟处皮肤。

(5)支撑面:对有压力性损伤风险的患者,使用反应性空气床垫或覆盖物。转运途中的患者也可能发生压力性损伤,对转运途中已存在压力性损伤或有压力性损伤风险的患者,使用压力再分配支撑面。

(6)器械相关性压力性损伤:器械相关性压力性损伤除医疗器械导致的压力性损伤,也包括手机、笔等日常用品导致的压力性损伤。应定期监测医疗器械的松紧度,如果患者病情允许,可询问患者的舒适度,同时使用预防性敷料降低医疗器械相关性压力性损伤风险。不要在医疗器械下方使用过多的预防性敷料而增加医疗器械处的压力。进行氧疗时,在保障安全的情况下,建议采用面罩和鼻塞交替给氧的方式以降低鼻、面部压力性损伤程度。

3. 压力性损伤的治疗

(1)愈合监测:已接受适当的局部创面护理、压力再分配和营养支持的压力性损伤患者,若 2 周内创面没有愈合迹象,需要重新对患者进行全面评估,并且采用相同的方法测量压力性损伤大小和面积,以便对不同时间的测量结果进行比较。设定与患者意愿一致的治疗目标,同时考虑照护者提供的信息,并以此制订相应的治疗计划。为姑息患者 / 临终关怀患者设定治疗目标时,根据患者意愿,可以制定提高生活质量的目标，而非愈合压力性损伤创面。在临床工作中，医护人员不仅只是为患者进行治疗操作，更多的是应该考虑患者的感受，尽可能地尊重患者的意愿。

（2）疼痛评估：对压力性损伤患者进行全面的疼痛评估，除使用疼痛评估工具外还需关注患者的肢体语言，在为患者翻身时尽量减轻患者伤口疼痛，也可采用湿性愈合原则，在伤口处使用预热至室温的吸收能力好的敷料以减轻疼痛感。使用非药物治疗作为减轻压力性损伤疼痛的首要方法，包括与患者交谈、冥想和音乐疗法等，必要时可考虑使用阿片类药物处理伤口处的急性疼痛或定期使用镇痛药控制疼痛。

（3）清洗与清创：对压力性损伤清洗和／或清创有利于创面的愈合，对未出现感染的创面，清洗压力性损伤和创面周围的皮肤，对怀疑或已有感染的创面使用有抗菌作用的清洗剂。清除失活的组织和疑似或已确认的生物膜，持续清创直至创面覆盖新的肉芽组织。

（4）感染和生物膜：对于压力性损伤的创面感染和生物膜覆盖，最重要的是及时发现，尽早对症处理，从而促进创面愈合。若出现以下现象则高度怀疑局部感染：创面愈合延迟，适当治疗后2周没有愈合迹象，创面深或面积大，伤口破裂，存在坏死组织，肉芽组织易碎，渗出物增多或性状改变，周围组织温度升高，疼痛，恶臭。出现以下现象则高度怀疑创面有生物膜：适当抗生素治疗后仍无法愈合，抗生素治疗无效，最佳治疗后仍延迟愈合，渗出物增多，肉芽组织变差或增生易碎，轻度红肿或轻度慢性炎症，继发感染指征。

（5）伤口敷料：伤口敷料可以用作压力性损伤的预防和治疗，应根据压力性损伤的分期和渗出液的量选择治疗性的伤口敷料。对非感染的2期压力性损伤使用水胶体敷料、水凝胶敷料或聚合物敷料；伴有少量渗出液的3期或4期压力性损伤使用水凝胶敷料；伴有中度渗出液的3期或4期压力性损伤使用藻酸钙敷料；伴有中 / 重度渗出液的 2 期或更高分期的压力性损伤使用泡沫敷料；伴有高渗出液的压力性损伤使用高吸收性的敷料；在不能使用高级伤口敷料时，仍应遵循湿性愈合原则，使用湿润的纱布保持伤口湿润环境，透明薄膜敷料固定伤口敷料。

（6）其他措施：对压力性损伤的治疗还包括生物敷料、生长因子的使用，生物物理学治疗和手术治疗。对难愈合的压力性损伤使用胶原蛋白敷料，可提高治愈率、减轻伤口炎症，但不适用于有干结焦痂的压力性损伤。实施脉冲电流电刺激可促进顽固的 2 期、3 期或 4 期的压力性损伤的愈合。

附录 A　Norton 压疮风险评估表

评估要素	分值	评估说明	得分
身体状况	4分	良好：身体状况稳定，看起来很健康，营养状态很好	
	3分	尚好：身体状况大致稳定，看起来健康尚好	
	2分	虚弱：身体状况不稳定，看起来健康尚可	
	1分	非常差：身体状况危险，急性病容	
精神状况	4分	清醒的：对人、事、地点、方向感非常清楚，对周围事物敏感	
	3分	淡漠的：对人、事、地点、方向感只有 2～3 项清楚，反应迟钝、被动	
	2分	混淆的：对人、事、地点、方向感只有 1～2 项清楚，经常对答不切题	
	1分	木僵的：常常不能回答，嗜睡	
活动力	4分	可走动的：能独立走动，包括使用手杖或扶车	
	3分	行走需要协助：无人协助则无法走动	
	2分	依赖轮椅：由于病情或医嘱，仅能走上轮椅并以轮椅代步	
	1分	卧床：因病情或医嘱限制留在床上	

续表

评估要素	分值	评估说明	得分
移动力	4分	完全自主：可随心所欲、独立地移动，控制四肢	
	3分	轻微受限：可移动、控制四肢，但需人稍微协助才能变换体位	
	2分	非常受限：无人协助下无法变换体位，移动时能稍微主动用力，肢体轻瘫、痉挛	
	1分	完全受限：无能力移动，不能变换体位	
失禁	4分	无失禁：指大小便完全自控（除诊断性试验）或已留置尿管，无大便失禁者	
	3分	偶尔失禁：24h 内出现 1～2 次尿或大便失禁（与轻泻剂或灌肠无关），留置尿套或尿管但能控制大便	
	2分	经常失禁：过去 24h 之内有 3～6 次小便失禁或腹泻	
	1分	完全失禁：无法控制大小便，24h 内有 7～10 次失禁发生	
总分			

注：评分≤14 分提示患者有发生压力性损伤的风险，科室内一般预警，并采取有效预防措施；评分≤8 分提示患者有发生压力性损伤的极高风险，科室内需采取特别预警，填写"压疮预警报告表"上交总护士长，总护士长现场查看或组织造口伤口护理小组会诊，制订及落实个体化的预防措施。

附录 B　Braden 压力性损伤危险因素评估表

项目	1分	2分	3分	4分
感觉	完全受限	非常受限	轻度受限	未受损
潮湿	持续潮湿	潮湿	有时潮湿	很少潮湿
活动力	限制卧床	可以坐椅子	偶尔行走	经常行走
移动力	完全无法移动	严重受限	轻度受限	未受限
营养	非常差	可能不足够	足够	非常好
摩擦力和剪切力	有问题	有潜在问题	无明显问题	

注：评分≤18 分，提示患者有发生压力性损伤的危险，建议采取预防措施。

（邱　辉）

第40章

腹腔引流管的护理技术

一　适应证

术后渗血渗液、积脓感染等各种情况需要将液体引流出腹腔外的患者。

二　禁忌证

腹膜腔内广泛粘连、腹膜后肿瘤等导致腹膜腔难以建立的情况。

三　常见引流管放置部位

胃肠穿孔修补手术、肝破裂修补手术后、膈下脓肿清除手术后引流管放置于膈下。胆囊切除术后、胆道探查术、胆肠吻合手术后、肝脏部分切除术后引流管放置于肝下。肠道手术、弥漫性腹膜炎手术引流管放置于结肠沟旁。胰腺炎手术后引流管放置于胰腺周围。引流管放置位置要低于引流位置。

四　物品准备

1. 治疗车上层　引流袋、止血钳、安尔碘、棉签、治疗巾、一次性无菌手套、弯盘、PDA 扫描器、别针等。

2. 治疗车下层　生活垃圾桶、医用垃圾桶、锐器回收盒。

五　操作步骤

（一）操作前准备

1. 核对医嘱　查阅病例，双人核对医嘱及患者信息。

【需双人核对患者信息，用两种以上的方式】

2. 评估　评估患者病情、合作能力、敷料情况及引流通畅情况。向患者及家属解释该项操作的目的、配合方法、注意事项、操作过程及可能的风险等。

3. 病室环境　安全、整洁、安静、光线充足，环境适宜操作，注意保护患者隐私。

4. 护士准备　衣帽整洁，修剪指甲，七步洗手法洗手，戴口罩。

5. 用物准备　核对用物是否包装无破损、在有效期内可以使用，摆放整齐，以不违反无菌原则、省力为标准。

（二）操作中要点

1. 核对　携用物至患者床旁，做好解释，取得患者配合，采取两种以上的方式核对患者信息，核对患者、医嘱单（或PDA扫描器）是否一致。

【PDA扫描核对患者信息】

2. 体位　取舒适体位，注意保护患者隐私、保暖。

【体位可取低半卧或平卧位】

3. 检查　洗手、戴口罩、戴无菌手套。观察敷料及其周围有无红肿渗出。暴露引流管与引流袋衔接处，衔接处下铺治疗巾，置弯盘，松开别针，注意保暖，再次检查无菌引流袋是否密封、过期。打开外包装，检查引流袋有无破损、引流管是否扭曲，挤压引流管，观察引流是否通畅。

4. 更换引流袋　止血钳夹紧引流管近端，用安尔碘棉签消毒引流管连接处，以接口为中心，环形消毒，然后向接口及以下纵向消毒2.5cm。左手取消毒纱布固定引流管近端，分离连接处，旧引流袋放入医用垃圾袋。再次消毒引流管管口。连接无菌引流袋,松开止血钳,并挤压引流管,确认引流通畅,将引流袋置于低于引流口水平,用别针固定于床边。避免引流管扭曲、受压或折叠,特别是防止引流管脱出。

【止血钳夹紧位置为引流管尾端上 3cm 处。打开引流管与引流袋接口处前,应确认止血钳已夹紧,以防引流液反流】

5. 核对及指导　再次核对患者的信息、医嘱,撤去治疗巾及弯盘,摘手套,整理床单,协助患者取舒适体位,观察引流情况。指导患者变换体位时,注意调整引流管位置,避免牵拉及误拔引流管。

(三)操作后处理

1. 整理用物,按垃圾分类处理原则。

【旧引流袋放入医用垃圾袋】

2. 七步洗手法洗手,摘口罩。

3. 观察与记录　观察引流液的量、颜色、性状并严格记录。注意巡视病房时,观察引流管的情况,经常挤捏引流管,防止管道阻塞。

(四)评价

1. 操作过程中评估、沟通,体现对患者个性化的护理及人文关怀。

【操作过程中注重人文关怀】

2. 相关理论知识及并发症的规避。

六　注意事项

1. 无菌操作　更换引流袋时,应严格执行无菌技术操作原则,预防感染。

2. 保护患者安全　在进行操作时,务必关注患者的安全,防止发生坠床事件,尤其是在移动患者时须格外小心;在进行引流操作和观察时,必须尊重患者隐私,并注意避免让患者受凉。

3. 避免牵拉　在进行操作时,切记避免在移动患者时意外拔出引流管,同时在挤压引流管时应小心谨慎,避免过度牵拉,以免引起患者疼痛或导致引流管脱出。

4. 环境保护　防止引流液溢出,使用过的引流管头端用脱下的手套包好后,置于垃圾桶内,防止引流液流出造成对周围环境的污染。

5. 保持引流通畅　保持引流有效性,引流袋妥善固定于床旁,避免引流袋掉落,同时保持有效的引流高度,保持腹腔引流管引流通畅,定期挤压引流管,以免管道阻塞。

6. 保护伤口　保护患者引流口周围皮肤,保持伤口敷料清洁干燥。

7. 观察引流液

颜色:引流液的颜色可能会提示一些疾病状态或并发症,如鲜红色可能表示出血,混浊可能提示感染。

性状:观察引流液的性状,包括黏稠度、清澈度、异物等,以了解引流液的特性及患者的病情。

引流量:记录引流液的排出量,有助于评估患者的引流情况及术后恢复状况。

气味:检查引流液是否有异常的气味,如有腐臭味可能提示感染。

时间:记录每次观察的时间,以便追踪引流液的变化趋势。

8. 定期评估患者病情　定期检查患者的腹部症状及体征,如疼痛、肿胀等,及时发现并处理并发症。

9. 及时记录　记录引流液的排出量、特征,以及患者的症状和护理措施,为医疗团队提供参考依据。

七　常见并发症及处理

(一)引流不畅

1. 临床表现　腹腔引流装置内无液体引出,抽吸、挤压引流管有阻力;患者可出现腹胀、腹痛,有时伴有发热;超声检查腹腔内有积液、积血。

2. 常见原因　引流管扭曲、折叠、受压；引流管腔被血凝块或脓块堵塞；患者体位不当、引流袋固定位置高于引流管腹壁出口；引流管有部分滑脱致使引流管前端脱离腹膜腔。

3. 处理措施　发现引流管引流不畅，应立即查看引流装置，排除引流管受压、折叠、扭曲等情况，报告医生，协助医生采取相应措施（冲洗、抽吸引流管；拔管；换管重置等），安抚患者及家属，严密观察病情并记录。

4. 预防措施　妥善固定引流管和引流袋，防止引流管受压、扭曲、向外滑出脱离腹腔等造成引流不畅；引流期间，患者取半坐卧位并经常改变体位有利于引流；引流袋固定位置不能高于引流管腹壁出口；定时挤捏引流管，防止血凝块堵塞管腔，保持引流通畅；加强宣教，告知患者及家属引流管注意事项，避免扭曲、折叠、受压及拉扯脱管等。

（二）引流管脱出

1. 临床表现　腹腔引流管部分或全部脱离腹腔，出现腹腔引流管引流不畅的表现。

2. 常见原因　引流管固定不稳妥；翻身、活动时不慎拉扯脱管；患者烦躁不安、不配合导致意外拔管。

3. 处理措施　发生管道脱落，用无菌敷料盖住引流管皮肤出口处，立即报告医生、护士长。由医生确认处理方法，协助医生进行处理，及时做好相应的治疗和护理工作，安抚患者及家属，严密观察病情并记录，做好床旁交接班，科室讨论分析，按不良事件上报护理部。

4. 预防措施　妥善固定引流管，并留有足够长度，以防患者翻身、活动时引流管拉扯脱出腹腔；严格交接班，做好患者的活动指导，避免拉扯引流管；对于烦躁不安、不配合的患者，必要时给予镇静药物或使用约束带，防止发生意外拔管。

（三）出血

1. 临床表现　腹腔引流管突然引出大量血性引流液；腹部敷料有大量鲜红色渗液。

2．常见原因　患者凝血功能障碍；患者翻身或下床活动时体位的突然改变牵拉引流管刺伤腹腔脏器组织；术后切口小血管结扎不严密或结扎线脱落；患者剧烈咳嗽时腹内压突然增加，牵拉引流管刺伤组织出血。

3．处理措施　发现大量血性引流液应立即查看、分析病情，遵医嘱采取相应措施（补充血容量，使用止血药等），安抚患者及家属，严密观察病情并记录（观察患者生命体征，引流液的颜色、性状、量），做好床旁交接班。

4．预防措施　患者术后避免剧烈活动，翻身或下床活动时避免牵拉引流管；给予腹带保护，咳嗽时双手保护伤口，防止腹内压突然增加，牵拉引流管刺伤组织出血；贫血者给予输血改善，定期监测血常规；遵医嘱应用止血药如维生素K_1、氨甲环酸、血凝酶等预防出血。

（四）感染

1．临床表现　腹腔引流液颜色由清亮淡红或黄色变为黄褐色或灰白色黏稠脓性液体，体温超过 38.5℃，考虑为腹腔感染。

2．常见原因　未定期更换引流袋；引流液反流；引流液不能及时排出；引流管留置时间过久；腹腔手术术后有瘘的发生。

3．处理措施　发现引出混浊脓性液体，立即报告医生，遵医嘱采取相应措施（使用抗生素，必要时留取血培养做药物敏感试验），安抚患者及家属，严密观察病情并记录，做好床旁交接班。

4．预防措施　妥善固定引流装置，保持引流通畅，避免引流管受压、扭曲、堵塞造成引流不畅或引流液不能及时排出；注意观察引流管周围皮肤有无红肿渗出；做好患者及家属的健康教育，保持引流袋位置低于引流管腹壁出口，防止引流液反流；最好选用抗反流引流袋；注意观察引流液的颜色、量、性质、有无残渣等，准确记录 24h 引流量；定时更换引流袋，及时倾倒,注意无菌操作;必要时遵医嘱合理使用抗生素。

(五)肠梗阻

1. 临床表现　术后出现腹胀、腹痛、肛门排气或排便停止。

2. 常见原因　引流管质地较硬、粘连压迫肠管;引流管放置位置不当。

3. 处理措施　患者出现肠梗阻症状,立即报告医生,协助医生做出相应处理(可松动引流管,向外拔出 1～2cm,改变引流管放置位置;症状若无缓解,如果病情允许可考虑协助医生拔除引流管),安抚患者及家属,严密观察病情(观察患者腹痛、腹胀是否减轻)并记录,做好床旁交接班。

4. 预防措施　检查患者全身情况及引流管,无明显渗出液可提早拔除引流管;无其他原因引起腹痛、腹胀者,首先考虑是否引流不当引起肠梗阻。

八 相关知识

腹腔引流是依靠虹吸作用经腹腔引流管将腹腔积液引流至引流袋中。作用机制:体内位置较高的腔内液体通过引流管流入位置较低的引流袋中,通过引流管的负压作用,排出腹腔内的积液、血液或分泌物,以减轻压力、预防感染、促进愈合等。当体腔中压强与引流袋中压强相等时,腹腔内积液则停止流出。

腹腔引流是一项重要的临床操作,护理人员需要具备相关知识和技能,以保证引流的有效性,减少并发症的发生,促进患者的康复。其护理要点主要包括固定引流管、保持引流通畅、观察引流液,以及及时更换引流口敷料和心理护理等。其中心理护理与生理护理同等重要,良好的心理护理不仅有助于患者的心理健康,还可以提升治疗效果,改善生活质量,值得医护人员高度重视。

(张寓静)

第 41 章

胸腔闭式引流管的护理技术

一 适应证

各种类型气胸；中等量以上的胸腔积液；脓胸或支气管胸膜瘘；血胸、血气胸；开胸术后。

二 禁忌证

严重的凝血功能异常、出血倾向；终末期肿瘤、终末期肝性胸腔积液；严重分隔多房性胸腔积液。

三 胸腔闭式引流管的位置安放

引流气体一般选在锁骨中线第 2 肋间或腋中线第 3 肋间插管；引流液体选在腋中线和腋后线之间的第 6～8 肋间插管；引流脓液在脓肿的最低点。

四 物品准备

1. 治疗车上层　引流瓶、止血钳（两把）、无菌生理盐水、无菌手套、纱布、安尔碘、棉签、治疗巾、治疗盘、弯盘、标签、洗手液、医嘱核对卡、PDA 扫描器。

2. 治疗车下层　生活垃圾桶、医用垃圾桶、锐器回收盒。

五 操作步骤

（一）操作前准备

1. 核对医嘱　查阅病例，双人核对医嘱及患者信息。

【需双人核对患者信息,用两种以上的方式】

2. 评估　评估患者病情、合作能力、敷料情况及引流通畅情况。向患者及家属解释该项操作的目的、配合方法、注意事项、操作过程及可能的风险等。

3. 病室环境　安全、整洁、安静、光线充足,环境适宜操作,注意保护患者隐私。

4. 护士准备　衣帽整洁,修剪指甲,七步洗手法洗手,戴口罩。

5. 用物准备　核对用物是否包装无破损、在有效期内可以使用,摆放整齐,以不违反无菌原则、省力为标准。

(二)操作中要点

1. 核对　携用物至患者床旁,再次使用 PDA 扫描器核对并解释护理目的,取得患者配合。

2. 体位　协助患者取得合适体位,注意保护患者隐私、保暖。

3. 检查　观察伤口有无渗液、渗血;伤口周围皮肤有无皮下气肿,敷料是否固定妥当。嘱患者咳嗽或深呼吸,观察有无水柱波动,检查引流管是否通畅。洗手,检查并打开引流瓶,检查并开启生理盐水。

【水柱波动范围 4~6cm】

4. 注水　消毒瓶口,冲洗瓶口后,将生理盐水倒入引流瓶。

【引流瓶内液体量应淹没长玻璃管下端 3~4cm 为宜】

5. 连接引流瓶　连接引流管与引流瓶上的长玻璃管,贴标签。

【标签上缘平齐水平面】

6. 更换引流瓶　戴无菌手套,铺治疗巾,在引流管连接处上方 8cm 处从上往下夹闭引流管。放置弯盘于引流管与引流瓶连接处下方,分离引流管,并使其悬空观察引流液颜色、性状、量等。将引流瓶置于垃圾桶内,脱手套,并用手套包裹引流管头端,洗手。检查并打开纱布,戴无菌手套,消毒引流管口。取无菌纱布,用无菌纱布包裹已消毒的引流管头端,连接新引流瓶。

【更换新引流瓶时需再次洗手戴手套】

7. 妥善固定　松开止血钳,妥善固定引流瓶,检查引流瓶通畅情况。

8. 核对及指导　再次核对患者的信息、医嘱,撤去弯盘,摘手套,整理床单位,协助患者取舒适体位,观察引流情况。指导患者变换体位时,注意调整引流管位置,避免牵拉及误拔引流管。

【体位通常取半卧位】

(三)操作后处理

1. 整理用物,按垃圾分类处理原则。

【旧引流瓶放入医用垃圾桶】

2. 七步洗手法洗手,摘口罩。

3. 观察与记录　观察引流液的量、颜色、性状并严格记录。注意巡视病房时,观察引流管的情况,经常挤捏引流管,防止管道阻塞。

(四)评价

1. 操作过程中评估、沟通,体现对患者个性化的护理及人文关怀。

【操作过程中注重人文关怀】

2. 相关理论知识及并发症的规避。

(五)拔管指征

24h引流液<50ml,脓液<10ml,无气体溢出;患者无呼吸困难;听诊呼吸音恢复;X线检查肺膨胀良好。

六　注意事项

1. 严格执行查对制度及无菌技术操作原则。

2. 操作过程中,要密切观察患者情况,如患者出现异常情况,要及时正确处理。

3. 术后患者若血压平稳,应取半坐卧位以利引流。

4. 引流装置采用负压引流原理,引流瓶应位于胸腔以下 60~100cm,不可高于胸腔平面,连接处需牢固固定,维持引流系统密闭。

5. 保持引流管长度适宜,翻身活动时防止受压、打折、扭曲、脱出。

6. 保持引流管通畅,注意观察引流液的量、颜色、性状并做好记录,如果术后连续 4h 引流量 >100ml 或 24h 引流量 >1 000ml,引流液呈鲜红色,且伴有呼吸困难、脉搏快、血压下降等,提示有活动性出血,及时通知医生。

7. 更换引流瓶时,应用止血钳双重夹闭引流管,防止空气进入胸腔形成开放性气胸。

8. 拔出引流管后,24h 内要密切观察患者有无胸闷、憋气、呼吸困难、气胸、皮下气肿等,观察局部有无渗血、渗液,如有变化要及时报告医生处理。

七 常见并发症及处理

(一)引流管脱出

1. 临床表现　引流液自放置引流管部位流出;严重者可出现咳嗽、胸闷、胸痛、呼吸急促。

2. 常见原因　固定不妥,活动不当。

3. 处理措施　引流管脱出立即用手提闭伤口处皮肤,使用凡士林纱布及无菌纱布按压创口,并立即通知医生;如按压后患者出现呼吸困难、气管移位、皮下气肿等症状,应揭开纱布,使气体溢出。

4. 预防措施　在进行胸腔闭式引流护理操作之前,应向患者详细解释操作的目的、可能出现的并发症及需要注意的事项,消除患者的紧张心理,取得其配合,减少患者焦虑和恐惧感;患者在接受操作前应被嘱咐取平卧位,以保持身体的稳定性和舒适度；操作过程中，医护人员需要严格遵守操作规范，动作要轻柔，以避免对患者造成不适或伤害；在安置引流管时，必须确保引流管被妥善固定，并且留有足够的长度，防止在患者翻身或活动时引流管脱出胸腔；正确固定引流管还可以确保引流的顺利进行，减少操作中的不稳定因素。

（二）引流管堵塞

1. 临床表现　引流瓶长玻璃管内水柱突然无波动；患者胸闷、气急；管内见凝血块。

2. 常见原因　引流管扭曲、折叠、受压或未定时挤捏，使管腔被凝血块或脓块堵塞。

3. 处理措施　若水封瓶内水柱不波动，24h引流液<50ml，夹管24h无异常，胸部X线检查胸腔内无积液、积气，可考虑拔管；若水柱不波动，患者有胸闷、气急，可能是引流管阻塞，应及时检查引流管有无扭曲、受压，如有给予排除，可挤捏引流管或适当调整引流管方向，并用60ml无菌针筒抽吸排除阻塞，无效则协助医生予以重新插管；鼓励患者尽早下床活动，日常多做深呼吸、有效咳嗽，必要时每2h给予一次叩背。

4. 预防措施　保持引流通畅，避免引流管受压扭曲；引流管位置放置正确，粗细适宜；嘱患者常做深呼吸或咳嗽；妥善固定引流管，留足长度，以防引流管脱出。

（三）胸腔感染

1. 临床表现　发热，出现胸腔积液；胸腔积液检测常规白细胞计数增高，以中性粒细胞增高为主，胸腔积液培养存在致病菌。

2. 常见原因　未遵守无菌操作原则；引流不畅，引流时间过长引起伤口逆行感染；引流液逆流入胸腔。

3. 处理措施　始终保持引流装置低于胸腔60cm，密切观察体温变化，一旦体温升高、胸痛加剧，及时报告医生并处理。

4. 预防措施　更换引流瓶时，严格执行无菌操作；引流装置低于胸腔 60cm；搬动患者时，引流瓶切勿高于胸腔出口水平面；搬动前夹闭引流管，防止倒流；引流管一旦脱出，切勿将原管再插入，以免感染。

（四）开放性气胸

1. 临床表现　患者出现呼吸困难、胸闷、气短，或伴胸痛，带引流管期间可见水封瓶内持续有气体排出。

2. 常见原因　更换水封瓶时操作不正确；胸腔引流管与水封瓶之间的连接系统不牢固，未完全密封；胸腔引流管脱落，主要有引流管自胸腔内脱出和胸腔引流管和水封瓶连接处松脱；水封瓶玻璃管下端开口露出液面；胸壁引流管口皮肤缝合处松动，未完全密闭；水封瓶不慎被踢倒或打破；拔管后胸壁引流管口处按压时间过短并立即下床活动。

3. 处理措施　一旦出现气胸，应立即去除病因，给予氧气吸入。密切观察生命体征，观察呼吸频率、节律、动脉血气及神志的变化，协助医生胸腔穿刺或胸腔闭式引流，并保持引流通畅，对症治疗处理。

4. 预防措施　使用前仔细检查引流装置的密闭性，更换水封瓶时，必须双钳夹闭引流管，以免造成气胸；经常检查胸腔引流管与水封瓶之间的连接系统有无松脱，确保完全密闭；水封瓶玻璃管下端应置于液平面以下 3～4cm，保持水封瓶直立位并妥善固定，避免踢倒或打翻；胸壁引流管口周围用油纱布包盖严密，观察引流管口皮肤缝合处有无松动，如有松动及时告知医生重新缝合处理；运送患者时双钳夹管，妥善固定；拔管后不能马上下床活动，以免空气从胸壁引流管口处进入胸腔引起气胸。

（五）纵隔摆动

1. 临床表现　患者出现呼吸困难，休克，严重时心搏骤停。

2. 常见原因　大量胸腔积液、积气时引流过快、过多或

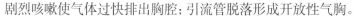

剧烈咳嗽使气体过快排出胸腔；引流管脱落形成开放性气胸。

3．处理措施　紧急处理开放性气胸；大量积液、积气引流时控制引流速度，一般放液500ml夹管5～10min，再放液500ml再夹管5～10min，避免一次放液过多过快；嘱患者勿用力咳嗽，必要时用镇咳药；注意观察生命体征及引流情况，一旦发生纵隔摆动，应迅速抢救。

4．预防措施　妥善固定引流管，并留有足够长度，以防患者翻身、活动时引流管脱出，形成开放性气胸；放置粗细合适的引流管，避免大量胸腔积液、积气时引流过快、过多；嘱患者避免剧烈咳嗽使气体过快排出胸腔。

八　相关知识

胸腔闭式引流的原理基于创建和维持胸腔内一个负压环境，以促进胸腔内积液或气体的排出和治疗。这个过程涉及引流管的置入、负压引流装置的连接、引流液的收集与监测。

1．引流管的置入　在进行胸腔闭式引流时，首先需要在胸壁穿刺处置入引流管。这通常通过皮肤切口或经皮穿刺的方式进行，确保引流管可以直接进入胸腔内部。置入引流管的位置通常位于胸腔最低部，以确保积液能够有效排出。

2．负压引流装置的连接　引流管与负压引流装置（即引流瓶）相连接，引流瓶位置必须低于胸腔，以建立持续负压环境。负压引流装置可以通过引流管从胸腔中抽出积液或气体，并将其收集在负压容器中。负压环境的建立有助于维持胸腔的正常生理状态，并促进愈合和排液。

3．引流液的收集与监测　引流液的性状和量是评估患者病情和治疗效果的重要指标。医护人员会定期检查引流液的颜色、浑浊度、量及其他特征，并可能进行化验和细菌培养，以帮助确定病因和治疗方案。持续监测引流液可以及时发现并处理并发症，确保治疗的有效性和安全性。

在护理胸腔闭式引流患者时，护理人员应密切监测患者的病情变化，及时发现并处理并发症，同时加强健康教育，指导患者及其家属正确理解并发症的预防和处理措施，提高治疗效果和降低并发症的发生率。

（张寓静）

第 42 章

膀胱冲洗技术

一 目的

保持留置导尿患者的尿液引流通畅；清除膀胱内的血凝块、黏液、细菌等异物，预防膀胱感染发生；前列腺及膀胱手术后预防血块形成；治疗某些膀胱疾病，如膀胱炎、膀胱肿瘤等。

二 物品准备

1. 治疗车上层　安尔碘、棉签、冲洗液、一次性膀胱冲洗器、无菌 Y 型管、环钳（必要时使用）、无菌手套、治疗巾、弯盘、手消毒液、PDA 扫描器、医嘱核对卡。

2. 治疗车下层　便盆及便盆巾，生活垃圾桶、医用垃圾桶、锐器回收盒。

3. 其他　屏风。

三 操作步骤

（一）操作前准备

1. 操作者准备

（1）着装整洁、七步洗手法洗手、戴帽子、口罩。

（2）核对医嘱，核对患者床号、姓名、腕带。

【需双人核对患者信息，用两种以上的方式】

（3）评估患者病情、临床诊断、膀胱冲洗目的；了解患者意识状态、生命体征、心理状况等；判断患者的合作、理解程度。向患者及其家属讲解膀胱冲洗的目的、意义、操作过程、配合要点及注意事项，交代膀胱冲洗术可能存在的风险及并发症，必要时可签署《膀胱冲洗同意书》。

2. 环境准备

（1）环境整洁、安全、安静、光线充足。

（2）关好门窗、调节室温。

（3）请现场无关人员离开病室。

（4）用屏风帷幔遮挡患者。

3. 用物准备　检查一次性无菌用品是否在有效期内，密封性是否良好；手消毒液在有效期内。

（二）操作中要点

1. 携用物至患者床旁，再次 PDA 核对患者姓名、床号及腕带信息；并再次向患者解释和交代。

2. 取得配合，协助取合适体位，调节输液架位置，观察尿液性质，有无尿频、尿急、尿痛、膀胱憋尿感，是否排尽尿液，尿管是否通畅等。

3. 铺治疗巾于引流管接头处，放置弯盘，洗手。

4. 检查并打开冲洗液，消毒瓶口，打开膀胱冲洗器，关闭冲洗器开关，连接冲洗液。

5. 将冲洗液挂于输液架上（液面距床面约 60cm），排尽管道内气体，检查管内有无气体。

6. 戴无菌手套，按无菌方法打开 Y 型管，打开棉签，蘸取消毒液。

7. 夹闭导尿管，分离导尿管与引流管接头连接处，妥善放置。

8. 消毒导尿管口与引流管接头，将导尿管与引流管分别与 Y 型管的两个分管连接，Y 型管的主管连接冲洗器导管。

9. 打开导尿管，关闭引流管，打开冲洗液开关，根据医嘱调节冲洗滴速。

10. 整理用物，脱手套，洗手，记录，观察引流情况。

11. 待患者有尿意或冲洗液滴入 200～300ml 后,关闭冲洗管,打开引流管,将膀胱内的冲洗液全部引出,关闭引流管。

12. 再次开放冲洗管,按需要如此反复冲洗,操作中注意观察患者反应及引流液情况。

13. 冲洗完毕,关闭冲洗管,打开引流管,将膀胱内的冲洗液全部引出。

14. 洗手,戴无菌手套,蘸取消毒液,取下冲洗管和 Y 型管,消毒导尿管口与引流管接头,连接引流袋,妥善固定。

【严格执行无菌操作原则】

(三)操作后处理

1. 整理用物 撤下一次性治疗巾,倾倒尿液,脱去手套。用物按医疗废弃物分类处理。

【锐器放入锐器回收盒内】

2. 安置患者 协助患者穿好衣物,安置舒适体位并告知患者操作完毕。

3. 七步洗手法洗手,摘口罩。

4. 观察并记录 观察引流情况,询问患者感受。观察患者反应,并记录尿量、尿液颜色及性状等;告知相关知识及注意事项,记录。

(四)评价

1. 操作过程中评估、沟通,体现对患者个性化的护理及人文关怀。

【操作过程中注重人文关怀】

2. 相关理论知识及并发症的规避。

四 注意事项

1. 严格执行无菌技术,防止医源性感染。

2. 冲洗时若患者感觉不适,应减缓冲洗速度,若患者感到剧痛或引流液中有鲜血,应停止冲洗,通知医生处理,并密切观察。

3. 冲洗时冲洗液瓶内液面距床面约 60cm，利于液体流入。

4. 冲洗速度根据流出液的颜色进行调节，一般为 80～100 滴 /min；如果滴入药液，需在膀胱内保留 15～30min 后再引流出体外，或根据需要延长保留时间。

5. 寒冷气候，冲洗液应加温至 38～40℃左右，以防冷水刺激膀胱，引起膀胱痉挛。

五 常见并发症及处理

（一）感染

留置导尿的时间尽量缩短，必须膀胱冲洗时应严格遵守无菌操作原则。留取尿液进行微生物病原学检查，必要时应用抗生素治疗。

（二）血尿

长期留置导尿患者，应间断放尿，以减少尿管对膀胱的刺激。气囊内注入液体以 5～15ml 为宜。引流管应留出足够翻身的长度，防止牵拉导尿管，导致尿道口内附近黏膜及肌肉损伤。定期更换导尿管及集尿袋，并行膀胱冲洗及使用局部或全身抗菌药物以预防泌尿系统感染。凝血功能严重障碍者，导尿术前应尽量予以纠正凝血功能。对有尿道黏膜充血、水肿的患者尽量选择口径较小的导管，插管前充分润滑导尿管，操作轻柔，尽量避免损伤。插入导尿管后，放尿不宜过快，第一次放尿不超过 1 000ml。每次灌注的冲洗液以 200～300ml 为宜，停留时间 5～10min 为宜。镜下血尿一般不需特殊处理，如血尿较严重可适当使用止血药。

（三）膀胱刺激征

遇寒冷气候，冲洗液应加温至 38～40℃，以避免刺激膀胱。碱化尿液对缓解症状有一定作用。如由感染引起，给予适当的抗感染治疗。

（四）膀胱痉挛

做好心理护理，缓解患者紧张情绪。术前向患者详细讲解疾病相关知识。使患者对疾病有充分的认识，同时保持良好的心态；术后引导患者转移注意力，以减轻患者的紧张情绪。在病情允许的情况下尽早停止膀胱冲洗，减轻患者痛苦。冲洗时密切观察，保持管道通畅，注意冲洗液温度（以35℃较为合适）和速度（80～100 滴 /min，每隔 15～30min 快速冲洗 30s），以防对膀胱造成刺激而引起痉挛。术前选用光滑、组织相容性强、型号合适的硅胶导尿管。必要时给予镇静剂、止痛剂治疗以减轻患者痛苦。操作时动作轻柔、技术娴熟，以减少对患者的刺激；酌情减少导尿管气囊内的气体或液体，以减轻对膀胱三角区的刺激。指导患者学习应对膀胱痉挛的方法，如深呼吸法、屏气呼吸法。

（五）膀胱麻痹

停止使用某些膀胱冲洗液，如呋喃西林冲洗液，改用温生理盐水冲洗膀胱。进行局部热敷、针灸等。重新导尿，必要时留置导尿管。

六 相关知识

1. 膀胱冲洗时应该指导患者不断变换体位，或每次冲洗时采取不同的体位，可减轻冲洗液对膀胱黏膜固定区域的机械性冲击造成的黏膜损伤，还可以冲洗到膀胱内壁的所有部分，将沉积于黏膜皱褶部位的血液、分泌物及其他有害物质及时引流至体外，发挥膀胱冲洗的最大作用。

2. 膀胱冲洗的效果直接受膀胱冲洗速度的影响。快速冲洗能够提高冲洗效果，冲洗相对彻底。但冲洗速度过快，可刺激膀胱交感神经，使儿茶酚胺类物质释放增多，导致心率加快、血压升高、呼吸加速。此外，还可刺激膀胱逼尿肌，引起膀胱痉挛，甚至加重膀胱出血。另外，膀胱冲洗速度过快，冲洗液持续冲击膀胱黏膜的固定区域，可致膀胱黏膜受损，上皮细胞脱落，增加感染的机会。然而慢速冲洗的效果相对较差，速度过慢，达不到冲洗的目的，血液凝固成块易阻塞尿管致引流不畅,甚至引起膀胱内压增高,引发膀胱痉挛。所以应该根据患者病情和冲洗液情况随时调整冲洗速度,实行个体化诊疗,既保证患者生命体征平稳,减少膀胱痉挛的发生,又达到冲洗减轻尿路感染的目的。

3. 由于导尿管前端的特殊结构,流入孔和流出孔距离较近,注入的液体很容易通过流出管腔流出而未起到冲洗作用。冲洗时,可先夹闭引流管,而后向膀胱内灌注冲洗液并随时询问患者的感受,观察患者的反应,灌注量根据患者的不同情况设定,待膀胱充盈到预定容量时,开放引流管,使膀胱冲洗液流出。因膀胱内充盈的液体较多,流出时可有较大的流量和较高的流速,坏死组织碎块、血块和分泌物容易被冲洗出来,提高膀胱冲洗的效果。注意观察引流液性状,有鲜血流出、剧烈疼痛、导管堵塞等情况,回流量少于输注量,同时伴有腹痛、腹胀等异常情况应停止冲洗,查找原因,及时解除。

(关 震)

第43章

经外周静脉穿刺的中心静脉导管护理

一 概念

经外周静脉穿刺的中心静脉导管（peripherally inserted central catheter，PICC）是指经外周静脉穿刺置入中心静脉的导管，导管尖端位于上腔静脉。常选用的外周静脉有贵要静脉、肘正中静脉、头静脉，新生儿和儿童还可以选择头部、颈部和下肢的隐静脉。

二 PICC 后的护理目的

1. 预防感染　通过严格的无菌操作技术，定期更换敷料和导管接口，以及观察穿刺部位有无感染征象，以减少导管相关性血流感染（catheter-related bloodstream infection，CRBSI）的风险。

2. 保持导管通畅　定期进行导管冲管和封管，预防导管内血栓形成或药物沉积导致的导管阻塞。

3. 减轻患者不适　监测并及时处理可能出现的并发症，如静脉炎、皮下血肿等，提高患者的舒适度。

4. 延长导管使用寿命　通过规范化的维护与护理，延长导管的有效使用时间，减少反复穿刺给患者带来的痛苦和风险。

5. 保障输液治疗顺利进行　确保持续静脉给药的顺利实施，满足患者长期、高浓度、刺激性强的药物或营养液的持续或间歇输注需求。

6. **降低成本** 通过规范化的护理措施,减少由于导管相关并发症引起的额外医疗成本和住院时间。

三 物品准备

1. **治疗车上层** 治疗盘、PICC维护包、预冲式冲管注射器(简称预冲)、20ml注射器、输液接头、体表导管固定装置(思乐扣)、棉签、0~10U/ml的肝素钠盐水、洗手液、医嘱核对卡、PDA扫描器、PICC维护记录单、维护手册等。

【预冲可用≥10ml的生理盐水替代】

【肝素钠盐水用20ml注射器抽取5ml备用】

2. **治疗车下层** 生活垃圾桶、医用垃圾桶、锐器回收盒。

四 操作步骤

(一)操作前准备

1. 核对医嘱、患者。

【用两种以上的方式核对患者信息】

2. **评估** 评估患者病情、意识状态、配合程度,向患者及家属解释该项操作的目的、配合方法、注意事项、操作过程,可能的风险等,以取得患者配合。

3. **病室环境** 安全、整洁、安静、光线充足,环境适宜操作,注意保护患者隐私。

4. **护士准备** 衣帽整洁,修剪指甲,七步洗手法洗手,戴口罩。

5. **核对用物** 是否包装无破损、在有效期内可以使用,摆放整齐,不违反无菌原则。

(二)操作中要点

1. **核对** 携用物至患者床旁,做好解释,取得患者配合,采取两种以上的方式核对患者信息。

【PDA扫描核对患者信息】

2. **体位** 协助患者取合适体位,打开PICC维护包一角,取出纸尺,测量臂围,完全打开维护包,用无菌技术取出垫巾,垫于患者穿刺肢体下。

3. 取下旧输液接头,洗手,戴手套,消毒导管接口处,一手持无菌纱布包裹接头,另一手用酒精棉片消毒导管接头。

【用力多方位擦拭,时间不少于15s】

4. 连接已备好的带有输液接头的预冲,抽回血确认导管通畅,脉冲式冲管,结束后断开预冲接头。用已备好的封管液正压封管,脱手套。

5. 去除透明敷料,观察穿刺点有无异常、有无脱管等。

【0°平行撕拉】

6. 备新思乐扣,戴手套,去除旧思乐扣。

7. 一手持无菌纱布提起输液导管,另一手持酒精棉签,避开穿刺点直径1cm及导管处,按顺、逆、顺时针去脂、消毒皮肤三遍并待干。

【消毒范围大于15cm或大于贴膜的面积】

8. 以穿刺点为中心按顺、逆、顺时针以碘伏消毒皮肤、导管及连接器三次,完全待干,消毒面积同酒精消毒面积。

【严格执行无菌操作原则】

9. 取出思乐扣皮肤保护剂,观察皮肤上的消毒液是否完全干燥。在预放思乐扣处均匀擦拭一层皮肤保护剂,约10～15s后完全干燥。

10. 按思乐扣上箭头所示方向摆放思乐扣,将导管固定翼上的缝合孔安装在支柱上;固定好思乐扣及导管,将锁扣锁死;调整导管位置,摆放好思乐扣后依次撕除背后的胶纸并按压牢固。

11. 用大于10cm×10cm的透明贴膜将导管及思乐扣全部覆盖,无菌胶条交叉固定透明延长管,其上再用一条无菌胶条横向固定。

12. 将第三条免缝胶带打两折,蝶形交叉固定连接器翼形部分与透明敷料。

【记录胶带上标注导管类型及换药日期,贴于透明敷料下缘】

(三)操作后处理

1.整理用物,按垃圾分类处理原则。

【锐器放入锐器回收盒内】

2.脱手套,七步洗手法洗手,摘口罩。

3.告知患者相关知识及注意事项,填写PICC维护记录单及维护手册。

(四)评价

1.操作过程中评估、沟通,体现对患者个性化的护理及人文关怀。

【操作过程中注重人文关怀】

2.相关理论知识及并发症的规避。

五 注意事项

1.严格执行查对制度及无菌技术操作原则。

2.导管出口部位应妥善固定,观察导管外露长度,确保导管不移位或脱出。

3.每日检查导管出口及周围皮肤情况,有无红、肿、热、痛、液体渗出或硬结等感染征象,发现问题及时处理。

4.操作时动作轻柔、缓慢,揭透明敷贴时切忌将导管一并带出,防止脱管。

5.输入黏性较大的液体后,如脂肪乳剂、全血、血浆、蛋白等,应先用生理盐水冲管,再用肝素钠稀释液封管,防止导管堵塞。

6.避免使用高压注射泵推注造影剂,避免在置管侧肢体测量血压。

7.禁止使用小于10ml的注射器冲管,导管内高压可致导管破裂。

六 常见并发症及处理

（一）CRBSI

1. 临床表现 寒战、高热，呈稽留热或弛张热型，脉速、呼吸急促、头痛、烦躁不安等菌血症、败血症表现。白细胞计数明显增高，核左移，血细菌培养可阳性。

2. 处理措施

（1）观察、评估、记录患者感染的临床表现和严重程度。

（2）遵医嘱给予局部药物外敷、湿热敷，以及使用抗菌药物。

（3）若患者出现不明原因的高热，应及时拔除导管，剪取导管头端 2cm 行细菌培养及药物敏感试验，以便选择敏感抗生素。

3. 预防措施

（1）严格遵守无菌技术操作原则，避免管路污染。

（2）避免延期留置管路，及时更换或拔除导管。

（3）穿刺部位盖以无菌敷料，注明置管日期。定期更换敷料、肝素帽或输液接头。

（4）避免穿刺部位受汗液、尿液或粪便等污染。

（5）采用脉冲式冲管法进行冲管，使用正压式封管法封管。

（6）输入药液现用现配，配制过程中要严格遵守无菌技术操作原则。

（二）血栓形成

1. 临床表现 患侧肢体肿胀、疼痛，输液时可加重，上臂围增宽等。诊断静脉血栓以影像学检查为依据。

2. 处理措施 抬高患肢，禁忌热敷、按压，遵医嘱给予对症处理。

3. 预防措施

（1）置管时严格遵循无菌操作原则。

（2）选用质地柔软的导管，减少对血管内膜的损伤。

（3）充分评估血管条件，尽量选取肘上贵要静脉置管，导管尖端位于上腔静脉与右心房交界处。

（4）凝血功能异常的患者，应遵医嘱给予抗凝药物。

（5）给予健康教育，指导并协助患者置管侧肢体活动。

（三）静脉炎

1. 临床表现　沿静脉通路疼痛、压痛。穿刺部位红、肿、热、痛，触诊时静脉呈条索状，无弹性，严重者局部穿刺点可挤压出脓性分泌物，并可伴有发热等全身症状。

2. 处理措施

（1）机械性静脉炎：紫外线治疗仪治疗，治疗强度为4～5生物剂量，距皮肤15cm，第1天5s，第2天10s，第3天15s。或采取热敷30min后涂抹非甾体抗炎药膏，每日3～4次。在患者体温升高和伴有3级机械性静脉炎时，可合并使用抗生素。也可用水凝胶敷料外敷。抬高患肢，避免剧烈运动。

（2）化学性静脉炎：可在肿胀部位涂抹静脉炎膏，每日3～4次。

（3）细菌性静脉炎：通过血培养结果选用敏感的抗生素，必要时拔除导管做细菌培养并记录。

3. 预防措施

（1）选择合适的导管型号，穿刺及送管时动作要轻柔，匀速送管。

（2）严格无菌操作：避免用手套直接接触导管，用生理盐水浸泡润滑导管，减少对血管内膜的损伤，按时更换无菌敷料。

（3）穿刺时，保持与患者的良好交流，以降低应激反应的强度。

（4）选择最佳的穿刺位置，置管完毕，通过X线片确定导管尖端位置，无菌敷料完全覆盖体外导管，导管按规定时间留置。

（5）酒精消毒时，应避开穿刺点 1cm 以上。

（6）置管后，置管静脉热敷并用静脉炎膏涂抹每日 3 次，连用 10 日，以防止静脉炎发生。

（四）穿刺部位渗血

1．临床表现　穿刺后 24h 之内，穿刺点渗血、肿胀、皮下淤血、疼痛。

2．处理措施

（1）置管毕，在穿刺点上方放置止血敷料，用弹力绷带加压包扎。

（2）如渗血不止，可在穿刺点上方放置冰袋加压止血，也可用手指在穿刺点加压止血。

（3）24h 内适当限制手臂活动，避免频繁剧烈咳嗽。

3．预防措施

（1）穿刺前了解实验室检查结果和用药史。

（2）掌握正确的穿刺技术。

（3）选择适宜的导入针和导管。

（4）穿刺后及时撤出穿刺鞘。

（5）局部给予加压包扎。

（6）避免剧烈活动。

（五）导管断裂

1．临床表现　导管未完全离断时，患者多无自觉不适，偶有患者输液时出现穿刺部位肿胀、疼痛、渗液等。若导管远端完全离断，则可随血流进入右心，甚至发生肺栓塞。

2．处理措施　如为体外部分断裂，可修复导管或拔管；如断裂的部分留在静脉腔内，需外科手术将导管取出；如体内部分断裂，立即用止血带扎于上臂；如导管尖端已漂移至心室，应制动患者，在 X 线透视下确定导管位置，以介入手术取出导管。加用抗生素防治感染。

3．预防措施

（1）严禁使用劣质导管。

（2）妥善固定导管，导管上不可缝合或用胶带缠绕，避免用锐器。

（3）置管者必须熟练掌握操作技术。

（4）禁止使用10ml以下注射器冲管、封管，不要用暴力冲管。

（5）如疑似穿刺针割断导管，拔管时将穿刺针与导管一同拔出。

（6）拔除导管时，用力适当，切勿强行拔管。如拔管有困难时，暂停拔管，行X线检查确定原因，采取相应措施。

七 相关知识

PICC管路留置时间较长，应做好患者及家属的教育指导：向患者及其家属详细解释PICC留置后的自我护理方法，包括如何洗手、如何观察穿刺部位等，提高其自我管理能力。强调不得自行拆除敷料或尝试调整导管位置。

日常生活中应避免置管侧手臂剧烈活动，如提举重物、大幅度外展、屈曲和旋转，以减少导管移位、损伤及静脉血栓形成的风险。淋浴时，应用防水措施保护穿刺点不受水浸，可用保鲜膜包裹穿刺部位，并确保边缘密封良好。穿衣时先穿置管侧衣袖，脱衣时反之，避免导管勾挂。发现管路异常及时到医院处理。

（李伟鹤）

第44章

灌 肠 技 术

一 大量不保留灌肠技术

（一）适应证

肿瘤患者顽固性便秘；癌性发热不能控制；某些特殊检查、手术前的准备。

（二）禁忌证

1. 妊娠早期、急腹症、消化道出血患者不宜灌肠。

2. 肝昏迷患者禁用肥皂水灌肠。

3. 充血性心力衰竭患者或钠、水潴留患者禁用生理盐水灌肠。

（三）物品准备

1. 治疗车上层　一次性灌肠袋、遵医嘱准备的灌肠液、手套、孔巾、一次性治疗巾、纸巾、棉签、润滑油、弯盘、量杯、洗手液、医嘱核对卡、水温计、PDA扫描器。

2. 治疗车下层　便盆、便盆巾、生活垃圾桶、医用垃圾桶。

（四）操作步骤

1. 操作前准备

（1）核对医嘱：查阅病例，双人核对医嘱及患者信息。

【需双人核对患者信息，用两种以上的方式】

（2）评估：评估患者病情、合作能力、了解排便情况。向患者及家属解释该项操作的目的、配合方法、注意事项、操作过程、可能的风险等。

（3）病室环境：安全、整洁、安静、光线充足，环境适宜操作,注意保护患者隐私。

(4)护士准备:衣帽整洁,修剪指甲,七步洗手法洗手,戴口罩。

(5)用物准备:核对用物是否包装无破损、在有效期内可以使用,摆放整齐,以不违反无菌原则、省力为标准。

2. 操作中要点

(1)核对:携用物至患者床旁,再次使用 PDA 扫描器核对并解释护理目的、方法、程序及配合要点,取得患者配合。

(2)保护隐私:关闭门窗,遮挡患者,拉起对侧床挡,放置便器,注意保护患者隐私、保暖。

(3)体位:协助患者取左侧卧位,双腿屈曲,脱裤至膝部,臀部移至床沿。

(4)检查:洗手,检查并打开棉签、灌肠包,戴手套。

(5)灌肠准备:铺治疗巾及孔巾,臀边放弯盘,检查灌肠袋是否完好,关闭调节夹,倒入灌肠液,挂灌肠袋于输液架上,润滑肛管前端,排净管内空气。

【灌肠袋内液面距肛门 40～60cm】

(6)插管:左手分开臀部,显露肛门,嘱患者深呼吸,右手持肛管轻轻插入,固定肛管,打开开关,使溶液缓缓流入。

【成人插入 7～10cm,儿童 4～7cm】

(7)观察:灌肠过程中密切观察灌肠袋内液面下降情况及患者反应。

(8)取管:剩余少量灌肠液时关闭开关,用卫生纸包住肛管轻轻拔出置入弯盘内,擦净肛门,取下灌肠袋,分类放置。

3. 操作后处理

(1)整理用物,脱手套,协助患者取舒适的体位,穿好裤子,放下床挡,开窗通风。

(2)七步洗手法洗手,摘口罩,记录,告知注意事项。

4. 评价

(1)操作过程中评估、沟通,体现对患者个性化的护理及人文关怀。

【操作过程中注重人文关怀】

（2）相关理论知识及并发症的规避。

（五）注意事项

1. 注意保护患者，防止患者坠床，注意保暖。

2. 掌握好灌肠液的量、温度、浓度、流速和压力。

3. 妊娠早期、急腹症、严重心血管疾病等患者禁止灌肠。

4. 伤寒患者灌肠时，溶液不得超过 500ml，液面不得高于肛门 30cm。

5. 肝昏迷患者灌肠时，禁止使用肥皂水，以减少氨的产生和吸收。

6. 充血性心力衰竭和水钠潴留患者，禁止使用 0.9% 氯化钠溶液灌肠。

7. 对患者进行降温灌肠时，灌肠液保留 30min 后再排便，排便 30min 后测体温。

8. 灌肠过程中应随时注意观察患者反应及病情变化：如溶液流入受阻，可移动或挤捏肛管及抬高灌肠袋使堵塞管孔的粪块脱落；如患者有便意，嘱其深呼吸，放松腹肌或适当降低灌肠袋高度，减慢流速；如患者出现脉速、面色苍白、出冷汗、剧烈腹痛、心慌气促，立即停止灌肠，通知医生及时处理。

（六）常见并发症及处理

1. **肠道黏膜损伤**

（1）临床表现：肛门疼痛，排便时加剧，伴局部压痛；损伤严重时可见肛门外出血或粪便带血丝，甚至排便困难。

（2）常见原因：肛门插管引起了肠道的摩擦，液体石蜡润滑不够，常会导致插管困难，若强行插入，易造成肠道黏膜损伤；使用的肛管粗细不合适或质地较硬，反复插管会引起肠道黏膜水肿、损伤出血；患者不配合，精神紧张可致肛提肌收缩和外括约肌痉挛，插入困难而致损伤；患者因不能忍受肛管在肠道的刺激,自行拔除,动作粗暴而致损伤。

（3）处理措施：肛门疼痛和已发生肠出血者遵医嘱给予止疼、止血等对症治疗。

（4）预防措施：插管前,向患者详细解释其目的、意义,使之接受并配合操作；插管前常规用液体石蜡润滑肛管前端,以减少插管时的摩擦力；操作时顺应肠道解剖结构,手法轻柔,进入要缓慢,忌强行插入,不要反复插管；选择粗细合适、质地软的肛管；插入深度要适宜,不要过深。成人插入深度约7～10cm,儿童插入深度约4～7cm。

2. 肠道出血

（1）临床表现：肛门滴血或排便带有血丝、血凝块。

（2）常见原因：患者有痔疮、肛门或直肠畸形、凝血功能障碍等异常,插管时增加了肛门的机械性损伤；当患者精神紧张,不予以理解、配合时,出现肛门括约肌痉挛,插管时损伤了肠道黏膜；肛管未予润滑,插管动作粗暴。

（3）处理措施：根据病情遵医嘱应用相应的止血药物或局部治疗。

（4）预防措施：全面评估患者身心状况,有无禁忌证；做好宣教工作,加强心理护理,解除患者的思想顾虑及恐惧心理；操作时,注意维持个人形象,保护患者尊严,屏风遮挡保护个人隐私；插管前必须用液体石蜡润滑肛管,插管动作要轻柔,忌暴力。

3. 肠穿孔、肠破裂

（1）临床表现：灌肠过程中患者突然感觉腹胀、腹痛,查体腹部有压痛或反跳痛。腹部超声可发现腹腔积液。

（2）常见原因：操作时动作粗暴,用力过大,穿破肠壁；肛管质地粗硬或反复多次插管；灌入液量过多,肠道内压力过大。

（3）处理措施：立即转外科行手术治疗。

（4）预防措施：选用质地、大小、粗细合适的肛管；插管时动作应轻缓，避免重复插管；若遇到阻力，可稍移动肛管或嘱患者变动体位；液体灌入速度适中，灌肠袋液面距患者肛门高度约40～60cm。

4. 水中毒、电解质紊乱

（1）临床表现：水中毒者早期表现为烦躁不安，继而嗜睡、抽搐、昏迷，查体可见球结膜水肿；脱水患者诉口渴，查体皮肤干燥、心动过速、血压下降、小便减少、尿色加深；低钾血症者诉软弱无力、腹胀，肠鸣音减弱、腱反射迟钝或消失，可出现心律失常，心电图可见ST-T改变和出现U波。

（2）常见原因：反复用清水或生理盐水等灌肠液灌肠时，大量液体经大肠黏膜吸收；灌肠后排便异常增多，丢失过多的水、电解质致脱水或低钾、低钠血症。

（3）处理措施：腹泻不止者可给予止泻剂、口服补液或静脉输液；低钾、低钠血症可予口服或静脉补充钾、钠。

（4）预防措施：全面评估患者的身心状况，对患有心肾疾病、老年或儿童等患者尤应注意；清洁灌肠前，嘱患者合理有效的饮食（肠道准备前3～5天进低渣流质饮食），解释饮食对灌肠的重要性。使患者配合，为顺利做好肠道准备打好基础；清洁灌肠时禁用一种液体如清水或生理盐水反复多次灌洗；灌肠时可采用膝胸体位，便于吸收，以减少灌肠次数。

5. 虚脱

（1）临床表现：患者突然感觉恶心、头晕，面色苍白、全身出冷汗甚至晕厥。

（2）常见原因：老年体弱、全身状况差或患有严重心肺疾病患者；灌肠液温度过低，致使肠道痉挛；灌肠次数过多，灌入液量过多，速度过快。

（3）处理措施：一旦发生虚脱应立即平卧休息。

（4）预防措施：灌肠液温度应稍高于体温，约39～41℃，不可过高或过低（高热患者灌肠降温者除外）；灌肠速度应根据患者的身体状况、耐受力调节。

6. 排便困难

（1）临床表现：头痛、乏力、食欲不佳、腹痛及腹胀等症状。

（2）常见原因：由于排便活动受大脑皮质的控制，插管不适导致排便中枢受抑制；插管过程中，肛管插入粪便内，使肛管堵塞，导致灌肠失败；对于大便干结的患者，注入的灌肠液短时间内不能使粪便软化、溶解，因此尽管灌肠液进入患者肠腔，但直肠内干结的粪便堵塞肛门及直肠，患者仍感排便困难；插管过程中，肛管紧贴肠壁或进入粪块中，阻力增大，如强行插管，患者无法耐受，导致插管失败。

（3）处理措施：指导患者顺应肠道解剖结构，腹部环形按摩，增加腹内压，促进排便；若为非器质性便秘，可协助患者建立正常排便习惯；在饮食中增加新鲜水果、蔬菜、粗粮等促进排泄的食物；增加液体摄入量；适当增加运动量及使用一些缓泻药物。

（4）预防措施：插管前常规用液体石蜡润滑肛管前端，以减少插管时的摩擦力；根据灌肠的目的，选择不同的灌肠液和量，常用溶液有清水、生理盐水、肥皂水及降温用的冷水或冰水。成人用量为500～1 000ml，儿童用量不得超过500ml；灌肠时将肛管自肛门插入2～4cm后打开调节夹，在灌肠液流入肠腔的同时将肛管轻轻插入直肠内到达一定深度，使灌肠液缓缓流入肠腔；提供适当的排便环境和排便姿势以减轻患者的思想负担。

7. 肠道感染

（1）临床表现：腹痛，大便次数增多，大便的量、颜色、性状有所改变。

（2）常见原因：肛管反复多次使用，易致交叉感染；灌肠术作为一种侵袭性操作常可致肠道黏膜的损伤，降低了其抵抗力；肠造口患者清洁肠道时易发生感染。

（3）处理措施：根据大便化验和致病微生物情况，选择合适的抗生素。

（4）预防措施：灌肠时应做到一人一液一管，一次性使用，不得交叉使用和重复使用；临床上可使用一次性输液器插入装有灌肠液的液体瓶内，排气后一端接适宜的肛管，润滑肛管前端，然后插入肛门达灌肠所需深度即可。这样既可减少交叉污染，同时又避免对肠道黏膜的损伤；尽量避免多次、反复插管，大便失禁时注意肛门会阴部位的护理；肠造口患者需肠道准备时，可用16号一次性双腔气囊导尿管，插入7~10cm，注气15~20ml，回拉有阻力后注入灌肠液，夹紧，保留5~10min，可避免肠道及造瘘口部位的感染。将20%甘露醇与庆大霉素、甲硝唑联合应用于肠道清洁的准备。

8.大便失禁

（1）临床表现：大便不由自主地由肛门排出。

（2）常见原因：长时间留置肛管，降低了肛门括约肌的反应，甚至导致了肛门括约肌永久性松弛；清洁灌肠时，患者心情紧张造成排便反射控制障碍；操作粗暴，损伤肛门括约肌或其周围的血管或神经。

（3）处理措施：已发生大便失禁者，床上铺橡胶单和中单或一次性尿布，每次便后用温水洗净肛门周围及臀部皮肤，保持皮肤干燥，必要时，肛门周围涂抹皮肤保护剂。

（4）预防措施：需肛管排气时，一般不超过20min，必要时可隔2~3h后重复插管排气；消除患者紧张不安的情绪，鼓励患者加强意识以控制排便；帮助患者重建控制排便的能力，鼓励患者尽量自己排便，助患者逐步恢复其肛门括约肌的控制能力；必要时适当使用镇静剂。

9.肛周皮肤擦伤

（1）临床表现：肛周皮肤破溃，红肿。

（2）常见原因：长期卧床或年老体弱患者灌肠后排便次数增多，或便器摩擦致使肛周皮肤损伤。

（3）处理措施：皮肤破溃时可用特定电磁波谱（TDP）灯

照射治疗,每天2次,每次15～30min,再以外科无菌换药法处理伤口。

（4）预防措施：患者大便后肛周及时洗净擦干,保持患者肛周局部清洁、干燥；使用便盆时,应协助患者抬高臀部,不可硬塞、硬拉,必要时在便盆边缘垫以软纸、布垫或撒滑石粉,防止擦伤皮肤。

二 保留灌肠技术

（一）适应证
多用于年老体弱、孕妇、儿童和腹部手术后的患者。

（二）禁忌证
肛门、直肠、结肠手术的患者及大便失禁的患者,不宜做保留灌肠。

（三）物品准备
1. 治疗车上层　治疗盘、治疗碗、手套、灌肠液、肛管、棉签、润滑油、弯盘、洗手液、医嘱核对卡、纸巾、垫枕、一次性治疗巾、PDA扫描器。

2. 治疗车下层　生活垃圾桶、医用垃圾桶。

（四）操作步骤
1. 操作前准备
同大量不保留灌肠技术。

2. 操作中要点

（1）核对：携用物至患者床旁,再次PDA核对并解释,取得患者配合。

（2）协助排便：灌肠前嘱患者先排便以清除肠道内容物,利于药物吸收。关闭门窗,遮挡患者,拉起对侧床挡,协助患者排便。

（3）体位：协助患者取适合体位,脱裤至膝部,双腿屈曲,臀部抬高10cm。

（4）灌肠准备：将治疗巾、垫枕垫于患者臀下,放置弯盘。

洗手，戴手套，润滑肛管前端，连接注射器，再次核对，排净管内空气。

（5）插管：左手分开臀部，显露肛门，嘱患者深呼吸，右手持肛管轻轻插入15～20cm，固定肛管，缓缓推入药物。

【保留灌肠原则：肛管细、插入深、液量少、压力低、保留时间长，有利于肠黏膜吸收药物】

（6）取管：推完药液后再注入5～10ml温开水，反折肛管，轻拔肛管置入弯盘内，擦净肛门。

3．操作后处理

（1）整理用物，脱手套，协助患者取舒适的体位，穿好衣物，整理床单位，告知患者药物在肠内保留1h以上再排便，放下床挡，开窗通风。

（2）七步洗手法洗手，摘口罩，记录，告知注意事项。

4．评价

（1）操作过程中评估、沟通，体现对患者个性化的护理及人文关怀。

【操作过程中注重人文关怀】

（2）相关理论知识及并发症的规避。

（五）注意事项

1．保留灌肠前嘱患者排便，以利于药液吸收。

2．了解灌肠的目的和病变部位，以确定患者的卧位和插管的深度。

3．保留灌肠时，肛管要细，插入要深，注入速度慢，压力要低，液量不宜过多，使灌入的药液能保留较长时间，有利于肠黏膜的吸收。

（六）常见并发症及处理

保留灌肠较不保留灌肠并发症少，主要为腹泻。

（1）临床表现：腹痛、肠痉挛、疲乏或恶心、呕吐、大便次数增多，且便不成形，呈稀薄或液状。

（2）常见原因：精神紧张，插管时肠道痉挛；灌肠时对肠道造成机械性刺激;灌肠后不能忍受药物性刺激。

（3）处理措施：已发生腹泻者，卧床休息，腹部予以保暖。不能自理的患者应及时给予便盆。保持皮肤完整性，特别是婴幼儿、老人、身体衰弱者，每次便后用软纸轻擦肛门，温水清洗，并在肛门周围涂油膏保护局部皮肤。腹泻严重者，给予止泻剂或静脉输液。

（4）预防措施：①灌肠前全面评估患者的身心状况，有无禁忌证。耐心解释保留灌肠的目的、意义，解除其心理负担。②保留灌肠前嘱患者排便，以减轻腹压及清洁肠道，便于灌肠液的保留和吸收。

三　相关知识

灌肠术是将一定量的液体由肛门经直肠灌入结肠，以帮助患者清洁肠道、排便、排气或由肠道供给药物，以达到确定诊断和治疗目的的技术。根据灌肠的目的可分为保留灌肠和不保留灌肠。

不保留灌肠者，平卧，尽可能保留灌肠液 10～20min 后再排便。如有腹痛等症状，应立即报告医护人员，以便及时处理。

药物保留灌肠者，停止灌入后，卧床 1h 以上，以利于药物吸收。

清洁灌肠者，为彻底清除肠内粪便，需要进行反复多次大量不保留灌肠，每次灌肠后应尽量排净粪便，直至排出清洁无粪便为止，以便为肠道检查和手术做好准备。

嘱患者养成良好的排便习惯，多食蔬菜、水果，多饮水，加强运动。

（张寓静）

第45章

输液泵 / 微量注射泵的使用技术

一 适应证

输液泵 / 微量注射泵在临床上适用于准确控制给药速度，使药物速度均匀、用量准确并安全地进入患者体内发生作用的情况。

二 禁忌证

1. 个别成分过敏　患者对输液泵或微量注射泵中使用的药物成分过敏时，应避免使用。

2. 未经校验的设备　损坏或未经定期校验的设备不应用于患者治疗，以避免输液误差。

3. 不适用情况　某些特定医疗条件下，如患者血压极不稳定时，可能需要采用其他更直接的药物给药方式。

三 注射部位

对于输液和微量注射，患者通常需要留置静脉留置针，故常选用前臂静脉和手背静脉等，尽量选择粗、直且弹性好的血管。

【首选前臂静脉】

四 物品准备

1. 输液泵给药　输液泵、手消毒液、PDA 扫描器和医嘱核对卡。

2. 微量注射泵给药　微量注射泵、治疗盘、弯盘、药液、注射器、延长管、头皮针、皮肤消毒液、棉签、胶布、医嘱核对卡、洗手液、PDA扫描器。

3. 治疗车下层　生活垃圾桶、医用垃圾桶、锐器回收盒。

五　操作步骤

（一）操作前准备

1. 核对医嘱　查阅病例，双人核对医嘱、药物、速度等；用两种以上的方式核对并确认患者信息。

2. 评估　评估患者病情、意识状态、配合程度，穿刺处皮肤及静脉血管状态，向清醒的患者及家属解释该项操作的目的、配合方法、注意事项、操作过程、可能的风险等，以取得合作。

3. 病室环境　安全、整洁、安静、光线充足，环境适宜操作，注意保护患者隐私。

4. 护士准备　衣帽整洁，修剪指甲，七步洗手法洗手，戴口罩。

5. 用物准备　核对用物是否包装无破损、在有效期内可以使用，摆放整齐，以不违反无菌原则、省力为标准；核对医嘱与条码贴一致，粘贴条码贴。

（二）操作中要点

1. 输液泵

（1）携用物至患者床旁，再次PDA核对并解释，取得患者配合。

（2）核对医嘱及所输注的液体、药物，评估原输液部位有无红肿、渗液等情况，输液是否通畅。

【原输液部位红肿、渗液、阻塞时需更换输液部位】

（3）连接输液泵电源，并将输液泵安置在适当位置。

【输液泵的上端应低于茂菲滴管，避免牵拉输液管及电源】

（4）打开输液泵泵门，将茂菲滴管下端输液管嵌入面板槽内并嵌入钳口内,关闭泵门。

(5)打开开关并按复位键(使面板上所有数字为"0"),根据医嘱设定输液速率及用量。

(6)再次核对,开始输注药液(打开输液器调节夹,按输液泵开始按钮),确认输液泵正常工作。

【确认输液管路无空气,连接处牢固无泄露】

(7)再次告知患者相关知识及注意事项。

【输液肢体禁剧烈活动;勿搬动或调节输液泵;如不适或仪器报警,通知医护人员】

2.微量注射泵

(1)携用物至患者床旁,再次 PDA 核对并解释,取得患者配合。

(2)连接微量注射泵电源,并将微量注射泵安置在适当位置。

【避免牵拉输液管及电源】

(3)评估原输液部位有无红肿、渗液等情况,输液是否通畅。

【原输液部位红肿、渗液、阻塞时需更换输液部位】

(4)洗手,打开治疗盘,消毒留置针肝素帽及周围皮肤,待干。

【严格执行无菌操作原则】

(5)取出注射器,排尽空气,拉开微量注射泵滑座,放置注射器并妥善固定。

(6)连接肝素帽并用胶布固定,打开开关,根据医嘱设定注液速率及用量。

【设定每毫升滴数,每小时入量及输液总量】

(7)再次核对,开始输注药液(按微量注射泵开始按钮),确认微量注射泵正常工作。

(8)再次告知患者相关知识及注意事项。

【输液肢体禁剧烈活动;勿搬动或调节微量注射泵;如不

适或仪器报警,通知医护人员】

（三）操作后处理

1. 关闭设备　在输液完成后,应该根据设备操作手册的指示,安全关闭输液泵／微量注射泵,仔细断开设备与患者连接的部分,如输液管线或针头;在整个过程中避免接触患者的血液或体液,以防交叉感染。

2. 整理用物,按垃圾分类处理原则。

【锐器放入锐器回收盒内】

3. 七步洗手法洗手,摘口罩,记录。

（四）评价

1. 操作过程中评估、沟通,体现对患者个性化的护理及人文关怀。

【操作过程中注重人文关怀】

2. 相关理论知识及并发症的规避。

六　注意事项

1. 护士应了解输液泵的工作原理,熟练掌握其使用方法。

2. 妥善放置并固定输液泵或微量注射泵,放置位置以不牵拉患者输液部位和电源为宜。

3. 根据医嘱正确设置相关参数,避免错误设置延误治疗。

【尤其关注带有小数点的用量,避免产生较大误差】

4. 严密监测患者生命体征,护士随时查看输液泵的工作状态,及时排除报警故障,防止液体输入失控。

5. 注意观察穿刺部位皮肤情况,防止液体外渗。

6. 对患者进行正确的指导:①告知患者,一旦输液泵出现报警,立即通知护士,及时处理。②患者、家属不要随意搬动输液泵,防止输液泵电源线因牵拉而脱落。③患者输液侧肢体不要剧烈活动,防止输液管道被牵拉脱出。④输液泵内有蓄电池,如患者需如厕,必须由护士协助暂时拔掉电源线,返回后再重新插好。

7.定期对输液泵进行维护及检测。

8.在意外断电时，没有储电功能的单泵会立即停止工作，因此，电源恢复后一定要检查并重新设置相关参数。

七 常见并发症及处理

（一）导管阻塞

查找输液导管、输液泵、患者三方面原因，排除故障；导管或针头阻塞时，重新选择静脉进行穿刺。

（二）漏液

患者穿刺部位、管路连接部位有液体漏出，应先查找漏液原因，必要时更换输液管路。

（三）药液滴入失控

当药液滴入快于或慢于病情需求时，检查输液泵或微量注射泵的功能是否完好，必要时及时更换机器；按要求重设输液速度；向患者及家属讲解控制输液速度的重要性，嘱其不宜擅自调节控制面板。

八 相关知识

1.合理的维护可以延长输液泵/微量注射泵的使用寿命，维持其输液的稳定性。

2.对输液泵/微量注射泵进行操作时，勿用湿手接触电源插头，不能在阳光直射或强光直射下使用。充电时，先将电源开关关闭，然后才能充电。首次使用或长时间不用后重新使用时，先将电池充满电后再开始使用。

3.在治疗过程中，精确控制药物输注速率和总量非常重要。它不仅关乎治疗效果的最大化，还直接影响患者的安全和康复速度。

（郭建多）

第 46 章

痰标本采集操作流程

一 目的

了解病情，协助诊断或观察疗效。

二 分类

常规痰标本；痰培养标本；24h 痰标本。

三 物品准备

除检验条码、手消毒液、无菌手套、生活垃圾桶及医用垃圾桶外，根据检验项目不同另备：

1. 常规痰标本　痰盒。

2. 痰培养标本　无菌痰盒、漱口溶液。

3. 24h 痰标本　广口大容量痰盒。

四 操作步骤

（一）操作前准备

1. 评估并解释

（1）评估：患者的病情、临床诊断、意识状态、心理状况及合作能力等。

（2）解释：向患者及家属解释留取痰标本的目的、方法和配合要点。

2. 患者准备　能理解采集痰标本的目的和方法。

3．环境准备　光线充足、环境安静、温湿度适宜。

4．护士准备　衣帽整洁，修剪指甲，洗手，戴口罩。

5．核对　核对医嘱、标签（或条形码）及标本容器，无误后贴标签（或条形码）于标本容器外壁上。

【做好核对，防止发生差错】

（二）操作中要点

1．携用物至患者床旁，再次查对患者的床号、姓名、住院号及腕带；核对标本容器与标签（或条形码）是否一致。

2．洗手，戴口罩、手套，收集痰液标本。

（1）常规痰标本：晨起用清水漱口后用力咳出气管深处痰液于痰盒中。

（2）痰培养标本：晨起先用漱口液漱口，再用清水漱口后用力咳出气管深处痰液于无菌痰盒中。

（3）24h 痰标本：晨起清水漱口后第一口痰起至次晨漱口后第一口痰止，标注痰液总量及起始时间。

（4）无力咳痰者或不能配合患者：使用吸痰器收集痰液，方法参照经口 / 鼻腔吸痰技术操作流程。

【注意痰液收集的量，痰培养标本注意无菌】

（三）操作后处理

1．再次查对医嘱和标本。

2．脱手套、洗手，摘口罩。

3．标本及时送检，做好交接和记录。

【注意记录痰液的色、质、量】

五　注意事项

1．根据检查的目的，正确选择容器。

2．进行痰培养及查找癌细胞，标本应及时送检。

3．不可将唾液、漱口水、鼻涕等混入痰液中。

4. 收集痰液时间宜选在清晨：此时痰量较多，痰内细菌量较多，可提高阳性率。

5. 留取24h痰液时，要注明起止时间。

（李明明　赵　娜）

第47章

尿标本采集操作流程

一 目的

用于泌尿生殖系统疾病、肝胆疾病、代谢性疾病（如糖尿病）及其他系统疾病的诊断和鉴别诊断、治疗监测及健康普查。

二 分类

尿常规标本；尿培养标本；12h 或 24h 尿标本。

三 物品准备

除检验条码单、手消毒液、无菌手套、生活垃圾桶、医用垃圾桶、屏风外，根据检验目的不同准备以下用物：

1. 尿常规标本 一次性尿常规标本容器，必要时备便盆或尿壶。

2. 12h 或 24h 尿标本 集尿瓶（容量 3 000～5 000ml）、根据需求准备防腐剂（甲醛、浓盐酸、甲苯）。

3. 尿培养标本 无菌标本容器、无菌棉球、便盆或尿壶、肥皂水或 1∶5 000 高锰酸钾溶液、无菌生理盐水、必要时备导尿包或一次性注射器及无菌棉签。

四 操作步骤

（一）操作前准备

1. 评估并解释

（1）评估：患者的病情、临床诊断、治疗状况（尿培养标本尤其要评估抗生素使用情况）、意识状态、心理状况、沟通交流及合作能力等。

（2）解释：向患者及家属解释留取尿标本的目的、方法和配合要点。

2. 患者准备　能理解采集尿标本的目的和方法，协助配合。

3. 环境准备　宽敞、安静、安全、隐蔽。

4. 护士准备　衣帽整洁，修剪指甲，洗手，戴口罩。

5. 核对　核对医嘱、检验条码单及标本容器，无误后贴条形码于标本容器外壁上。

【做好核对，防止发生差错】

（二）操作中要点

1. 携用物至患者床旁，再次查对患者的床号、姓名、住院号及腕带；核对标本容器与条形码内容是否一致。

2. 洗手，戴口罩、手套，收集尿液标本。

（1）尿常规标本：①能自理的患者，给予标本容器，将晨起第一次尿液留于标本容器内。②行动不便的患者，协助患者在床上使用便盆，收集尿液于标本容器中。③留置导尿的患者，于集尿袋下方引流孔处打开橡胶塞收集尿液。

【尿常规标本需留取晨尿】

（2）12h或24h尿标本：①嘱患者于19时排空膀胱后开始留取尿液至次日7时留取最后一次尿液；若留取24h尿标本嘱患者需于7时排空膀胱后，开始留取尿液，至次日7时留取最后一次尿液，留于粘贴条形码的集尿瓶内；②请患者将尿液先排在便盆或尿壶内，然后再倒入集尿瓶内，集尿瓶置于阴凉处；③留取最后一次尿液后，将12h或24h的全部尿液盛于集尿瓶内充分混匀后，测总量，记录于检验单上。

【留取时间需准确。需加防腐剂时应于第一次倒入尿液时添加】

（3）尿培养标本（中段尿留取法）：①屏风遮挡，协助患者取坐位或平卧位,放好便盆。②护士戴手套,协助患者(或按要求)用肥皂水或1:5 000高锰酸钾溶液清洗尿道口和外阴部,再用消毒液冲洗尿道口,无菌生理盐水冲去消毒液,然后排尿弃去前段尿液,收集中段尿5～10ml盛于带盖的无菌标本容器内送检。③导尿术留取法详见导尿技术操作流程。

【严格无菌操作,以免污染尿液,尿液内勿混入消毒液】

(三)操作后处理

1. 再次查对医嘱和标本。

2. 脱手套、洗手、摘口罩。

3. 标本密封后放于转运容器内及时送检,做好交接和记录。

五 注意事项

1. 尿液标本必须新鲜,并按要求留取。

2. 进行早孕诊断试验应留取晨尿。

3. 女性患者月经期不宜留取尿液标本,留取时应避免白带、粪便等混入。会阴部分泌物过多时,应先清洁或冲洗再收集尿液。此外,还应注意避免烟灰、厕纸等异物混入。

4. 留取尿培养标本时,应严格执行无菌操作,防止标本污染,影响检验结果。

5. 标本留取后,应及时送检,以免细菌繁殖、细胞溶解或被污染等。送检时要将标本置于有盖容器内,以免尿液蒸发影响检测结果。

6. 常规检查在标本采集后尽快送检,最好不超过2h,如不能及时送检,必须采取正确的保存措施,如冷藏或防腐等。

7. 留取12h或24h尿标本,集尿瓶应放在阴凉处,根据检验项目要求在瓶内加防腐剂,防腐剂应在患者留取尿液后加入,不可将厕纸等异物混入。

(李明明 赵 娜)

第48章

粪便标本采集技术

一 目的

评估患者消化系统功能，协助诊断、治疗疾病。

二 分类

常规标本；细菌培养标本；隐血标本；寄生虫及虫卵标本。

三 物品准备

除检验条码单、手消毒液、无菌手套、生活垃圾桶、医用垃圾桶、屏风外，根据检验目的不同准备以下用物：

1. 常规标本　检验盒（内附棉签或检便匙）、医用手套、清洁便盆。

2. 细菌培养标本　无菌培养容器、无菌棉签、无菌手套、消毒便盆。

3. 隐血标本　检验盒（内附棉签或检便匙）、清洁便盆。

4. 寄生虫及虫卵标本　检验盒（内附棉签或检便匙）、透明塑料薄膜或软黏透明纸拭子或透明胶带或载玻片（查找蛲虫）、清洁便盆。

四 操作步骤

（一）操作前准备

1. 评估并解释

（1）评估：患者的病情、临床诊断、既往史、意识状态、心理状况、沟通交流及合作能力等。

（2）解释：向患者及家属解释留取粪便标本的目的、方法和配合要点。

2. 患者准备　能理解采集粪便标本的目的和方法，协助配合。

3. 环境准备　宽敞、安静、安全、隐蔽。

4. 护士准备　衣帽整洁，修剪指甲，洗手，戴口罩。

5. 核对　核对医嘱、检验条码单及标本容器，无误后贴条形码于标本容器外壁上。

【做好核对，防止发生差错】

（二）操作中要点

1. 携用物至患者床旁，核对患者的床号、姓名、住院号及腕带；核对标本容器及标签（或条形码）是否一致。

2. 收集粪便标本

（1）常规标本采集：嘱患者排便于清洁便盆内。用棉签或检便匙在粪便黏液脓血部分、表面部位、中央较深部位多处取材，约取 5g 新鲜粪便，置于检验盒内送检。

【防止粪便污染、干燥】

（2）细菌培养标本采集：嘱患者排便于消毒便盆内。用无菌棉签取粪便黏液脓血部分或中央部分 2～5g 置于无菌培养容器内，盖紧瓶塞送检。

【注意无菌操作】

（3）隐血标本采集：按常规标本采集方法留取。

（4）寄生虫及虫卵标本：①检查寄生虫及虫卵：嘱患者排便于便盆内，用棉签或检便匙取不同带血部位或黏液部分 5～10g 送检。②检查蛲虫方法：用透明塑料薄膜或软黏透明纸拭子在 0 时或清晨排便前，于肛门周围皱襞处拭取标本，并立即送检；或嘱患者睡觉前或清晨未起床前，将透明胶带贴于肛门周围处。后取下并将已粘有虫卵的透明胶带贴在载玻片上或将透明胶带对合，立即送检验室作显微镜检查。

③检查阿米巴原虫：将便盆加温至接近人体的体温，排便后标本连同便盆立即送检。

【注意采集时间，及时送检】

（三）**操作后处理**

1. 再次查对医嘱和标本。

2. 用物按常规消毒处理，避免交叉感染。

3. 洗手，记录。

【记录粪便的形状、颜色、气味等】

五 注意事项

1. 盛粪便标本的容器必须有盖，有明显标记。

2. 不应留取尿壶或混有尿液的便盆中的粪便标本。粪便标本中也不可混入植物、泥土、污水等异物。不应从卫生纸或衣裤、纸尿裤等物品上留取标本，不能用棉签有棉絮端挑取标本。

3. 采集隐血标本时，嘱患者检查前三天禁食肉类、动物肝脏、血和含铁丰富的药物、食物，如已食用需在三天后采集标本，避免造成假阳性。

4. 采集寄生虫标本时，如患者服用驱虫药或进行血吸虫孵化检查，应留取全部粪便送检。

5. 检查痢疾阿米巴滋养体时，在采集标本前几天，禁服钡剂、油质或含金属的泻剂，以免金属制剂影响阿米巴虫卵或胞囊的显露。同时应床边留取新排出的粪便，从脓血和稀软部分取材，并立即保温送实验室检查。

6. 患者腹泻时的水样便应盛于带盖容器中送检。

（李明明　赵　娜）

第49章

穿脱隔离衣技术

一 适应证

1. 接触经接触传播的感染性疾病患者如传染病患者、多重耐药菌感染患者等时。

2. 对患者实行保护性隔离时，如诊疗、护理大面积烧伤、骨髓移植等患者时。

3. 可能受到患者血液、体液、分泌物、排泄物喷溅时。

二 物品准备

隔离衣、挂衣架、手消毒用物（如：流动水洗手设备、清洁剂、干手物品、速干手消毒剂）。

三 操作步骤

（一）操作前准备

1. 评估　评估患者病情、治疗与护理、隔离的种类及措施。

2. 环境　清洁、宽敞。

3. 护士准备　衣帽整洁；修剪指甲、取下手表；卷袖过肘、洗手、戴口罩。

（二）操作中要点

1. 穿隔离衣

（1）查对隔离衣，手持衣领取衣，将隔离衣清洁面朝向自己，污染面向外，衣领两端向外折齐，对齐肩缝，露出肩袖内口。

（2）一手持衣领，另一手伸入一侧袖内，持衣领的手向上拉衣领，将衣袖穿好，换手持衣领，同样方法穿好另一袖。

（3）两手持衣领，由领子中央顺着边缘由前向后系好衣领。

（4）扣好袖口或系上袖带。

（5）将隔离衣一边（约在腰下 5cm 处）逐渐向前拉，见到衣边捏住，同法捏住另一侧衣边。两手在背后将衣边边缘对齐，向一侧折叠，一手按住折叠处，另一手将腰带拉至背后折叠处，腰带在背后交叉，回到前面打一活结系好。

【两手在背后注意将两侧衣边对齐，向一侧按压折叠，在前面打活结】

2．脱隔离衣

（1）解开腰带，在前面打一活结，解开袖带，翻转袖口（勿污染衣袖内面）。

【注意打一活结】

（2）上拉衣袖塞入工作服袖内并固定，同法对侧（充分暴露前臂及上臂下端）。

（3）卫生手消毒。

【解衣领前务必消毒双手】

（4）解开颈后带子，双手持带子将隔离衣从胸前向下拉，右手捏住左衣袖内侧清洁面，脱去左袖。

（5）左手捏住右衣领内侧向下拉，脱下右袖，将隔离衣污染面向里，衣领及衣边卷至中央，放入回收袋内清洗消毒备用。

【注意隔离衣污染面向里折叠】

（三）操作后处理

1．整理用物，按垃圾分类处理原则。

2．七步洗手法洗手，摘口罩。

（四）评价

1．正确掌握穿隔离衣指征，穿脱步骤及方法正确。

2．相关理论知识及注意事项。

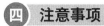 **注意事项**

1. 帽子使用中的注意事项

（1）被患者血液、体液污染时，应立即更换。

（2）布制帽子应每次或每天更换以保持清洁。

（3）一次性帽子应一次性使用。

2. 口罩佩带的注意事项

（1）在佩戴口罩时，不应一只手捏鼻夹。

（2）医用外科口罩只能一次性使用。

（3）口罩潮湿后，受到患者血液、体液污染时，应及时更换。

（4）每次佩戴医用防护口罩进入工作区域之前，应进行密合性检查。

3. 戴/脱手套的注意事项

（1）诊疗、护理不同的患者之间，应更换手套。

（2）操作完成后脱去手套，应按规定程序与方法洗手，戴手套不能替代洗手，必要时进行手消毒。

（3）发现手套破损时，应及时更换。

（4）戴无菌手套时，应防止手套被污染。

4. 穿/脱隔离衣/防护服的注意事项

（1）隔离衣只能在规定区域内穿脱，穿前检查有无潮湿、破损，长短应能全部遮盖工作服。

（2）隔离衣每日更换，如有潮湿或污染，立即更换；一次性隔离衣应一次性使用。

（3）穿脱隔离衣过程中保持衣领清洁，系、解领口时，袖口不可触及衣领、面部、帽子和隔离衣的内面（清洁面）。

（4）穿好隔离衣后双臂保持在腰部以上视线范围内，不得进入清洁区，避免接触清洁物品。

（5）消毒手时不能沾湿隔离衣，隔离衣也不可触及其他物品。

（6）脱下的隔离衣挂在潜在污染区，清洁面向外；挂在污染区则污染面向外。

五 相关知识

1. 进入隔离病室，从事可能污染工作服的操作时，应穿隔离衣；离开病室前，脱下隔离衣，按要求悬挂，每天更换、清洗、消毒；或使用一次性隔离衣，用后按医疗废物管理要求进行处置。

2. 脱隔离衣时应注意避免污染。

3. 标准预防是指针对医院所有患者和医务人员采取的一组预防感染措施。包括手卫生，根据预期可能的暴露选用手套、隔离衣、口罩、护目镜或防护面罩，以及安全注射。也包括穿戴合适的防护用品处理患者环境中污染的物品与医疗器械。标准预防基于患者的血液、体液、分泌物（不包括汗液）、非完整皮肤和黏膜均可能含有感染性因子的原则。

4. 个人防护用品是用于保护医务人员避免接触感染性因子的各种用品，包括口罩、手套、护目镜、防护面罩、防水围裙、隔离衣、防护服、鞋套等。

（吴建南）

第50章

三腔二囊管的使用技术

一 概念

三腔二囊管是一种医疗设备，主要用于控制食管胃底静脉曲张破裂出血。它由食管气囊、胃气囊和三腔管组成。在患者出现严重的食管胃底静脉曲张破裂出血，且药物治疗无法有效控制时，三腔二囊管成为重要的治疗手段。

二 适应证

1. 药物无效的食管胃底静脉曲张破裂出血　当食管胃底静脉曲张破裂导致大量出血，并且经药物治疗（如止血药、降低门静脉压力的药物等）后出血仍无法得到有效控制时，三腔二囊管可作为压迫止血的有效手段。

2. 紧急止血措施　在某些紧急情况下，如患者生命体征不稳定，需要迅速止血以维持生命时，三腔二囊管可以作为紧急止血措施使用，帮助稳定患者的生命体征。

3. 手术前准备　对于需要进行手术治疗的食管胃底静脉曲张患者，可以在手术前使用三腔二囊管进行压迫止血，以减少术中的出血风险，确保手术的安全进行。

三 禁忌证

三腔二囊管的使用可能会对心血管系统产生一定的影响，因此严重冠心病、高血压和心功能不全者慎用。

1. 食管胃底静脉曲张破裂出血伴休克　在这种情况下，

患者已经处于生命垂危的状态,使用三腔二囊管可能会增加患者的痛苦和不适,而且可能无法有效地止血。

2. 食管胃底静脉曲张破裂出血以外的上消化道出血　三腔二囊管主要适用于食管胃底静脉曲张破裂出血,对于其他类型的上消化道出血,其止血效果并不明显。

3. 严重的食管胃底静脉曲张但无出血　对于这种情况,使用三腔二囊管可能会导致食管、胃底静脉曲张破裂出血,从而加重患者的病情。

4. 心肺功能衰竭　心肺功能衰竭的患者,其身体承受能力较弱,使用三腔二囊管可能会对其造成过大的负担,加重其病情。

5. 食管胃底静脉曲张已行硬化剂治疗或手术治疗后　在这些情况下,食管、胃底静脉曲张的形态和结构可能已经发生了改变,使用三腔二囊管可能无法有效地止血,甚至可能引发并发症。

6. 食管狭窄或食管梗阻　如果患者存在食管狭窄或梗阻的情况,三腔二囊管的插入可能会遇到困难或加重食管的损伤。

7. 严重的食管炎症或溃疡　在这些情况下,食管的黏膜可能较为脆弱,使用三腔二囊管可能会加重食管的损伤或引发出血。

8. 凝血功能障碍　如果患者存在凝血功能障碍,即使成功止血,也可能因为无法有效形成血栓而导致再次出血。

9. 患者无法耐受或拒绝使用　如果患者因为各种原因无法耐受三腔二囊管的使用,或者拒绝接受这种治疗方法,那么医生应该尊重患者的意愿,选择其他合适的治疗方案。

四　物品准备

1. 治疗车上层　三腔二囊管、血压计、听诊器、电筒、压舌板、2个50ml注射器、3把止血钳、2个镊子、2个治疗碗、手套、无菌纱布、液体石蜡、0.5kg沙袋（或盐水瓶）、绷带、宽胶布、棉签、治疗巾若干、冰冻生理盐水、标记贴、剪刀。

2. 治疗车下层　生活垃圾桶、医用垃圾桶、锐器回收盒。

五　操作步骤

（一）操作前准备

1. 物品检查　认真检查三腔二囊管的气囊是否有松脱、漏气的情况，充气后膨胀是否均匀，通向食管气囊、胃气囊和胃腔的管道是否通畅。

2. 患者准备　评估患者病情、意识状态、配合程度，测量患者心率、血压、呼吸，向患者及家属解释该项操作的目的、配合方法、注意事项、操作过程、可能的风险等，并签署知情同意书。特别强调在插管时可能引起出血量增大和吸入性肺炎的风险。清除鼻腔内的结痂及分泌物，以便三腔二囊管顺利插入。

3. 医嘱与护理准备　开具医嘱，通知护士做好准备。护士需要检查三腔二囊管的消毒情况。

4. 环境准备　确保操作环境干净、整洁，并且符合无菌操作的要求。关闭门窗，调节室内温度至适宜水平，以确保患者在操作过程中不会感到不适。

5. 人员准备　确保有足够的医护人员参与操作，包括一名主操作医生、一名助手和一名护士。所有参与人员都应熟悉三腔二囊管的操作流程，并且接受过相关培训。

6. 患者体位准备　让患者取半卧位或斜坡卧位，头部偏向一侧。这种体位有助于减轻患者的痛苦，并有助于防止误吸。

7. 核对患者信息　在操作前，再次核对患者的姓名、年龄、性别、诊断等信息，确保无误。

8. 术前用药　根据患者的具体情况，可能需要给予一些术前用药，如镇静剂、止痛药等，以减轻患者的不适感。

9.记录准备　准备好相关的记录表格和仪器,以便记录操作过程中患者的生命体征、出血量等重要信息。

(二)操作中要点

1.寻找管壁标记部位　找到三腔通道的外口及管壁上45cm、60cm、65cm处的标记。

2.将三腔二囊管送入标记部位　在三腔二囊管前端和气囊表面涂抹液体石蜡,由鼻腔插入,向下进入胃腔内,期间可嘱咐患者吞咽,有利于三腔二囊管的下行。通常三腔二囊管进入65cm左右会到达胃内,可使用注射器进行抽吸,若抽出胃内容物,表示三腔二囊管前端已到达幽门处。

3.注射空气　使用注射器向胃气囊内注入250～300ml的空气,将三腔二囊管向外牵拉,若存在阻力,表示胃气囊压迫胃底。若未起到压迫止血的效果,可再次向食管气囊内注入空气100～200ml,维持囊内压30～40mmHg,用气囊活塞关闭管口,达到充分压迫的目的。

4.定时抽取内容物　应定时从胃管内抽吸出胃内容物,可以观察到出血部位是否继续出血。

5.在使用三腔二囊管治疗时,应注意动作轻柔,以免使咽部、食管发生撕裂伤。治疗后应禁食观察,若患者出现再次出血的情况,应尽快通知医生。

(三)操作后处理

1.放置后的体位　患者应取仰卧位,头部偏向一侧,这样有利于咽部的分泌物流出,防止误吸和呛咳。

2.观察出血情况　密切观察患者的出血情况,包括出血的颜色、量和速度。如果出血量大或颜色鲜红,应及时通知医生处理。

3.囊管压力监测　定期监测囊管内的压力,保持适当的压力,避免囊管滑脱或破裂。

4.口腔护理　保持口腔清洁,防止口腔感染。可以定期用生理盐水或漱口水进行口腔清洁。

5. 饮食护理 在置管期间,患者可能需要禁食或限制饮食。应根据医生的建议合理安排患者的饮食,确保营养摄入。

6. 心理护理 置管会给患者带来一定的不适和焦虑,护理人员应关注患者的心理状态,给予适当的安慰和支持。

（四）拔管操作

1. 确认三腔二囊管各囊腔已充分扩张。

2. 向胃气囊注入空气约 200ml,维持囊内压 50～60mmHg,用气囊活塞关闭管口,以防漏气。

3. 向食管气囊注入空气 100～200ml,维持囊内压 30～40mmHg,用气囊活塞夹闭管口。

4. 吸出胃内容物,标记压迫时间。

5. 取出三腔管,在标记处剪断,并迅速向胃气囊内注入空气 150～200ml,随后夹闭胃气囊球囊的管口。

6. 拔管后,继续压迫止血,并记录压迫时间。

（五）评价

1. 护理效果 评估三腔二囊管的使用是否达到了预期的治疗效果,如止血效果、症状缓解情况等。可以通过观察患者的临床表现、监测生命体征、检查实验室指标等方式进行评估。

2. 护理质量 评估护理过程中是否遵循了正确的操作流程和规范,如管道的插入、气囊的充盈和排空、管道的固定等。同时,还需要评估护理人员的专业知识和技能水平,以及护理过程中是否注重患者的舒适度和安全性。

3. 并发症预防 评估在使用三腔二囊管进行护理时是否采取了有效的措施来预防可能出现的并发症,如食管狭窄、食管破裂、气囊滑脱等。同时,还需要关注患者是否出现了不适或不良反应,并及时进行处理。

4. 患者满意度 评估患者对于三腔二囊护理的满意度,包括护理过程中的舒适度、疼痛感受、服务态度等方面。可以通过问卷调查、访谈等方式进行评估，以便了解患者的需求和意见，进一步提高护理质量和患者满意度。

六 注意事项

1. 置入三腔二囊管的患者需要加强护理，严防并发症的发生，一旦出现异常情况，应立即处理。

2. 置管时操作应缓慢，切忌快而粗暴。患者头偏向一侧并开通负压吸引器，随时吸出患者的呕吐物，防止反流引起窒息和吸入性肺炎。

3. 囊内压力不足和牵引不当是导致治疗失败的常见原因。置管期间要严密观察气囊有无漏气和滑出，定时用水银血压计测定囊内压力。

4. 患者一旦出现极度呼吸困难、烦躁不安，甚至窒息时，应注意是否为胃气囊滑脱进入食管压迫气管所致，应立即解除牵引，抽出囊内气体或剪断三腔二囊管自动排出气体。

5. 患者出现胸骨后不适、心律失常等症状时，先观察三腔二囊管的固定标志是否向外移动，另外需要观察食管气囊内的压力是否过高。此时可将食管气囊内的气体释放，如果症状不见改善，应先移除牵引物，移除外固定后，将胃气囊退入胃腔后放气。必要时可重新充气压迫。

6. 三腔二囊管一般放置不超过 3～5 天，否则食管和胃黏膜可因受压过久而发生缺血、溃烂、坏死和穿孔。每隔 12h 应将气囊放空 10～20min，如果继续出血可以再充气压迫。放空胃气囊前切记先解除牵引。

7. 经三腔二囊管压迫止血后再出血发生率较高，应尽早选用其他确定性的止血措施防止再出血。拔除三腔二囊管后仍应禁食观察，然后逐步由流食、半流食过渡到软食。

8. 注意口腔与鼻腔清洁，每日向鼻腔滴入少量液体石蜡，减少三腔二囊管对鼻黏膜的损伤。

七 常见并发症及处理

（一）鼻出血

鼻出血可能是由鼻腔或黏膜损伤引起的。为了预防和处理这种并发症，可以在插入三腔二囊管前对鼻腔进行充分润滑，以减少黏膜损伤。如果发生鼻出血，应立即停止插管操作，并给予止血药物和局部压迫止血。

（二）食管黏膜损伤

食管黏膜损伤可能是由操作不当或患者不能有效配合引起的。为了预防这种并发症，应确保操作轻柔、准确，避免粗暴操作。如果患者不能有效配合，可以考虑使用镇静剂或麻醉剂。如果发生食管黏膜损伤，应立即停止操作，并给予止血药物和抗生素预防感染。

（三）呼吸困难

呼吸困难可能是由气囊压迫气管或喉头水肿引起。为了预防这种并发症，应确保气囊充气量适中，避免过度压迫气管。如果患者出现呼吸困难，应立即检查气囊位置和充气量，并及时调整。如果呼吸困难持续存在，可以考虑更换较小的三腔二囊管或改用其他治疗方法。

（四）窒息

窒息可能是由气囊压迫喉头或食管引起的。为了预防这种并发症，应确保气囊充气量适中，避免过度压迫喉头或食管。如果患者出现窒息症状，应立即停止操作并拔出三腔二囊管，同时进行急救处理。

（五）误吸

在患者意识不清或吞咽反射减弱时可能发生误吸。为了防止误吸，建议在操作前确保患者的口腔和咽喉部分泌物已清除，并在操作过程中保持患者的头部稍微抬高。如果患者发生误吸，应立即停止操作，并尽快进行负压吸引和清理呼吸道，必要时进行气管插管或气管切开。

（六）食管穿孔

食管穿孔可能是由气囊压力过大或患者食管壁薄弱等原因引起。为了预防食管穿孔，应确保气囊压力适中，并根据患者的具体情况调整气囊的大小和形状。如果患者出现食管穿孔的症状，如胸痛、呼吸困难或纵隔气肿等，应立即停止操作，并尽快进行外科手术治疗。

（七）心理问题

由于三腔二囊管的操作可能会引起患者的不适和恐慌，因此可能会导致患者出现焦虑、抑郁等心理问题。应在操作前向患者充分解释操作的必要性和过程，并给予适当的心理支持和安慰。如果患者出现心理问题，应及时进行心理咨询和治疗。

八 相关知识

1. 插管前做好患者的心理指导可提高插管成功率　插管前做好患者的心理指导，可缓解其紧张、恐惧的心理，讲解置管对于治疗该病的重要性，可让患者冷静面对该项操作，并且按照操作者的嘱咐主动配合好整个插管过程，以减少插管中有可能出现的症状。插管过程中，嘱患者做吞咽动作配合操作者，不断鼓励患者，使其充满信心，尽量克服不适感。

2. 取左侧卧位插管优于平卧位插管　取左侧卧位，头稍向前屈，喉头位置向左前移，左侧的会厌襞呈"水平位"，掩盖左侧梨状窝，右侧会厌襞呈"直立位"，右侧梨状窝变平坦，这样易使管道顺右侧梨状窝进入食管内。而且侧卧位可防止呕吐时呕吐物进入气管内发生窒息。另外，取左侧卧位，由于重力作用，胃内的积血存于胃大弯侧，可减少呕血量。

3. 插管时有效应用液体石蜡　使用足量的液体石蜡润滑管腔表面可降低插管阻力，减少黏膜损害。

4. 插管至咽喉部后继续嘱患者做吞咽动作可减少呕吐　三腔二囊管通过咽喉部以后，仍嘱患者做吞咽动作，每吞咽一次就顺势将三腔二囊管往下送一次，这样减轻了对咽喉部的刺激。由于不强行插管，而且因患者为主动配合，即使有轻微的不适感，也很快消失，有助力于操作者将管顺利地插入。

5. 三腔二囊管的治疗效果及临床应用现状　三腔二囊管压迫止血可使80%食管胃底静脉曲张破裂出血得到控制，但拔管后约半数患者可能再次出血，且可能并发呼吸道感染、食管溃疡等严重并发症。因此，目前三腔二囊管仅限于在药物和内镜治疗不能控制出血，为了抢救生命、争取时间的情况下使用。

（郝谦依）

第51章

成人基础生命支持

一 适应证

心搏骤停：突然意识丧失，同时无正常呼吸或完全无呼吸，并伴有大动脉搏动消失。

二 禁忌证

无绝对禁忌证，在下列情况下可不实施心肺复苏。

1. 周围环境可能对施救者产生严重或致命的损害，且被抢救者无法移动。

2. 被抢救者已经出现不可逆死亡的明显临床体征（如尸僵、尸斑、断头、横断损伤或尸体腐烂等）。

3. 被抢救者有有效的"不进行心肺复苏（do not resuscitation，DNR）"的遗嘱。

三 物品准备

硬板床（或按压板）、纱布块、弯盘2个、瞳孔笔、血压计、听诊器、记录本、自动体外除颤器（automated external defibrillator，AED）。

四 操作步骤

（一）操作前准备

1. 施救者必须接受过基础生命救护相关培训。

2. 一旦发现患者突然倒地并失去反应，立即启动急救医疗服务体系（emergency medical service system，EMSS）。

3. 评估环境，如现场有危险因素存在，应迅速将患者转移至安全地带，在保证施救者、患者及其他人员安全的环境下进行心肺复苏（cardiopulmonary resuscitation，CPR）。

（二）操作中要点

基础生命支持（basic life support，BLS）主要包括 A、B、C、D，即 A（airway）开放气道；B（breathing）人工呼吸；C（circulation）胸外心脏按压；D（defibrillation）电除颤。

1. 判断意识　双手轻拍患者双肩，大声问："喂！你怎么了？"判断无意识。

【轻拍重呼】

2. 检查呼吸　观察胸廓起伏 5～10s（数 1 001、1 002、1 003、1 004、1 005……），判断无呼吸。

3. 呼救　大声呼救并让其他人拨打急救电话；如在医院内呼叫医生、备抢救车、除颤仪。

4. 判断颈动脉搏动　用右手的中指和示指从气管正中环状软骨划向近侧颈动脉搏动处（数 1 001、1 002、1 003、1 004、1 005……判断 5～10s），判断无搏动。

5. 记录抢救时间，摆放体位　将患者去枕仰卧于硬板床或硬平面上，头、颈、躯干、四肢在同一纵轴上，双手放于身体两侧，身体无扭曲，解衣扣及腰带，暴露胸腹部。

6. 胸外心脏按压　两乳头连线中点（胸骨中下 1/3 处），用左手掌跟紧贴患者的胸部，两手重叠，左手五指翘起，双臂伸直，用上身力量用力按压 30 次，每次按压后使胸廓充分回弹，并报数，尽量减少按压中断次数。（按压频率为 100～120 次/min，按压深度为 5～6cm，按压与放松的时间比为 1:1）

【身体稍前倾，使肩、肘、腕位于同一轴线，与患者身体平面垂直；用上身重量按压，按压与放松时间相同，放松时手掌不离开胸壁；"用力、快速"按压，但不可冲击式按压】

7. 打开气道

（1）检查口 / 鼻腔，清除口 / 鼻腔内分泌物，取下可摘义齿。

（2）判断颈部有无损伤，根据不同情况采取仰头抬颏法（首选）或双手托颌法。

1）仰头抬颏法：如患者无明显头颈部受伤可使用此方法。患者取仰卧位，急救者站在患者一侧，将一只手置于患者前额部用力使其头后仰，另一只手示指和中指置于下颏骨部向上抬颏，使下颏、耳垂连线与地面垂直。

2）双手托颌法：在怀疑患者有颈椎受伤时使用，使患者平卧，急救者位于患者头侧，两手拇指放于患者口角旁，其余四指托住患者下颌部位，在保证头部和颈部固定的前提下，用力将患者下颌向上抬起，使下齿高于上齿。

8. 人工呼吸　人工通气方法包括：①口对口人工呼吸；②口对鼻人工呼吸；③口对口鼻人工呼吸；④口对面罩人工呼吸；⑤球囊 - 面罩人工呼吸。如应用简易呼吸器，一手以"EC"手法固定，一手挤压简易呼吸器，每次送气 400～600ml，频率为 10～12 次 /min。

9. 持续 2min 的高效率 CPR，以心脏按压：人工呼吸 ＝30：2 的比例进行，操作 5 个循环。

【心脏按压开始，人工呼吸结束】

10. 电除颤　连接除颤仪，分析心律为心室颤动或无脉性室性心动过速时，给予电除颤一次，之后立即行 5 个循环高效率 CPR，之后再观察心律和脉搏，如仍为室颤或无脉性室性心动过速，再给予电除颤一次。

11. 判断复苏成功指征　①颈动脉恢复搏动，自主呼吸恢复；②收缩压在 8kPa（60mmHg）以上；③散大的瞳孔缩小，出现对光反射；④口唇、颜面、甲床、皮肤色泽转为红润。

12. 整理患者　等待进一步生命支持。

【如呼吸正常，但无反应，放置复苏体位】

（三）操作后处理

1. 整理用物，按垃圾分类处理原则。

2. 七步洗手法洗手，摘口罩，记录抢救全过程。

（四）评价

1. 操作过程中密切观察复苏效果。

2. 相关理论知识及并发症的规避。

五 注意事项

1. 救护者在行气道开放时，勿用力压迫下颌软组织，否则有可能造成气道梗阻。

2. 颈部损伤者或怀疑颈部损伤者，开放气道时选用双手托颌法。

3. 人工呼吸时，救护者最好使用隔离通气膜或隔离面罩。

4. 人工呼吸时，送气量应足够，以使胸廓抬起为宜。

5. 胸外心脏按压时，要确保足够的频率及深度，不得中断胸外心脏按压，每次按压后要让胸廓充分回弹，确保心脏血液回流充分。

6. 胸外心脏按压时，肩、肘、腕在一条直线上，并与患者身体长轴垂直，按压时手掌掌根不能离开患者胸壁。

7. 胸外心脏按压时，双掌根重叠按压，手指翘起不可触及胸壁。

8. 胸外心脏按压时，必须同时配合人工呼吸，应密切观察病情，判断效果。

六 常见并发症及处理

（一）肋骨骨折

1. 处理措施

（1）单处肋骨骨折以止痛、固定和预防肺部感染为主；

（2）多处肋骨骨折除按单处处理外，还要保持呼吸道通畅充分给氧、纠正呼吸循环功能紊乱和防止休克；

（3）伴严重肺挫伤并发急性呼吸衰竭者，应及时气管插管后应用呼吸机治疗。

2. 预防措施

（1）胸外心脏按压应平稳、有规律进行；

（2）掌根不离开胸骨定位点，以免移位；

（3）老年患者降低压力，以胸骨下陷4～5cm为宜。

（二）损伤性血气胸

1. 处理措施

（1）吸氧，监测血氧饱和度；

（2）闭合性气胸：气体量小，2～3周可自行吸收；气体量多，行胸腔穿刺排气，每次抽气不超过1 000ml，至肺大部分复张；

（3）张力性气胸：安装胸腔闭式引流将气体持续引出；

（4）血气胸：肺复张后能自行缓解，若血不止，除抽气排液输血外，可开胸结扎出血的血管；

（5）应用抗菌药物防治感染。

2. 预防措施

（1）胸外心脏按压时，严格按标准执行；

（2）胸外心脏按压部位正确，压力适中。

（三）心脏损伤

1. 处理措施

（1）抗心律失常治疗，纠正低血钾；

（2）充血性心力衰竭或心房颤动且心室率快的患者，给予洋地黄。

2. 预防措施　参见损伤性血气胸的预防措施。

（四）栓塞

1. 处理措施

（1）立即吸氧，氧浓度大于50%。必要时气管插管行呼吸机治疗，并采用呼气末正压通气（positive end expiratory pressure，PEEP）模式；

（2）应用糖皮质激素；

（3）必要时抗凝治疗。

2. 预防措施　按压力量恰当，防止发生肋骨骨折。

七　相关知识

1. 心搏骤停的临床表现　心搏骤停"三联征"：突发意识丧失、呼吸停止和大动脉搏动消失，具体表现为：

（1）突然摔倒，意识丧失，面色迅速变为苍白或青紫；

（2）大动脉搏动消失，触摸不到颈、股动脉搏动；

（3）呼吸停止或异常，出现叹息样呼吸，继而停止；

（4）双侧瞳孔散大；

（5）可伴有因脑缺氧引起的抽搐和大小便失禁，随即全身松软；

（6）心电图表现：①心室颤动（ventricular fibrillation，VF）；②无脉性室性心动过速（pulseless ventricular tachycardia，PVT）；③心室静止（ventricular asystole）；④无脉性电活动（pulseless electric activity，PEA）。

2. AED 使用方法

（1）打开电源，按照语音指导操作。

（2）按提示连接两个电极片，分别贴在左乳外侧和右锁骨下方，确认电极片插头插入 AED 主机插孔。如胸部较湿，擦拭干净后再放置电极片。

（3）双手离开患者，AED 自动分析心律，若仪器提示需要除颤，再次提醒群众远离，确认无人触碰，按下除颤按钮。部分 AED 装置会自动除颤，无须施救者按除颤按钮。

（4）不要去除电极片，如果患者没有恢复意识和呼吸，继续 CPR，AED 会持续检测，根据提示操作即可。

（吴建南）

第52章

穿脱手术衣、戴无菌手套

一 目的

穿脱手术衣和戴无菌手套是手术室中非常重要的操作，是为了防止手术过程中的感染，确保手术的顺利进行并保证患者的安全。

二 操作步骤

（一）操作前准备

1. 穿手术衣的准备

（1）选择合适的手术衣：根据手术类型、手术部位和手术需求，选择适当大小、合适款式的手术衣。

（2）检查手术衣：确保手术衣没有破损、污渍或皱褶。

（3）清洁手部：在进行手术衣穿脱之前，首先要清洁手部，可以使用肥皂和流动水洗手，或者使用免洗手消毒液。

（4）准备穿衣环境：确保穿衣环境干净、整洁，避免在尘土飞扬或污染严重的环境中进行。

（5）穿戴其他防护用品：根据需要，穿戴帽子、口罩、护目镜等其他防护用品。

2. 戴无菌手套的准备

（1）选择手套：根据手术需求选择合适大小、材质和款式的无菌手套。

（2）检查手套：确保手套没有破损、污渍或皱褶，且包装完整。

（3）清洁手部：在戴手套之前，彻底清洁手部，以减少细菌污染的风险。

（4）准备手套穿戴环境：确保手套穿戴环境干净、整洁，避免在尘土飞扬或污染严重的环境中进行。

（5）穿戴其他防护用品：在戴手套之前，先穿戴好手术衣，确保手术衣的袖口被手套完全覆盖。

（二）操作中要点

1. 穿手术衣

（1）外科手消毒后，拿取无菌手术衣，选择宽敞处，面向无菌区。

（2）双手打开手术衣，提住衣领内侧，正面向外，轻轻抖开手术衣使其下垂，手臂与肩平齐。

（3）将手术衣向上抛起，双手同时伸进袖内，两臂平行向前，手臂不可高举过肩。

（4）巡回护士在其背后手持衣领内侧，向后提拉。穿手术衣者手臂向前伸展，但手不能超出袖口。巡回护士系好领带和／或背部腰带。

（5）检查手术衣是否合适并处于正确的位置。确保手术衣完全覆盖躯干，衣袖不应过紧或过松。

（6）如果有需要，调整手术衣的位置，确保其不会妨碍后续工作。

（7）确保手术衣的领口、袖口和下摆都紧闭，以防止细菌进入。

2. 脱手术衣

（1）在手术结束或需要离开手术室时，应当脱去手术衣。

（2）双手解开手术衣的腰带，注意不要用力拉扯，以免损坏手术衣或造成不必要的污染。

（3）将手术衣由上至下轻轻脱下。

（4）将脱下的手术衣放入指定的污物桶内，不得随意丢弃或带出手术室。

3. 戴无菌手套

（1）在穿手术衣后，应当立即戴无菌手套。

（2）打开手套包，取出手套，注意不要让手套的外面接触皮肤或周围环境。

（3）将一只手的手指插入手套的指套内，然后将手套翻转过来，覆盖在手背上，确保手套的口部紧贴袖口。

（4）用同样的方法戴上另一只手套，注意不要让已戴手套的手接触未戴手套的手或手套的内面。

（5）调整手套的位置，确保手套舒适、贴合、无皱褶。

4. 摘无菌手套

（1）在手术结束或需要离开手术室时，应当摘掉无菌手套。

（2）双手轻轻翻转手套的口部，使其外翻，注意不要让手套的外面接触皮肤或周围环境。

（3）将手套脱下，注意不要让已脱手套的手接触未脱手套的手或手套的外面。

（4）将摘下的手套放入指定的污物桶内，不得随意丢弃或带出手术室。

（三）评价

1. 无菌性保持　这是评价穿脱无菌手术衣和戴无菌手套效果的首要标准。在手术过程中，任何细菌或微生物的污染都可能对患者造成严重的健康风险。因此，手术人员必须确保在整个手术过程中，手术衣和手套都保持无菌状态。

2. 操作熟练度　穿脱无菌手术衣和戴无菌手套需要一定的技巧和熟练度。手术人员应能够快速、准确地完成这些操作，以确保手术过程的顺利进行。

3. 舒适度　手术衣和手套的舒适度也是评价其效果的重要因素。合适的手术衣和手套应能够提供足够的灵活性，使手术人员能够自由移动，同时也能够防止手术过程中的疲劳和不适。

4. 保护效果　手术衣和手套不仅能够防止外部细菌进

入手术区域,还能够保护手术人员免受血液、体液等污染物的侵害。因此,评价穿脱无菌手术衣和戴无菌手套的效果时,还应考虑其对手术人员的保护效果。

三 注意事项

1. 穿脱无菌手术衣的注意事项

(1)确保手术衣的尺寸合适:手术衣过大或过小都可能影响手术操作,甚至可能导致手术衣在手术过程中移位或破损。

(2)检查手术衣的完整性:在穿手术衣之前,应检查手术衣是否有破损或污染。如果手术衣有破损或污染,应立即更换。

(3)避免过度拉扯手术衣:在穿脱手术衣的过程中,应避免过度拉扯手术衣,以免导致手术衣破损。

2. 戴无菌手套的注意事项

(1)确保手套的尺寸合适:手套过大或过小都可能影响手术操作,甚至可能导致手套在手术过程中滑落或破损。

(2)检查手套的完整性:在戴手套之前,应检查手套是否有破损或污染。如果手套有破损或污染,应立即更换。

(3)避免长时间佩戴手套:长时间佩戴手套可能导致手套内的温度升高,增加感染的风险。因此,在手术结束后,应尽快脱下手套。

3. 其他注意事项

(1)保持手术区域的清洁:在手术过程中,应始终保持手术区域的清洁,避免任何可能的污染。

(2)遵循手术室的消毒和清洁程序:在手术前后,应遵循手术室的消毒和清洁程序,确保手术室的清洁和无菌。

(3)定期进行培训和演练:为了确保手术过程中的无菌操作,医护人员应定期进行培训和演练,提高无菌操作的技能和意识。

(郝谦依)

第53章

心电图操作

一 适应证

1. 记录人体正常的心脏电活动。

2. 诊断和观察各种心律失常疾病。

3. 诊断心肌梗死,观察其演变过程,判断定位。

4. 判断某些药物如洋地黄、奎尼丁等对心脏的影响。

5. 患者植入心脏起搏器前后的心电监测。

6. 围手术期心脏评估和监测。

7. 各种心血管疾病的临床检测、随访。

二 禁忌证

无绝对禁忌证。特殊情况无法检查,如Ⅲ度皮肤烧伤、严重皮肤疾病等。

三 物品准备

心电图机、外接电缆、导联电缆、探查电极(四肢及胸部)、心电图记录纸、弯盘、棉签、纱布、清水或75%酒精、记录笔、报告单、屏风。

四 操作步骤

(一)操作前准备

1. 环境准备

(1)室温控制在18~26℃,避免过冷或过热,特别是寒冷所致的肌电干扰。

（2）注意保护被检者隐私，必要时使用屏风遮挡。

（3）远离大型设备。

（4）检查床宽度不窄于80cm，避免体位不适、肢体紧张而引起肌电干扰。

2．操作者准备

（1）着装符合职业规范要求，洗手、戴口罩。

（2）核对患者姓名、年龄、性别、住院号、心电图编号、临床诊断、检查目的等信息。

（3）检查心电图机各条线缆的连接是否正确，导联线保持顺畅。

3．患者准备

（1）向患者解释心电图操作的目的、过程、注意事项。

（2）根据患者病情，协助取平卧位、半坐卧位或侧卧位，嘱患者切勿讲话或移动。

（3）暴露患者双侧手腕、脚踝、前胸。

（4）处理皮肤（肥皂水清洗、酒精去脂、必要时剃毛发）。

【注意保护患者隐私及保暖】

（二）操作中要点

1．按顺序连接并检查心电图机的电源线、导联线、探查电极，检查记录纸是否充足。

2．接通电源，打开心电图机的开关。

3．首先描记标定电压1mV＝10mm的方波，同时检查各导联记录的同步性、灵敏度、阻尼及频响。

4．导联与皮肤接触处涂抹75%酒精或清水。

5．严格按照统一标准，准确安放常规十二导联心电图的探查电极。

（1）肢体导联：电极应选择双上肢腕关节内侧和双下肢踝关节内侧上方。RA：右上肢；LA：左上肢；RL：右下肢；LL：左下肢。

（2）胸前导联如图 53-1 所示：

1）选择肋间：先找到胸骨角（Louis 角），其两侧分别与左右第 2 肋软骨相连接，为计数肋骨和肋间隙顺序的主要标志。第 2 肋骨下面的间隙为第 2 肋间隙，依次向下数至第 4 肋间隙、第 5 肋间隙。

2）选择胸前导联电极位置：

V_1：胸骨右缘第 4 肋间；V_2：胸骨左缘第 4 肋间；V_3：V_2 与 V_4 连线的中点；V_4：左锁骨中线第 5 肋间；V_5：左腋前线

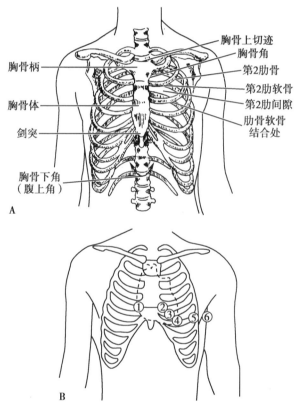

图 53-1　十二导联心电图胸前导联位置示意图

A. 解剖结构示意图；B. 胸前导联电极位置示意图（①～⑥分别对应 V_1～V_6）。

与 V₄ 同一水平处；V₆：左腋中线与 V₄ 同一水平处。

【女性乳房下垂者，应托起乳房，在胸壁上安置电极片，电极片不应该安置在乳房上】

6. 若病情需要记录 18 导联心电图，需加做以下导联，如图 53-2 所示：

V₇：左腋后线与 V₄ 同一水平处；V₈：左肩胛线与 V₄ 同一水平处；V₉：左脊柱旁线与 V₄ 同一水平处；V_{3R}：V₁ 与 V_{4R} 连线中点；V_{4R}：右锁骨中线第 5 肋间；V_{5R}：右腋前线第 5 肋间。

【对急性缺血性胸痛患者，首次心电图检查必须加做 V₇、V₈、V₉、V_{3R}、V_{4R}、V_{5R}，胸壁各导联应做好标记，以备复查定位】

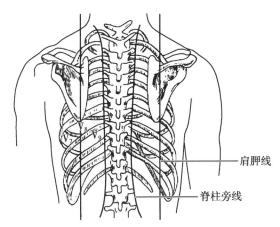

图 53-2　十八导联心电图 V₇、V₈、V₉ 导联位置示意图

7. 描记心电图

（1）设定纸速为 25mm/s。

（2）观察基线是否稳定有无干扰。如有，应查找原因并设法排除。

（3）点击"打印"键采集患者心电信息。

（4）每个导联记录的完整心动周期长度不少于 3～4 个。

（5）对于电压过高而描记失真的导联，应补充记录选用

1mV=5mm 的标准。

（6）记录的心电图必须标明患者的姓名、年龄、性别、检查日期和时间。手动记录要标明导联。同时不能仰卧的患者应注明体位。

8. 心电图操作结束后，去掉电极，纱布清洁患者皮肤，协助其取舒适卧位，整理衣物。

（三）操作后处理

1. 关闭心电图机开关，拔掉电源，整理导联线，清洁心电图机。

2. 用物分类处理，洗手，摘口罩。

五 常见并发症及处理

局部皮肤出现不良反应：胸部探查电极的吸附时间过长或对导电膏过敏者易出现，主要症状局部皮肤出现小水泡或红、痒、皮疹。一般无需特殊处理，去掉电极后观察，严重者可予抗过敏治疗。

（高殿钰）

第54章

新生儿复苏

一 适应证

适用于所有新生儿，特别是窒息新生儿和早产儿。

二 物品准备

1. 保暖　预热辐射保暖台及温度传感器，预热毛巾或毛毯、婴儿帽子、塑料薄膜或保鲜膜（＜32周），预热床垫（＜32周）；

2. 清理气道　吸引球、10F和12F吸痰管、负压吸引器、胎粪吸引管；

3. 监测及评估　听诊器、心电监测仪、电极片、脉搏血氧饱和度监测仪、目标血氧饱和度参考值表格；

4. 正压通气　启动充气式气囊、T-组合复苏器，足月儿和早产儿面罩，6F和8F胃管，注射器；

5. 给氧　氧源、空氧混合仪、吸氧导管；

6. 气管插管　喉镜片（足月儿1号、早产儿0号、00号备选）、导管芯（金属导丝）、不带套囊的气管导管（2.0mm、3.0mm、3.5mm）、软尺和气管插管深度表、防水胶布、剪刀、喉罩气道；

7. 给药　1:10 000（0.1mg/ml）肾上腺素，生理盐水，1ml、2ml、5ml、10ml、20ml、50ml注射器；

8. 脐静脉置管　脐静脉导管、三通、脐静脉置管所需物品。

三 操作步骤

（一）操作前准备

1. 产前咨询　咨询孕周、预期分娩新生儿数目、羊水情况及母婴高危因素，以评估新生儿发生窒息的危险性。

2. 组成团队　每次分娩必须至少有 1 名能够实施初步复苏并启动正压通气的医护人员在场，负责护理新生儿。如有高危因素，需多名医护人员在场，组建熟练掌握复苏技术的团队，团队要明确分工，做好复苏计划。

（二）操作中要点

1. 快速评估　对于每一个出生的新生儿，即刻评估 4 项指标：①足月吗？②羊水清吗？③肌张力好吗？④哭声或呼吸好吗？

如 4 项中有 1 项为"否"，则进入复苏流程，开始初步复苏；如羊水有胎粪污染，则进行有无活力评估，并决定是否需要气管插管吸引胎粪。

2. 初步复苏

（1）保暖：产房温度为 24～26℃；提前预热辐射保暖台，足月儿 32～34℃，早产儿根据中性温度设置；擦干头部并保暖；足月儿用预热毛巾包裹、擦干后置于辐射保暖台上；<32 周和 / 或体重 <1 500g 的早产儿，将头部以下躯体和四肢包裹在清洁塑料薄膜内，摆好体位；避免高温，防止引发呼吸抑制。

【新生儿体温（腋下）维持在 36.5～37.5℃】

（2）体位：头部轻度仰身 - 鼻吸气位。

（3）吸引：如气道较多分泌物且呼吸不畅，可用吸引球或吸痰管清理气道，先口后鼻。

【吸引负压 80～100mmHg】

（4）羊水胎粪污染时的处理：羊水胎粪污染时，首先评估新生儿有无活力，有活力时继续初步复苏，无活力时在 20s 内完成气管插管及吸引胎粪。如不具备气管插管条件而新生儿无活力,应快速清理口鼻后立即使用面罩气囊开始正压通气。

（5）擦干和刺激：快速彻底擦干新生儿头部、躯干和四肢,去掉湿毛巾。彻底擦干也是刺激新生儿诱发自主呼吸的方法。如仍无自主呼吸,用手轻拍或手指弹新生儿足底或摩擦背部2次以诱发自主呼吸。如上述操作无效,表明继发性呼吸暂停,需要正压通气。

（6）评估呼吸和心率：初步复苏后,首选心前区听诊,计数心率6s,数值乘以10。

3. 正压通气

（1）指征：呼吸暂停或喘息样呼吸；心率<100次/min。

【出现指征1min内实施正压通气；有自主呼吸的早产儿,出生后如需即刻呼吸支持,应给予持续气道正压通气而非气管插管正压通气】

（2）方法：

1）压力：20～25cmH$_2$O,少数2～3次30cmH$_2$O压力通气,最好同时提供呼气末正压。T-组合复苏器需预先设定吸气峰压20～25cmH$_2$O、呼气末正压5cmH$_2$O、最大气道压40cmH$_2$O。

2）频率和吸气时间：正压通气的频率为40～60次/min。用"吸-2-3"的节律大声计数以保持正确的速率。无论足月儿还是早产儿,正压通气的吸气时间≤1s。

3）给氧：使用空氧混合仪及脉搏血氧饱和度监测仪。足月儿和胎龄≥35周早产儿开始的给氧浓度为21%；胎龄<35周早产儿的给氧浓度自21%～30%开始；根据脉搏血氧饱和度调整给氧浓度,使脉搏血氧饱和度达到目标值。

【无论足月儿还是早产儿,正压通气均需在脉搏血氧饱和度监测仪的监测指导下进行。脉搏血氧饱和度监测仪的传感器应置于新生儿动脉置管前的位置（即右上肢,通常是手腕或手掌）。在传感器与仪器连接前,先将传感器与婴儿连接,有助于最迅速地获得信号】

4）判断通气有效性：有效的正压通气表现为胸廓起伏良好、心率迅速增加。在胸外按压时，推荐使用三导联心电监测。

5）矫正通气步骤：如未达到有效通气，需做矫正通气步骤。首先，检查面罩和面部之间是否密闭；其次，通畅气道，可调整体位为鼻吸气位、清理气道分泌物；最后，适当增加通气压力。上述步骤无效，行气管插管或使用喉罩气道。

6）评估及处理：30s 有效正压通气后评估新生儿心率。①心率≥100 次 /min，逐渐降低正压通气的压力和频率，同时观察自主呼吸是否良好。如心率持续 >100 次 /min，自主呼吸好，则逐渐停止正压通气。如脉搏血氧饱和度未达到目标值，可常压给氧。②心率 60～99 次 /min，再次评估通气的有效性，必要时再做矫正通气步骤，可考虑气管插管正压通气。③心率 <60 次 /min，再次评估通气有效性，必要时再做矫正通气步骤，给予气管插管，增加氧浓度至 100%，连接三导联心电监测仪，开始胸外心脏按压。

7）其他：持续面罩气囊正压通气（>2min），插入胃管，用注射器抽出胃内气体，保持胃管远端开放。

4. 气管插管

（1）指征：①气管内吸引胎粪；②面罩气囊正压通气无效或需长时间正压通气；③需胸外心脏按压；④经气管注入药物（肾上腺素、肺表面活性物质）；⑤特殊复苏情况，如先天性膈疝等。

（2）准备：根据不同胎龄、体重新生儿选择气管导管型号。

1）胎龄 <28 周，体重 <1 000g，选择导管内径 2.5mm；

2）胎龄 28～34 周，体重 1 000～2 000g，选择导管内径 3.0mm；

3）胎龄 >34 周，体重 >2 000g，选择导管内径 3.5mm。

（3）时间：20～30s 内完成。

（4）深度：[出生体重（kg）+（5.5～6.0）]cm。

（5）插管成功评估：①胸廓起伏对称；②听诊双肺呼吸

音一致;③无胃部扩张;④呼气时导管内有雾气;⑤心率和脉搏血氧饱和度上升。

5.喉罩气道 多用于体重≥2 000g 的新生儿。适应证:①新生儿存在口、唇、舌、上腭和颈部的先天性畸形,面罩气囊难以形成良好的气道密闭,或使用喉镜观察喉部有困难或不可能;②面罩气囊正压通气无效及气管插管不可能或不成功。

6.胸外心脏按压

(1)指征:有效正压通气30s 后,心率<60 次/min。在正压通气的同时,开始胸外按压。

(2)方法:胸外心脏按压的位置为胸骨下 1/3(两乳头连线中点下方),避开剑突。按压深度为胸廓前后径的 1/3。按压和放松的比例为按压时间稍短于放松时间,放松时拇指不应离开胸壁。胸外心脏按压采用拇指法,操作者双手拇指端按压胸骨,根据新生儿体型不同,双手拇指重叠或并列,双手环抱胸廓支撑背部。拇指法可改善新生儿血压和减少操作者疲劳。

【胸外心脏按压时,需气管插管进行正压通气,将氧浓度提高至100%,同时进行脉搏血氧饱和度和三导联心电监测】

(3)胸外心脏按压与正压通气的配合:胸外心脏按压与正压通气的比例应为3:1达到每分钟约120个动作。胸外按压者大声喊出"1-2-3-吸"。

(4)胸外按压时心率的评估:胸外按压开始后 60s 新生儿的自主循环可能才得以恢复,因此应在建立了协调的胸外心脏按压和正压通气 60s 后再评估心率。尽量避免中断胸外心脏按压。

如心率≥60 次/min,停止胸外心脏按压,以 40~60 次/min 的频率继续正压通气。如心率<60 次/min,检查正压通气和胸外心脏按压操作是否正确,以及是否给了100%氧。如通气和按压操作皆正确,做紧急脐静脉置管,给予肾上腺素。为便于脐静脉置管操作,胸外心脏按压者移位至新生儿头侧

继续胸外心脏按压。

7. 给药　新生儿复苏时很少需要用药。新生儿心动过缓通常源于肺通气不足及严重缺氧，纠正心动过缓最重要的步骤是有效的正压通气。

（1）肾上腺素

1）指征：有效的正压通气和胸外心脏按压 60s 后，心率持续<60 次/min。

2）剂量：应使用 1:10 000 的肾上腺素。静脉用量 0.1～0.3ml/kg；气管内用量 0.5～1.0ml/kg。

3）方法：首选脐静脉给药。如脐静脉置管尚未完成或没有条件行脐静脉置管时，可于气管内快速注入，若需重复给药，则应选择静脉途径。静脉给药后用 1～2ml 生理盐水冲管，气管内给药后要快速挤压气囊几次，确保药物迅速进入体内。骨髓腔也是给药途径之一。

【必要时间隔 3～5min 重复给药。如果在血管通路建立之前给予气管内肾上腺素无反应，则一旦建立静脉通路，不需要考虑间隔时间，即刻静脉给予肾上腺素】

（2）扩容剂

1）指征：根据病史和体格检查，怀疑有低血容量的新生儿尽管给予正压通气、胸外心脏按压和肾上腺素，心率仍然<60 次/min，低血容量新生儿可表现为皮肤苍白、毛细血管再充盈时间延长（>3s）、心音低钝和大动脉搏动微弱。如无低血容量表现或急性失血病史，不进行常规扩容剂治疗。

2）扩容剂：生理盐水。

3）方法：首次剂量为 10ml/kg，经脐静脉或骨髓腔 5～10min 缓慢推入。必要时可重复使用。不推荐采用外周静脉进行扩容治疗。

（3）其他：分娩现场新生儿复苏时不推荐使用碳酸氢钠。

（4）脐静脉置管：脐静脉是静脉给药的最佳途径，用于注射肾上腺素及扩容剂。当新生儿需要正压通气及胸外心脏按压、预期使用肾上腺素或扩容剂时,复苏团队中的1名成员应放置脐静脉导管,而其他人员继续进行正压通气和胸外心脏按压。

置管方法:常规消毒铺巾,沿脐根部用粗线打一个松结,如断脐后出血过多,可将此结拉紧。在夹钳下离脐根部约2cm处用手术刀切断脐带,可在11、12点位置看到大而壁薄的脐静脉。脐静脉导管连接三通和5ml注射器,充以生理盐水,导管插入脐静脉,导管尖端深入脐根部以下2～4cm,抽吸有回血即可。早产儿插入脐静脉导管要稍浅。避免将空气推入脐静脉。

8.复苏后监护

(1)接受长时间正压通气或高级复苏(如气管插管、胸外心脏按压或给予肾上腺素)的新生儿可能有病情变化的风险,稳定后应在新生儿重症监护病房接受密切监护和治疗。

(2)对于胎龄≥36周的新生儿,如果接受了高级复苏,应评估有无新生儿缺氧缺血性脑病的证据,以确定是否符合亚低温治疗标准。有中-重度新生儿缺氧缺血性脑病时,应按照相应的诊疗规范进行亚低温治疗。

(3)接受复苏的新生儿应及时检测脐动脉血气,尽快监测血糖水平,并给予相应的治疗;同时应进行各器官系统功能监测,并对症处理。

(4)新生儿稳定后,如体温<36℃(无计划进行亚低温治疗)应立即进行复温,以避免低体温相关并发症的发生(包括死亡率增加、脑损伤、低血糖和呼吸窘迫)。

(三)操作后处理

1.整理用物,按垃圾分类处理原则。

2.七步洗手法洗手,摘口罩,记录。

(四)评价

1.良好的团队合作。

【良好的团队合作是复苏成功的关键,团队成员至少每2

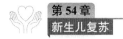
年进行一次复训】

2. 复苏前讨论和复苏后总结。

3. 相关理论知识及并发症的规避。

四 注意事项

1. 持续气囊面罩正压通气时间较长时可产生胃充气，可插入新生儿胃管，用20ml注射器抽吸胃内容物及气体。

2. 早产儿吸入氧浓度应小于40%。

3. 注意保暖，动作轻柔，复苏后密切监护。

五 常见并发症及处理

（一）气胸

气管插管位置不合适或正压通气时压力过高可引起气胸。少量气胸观察即可，大量气胸需要胸腔穿刺或放置胸腔闭式引流管。如患儿需要机械通气，气胸可能会继续发展，甚至出现张力性气胸，应注意观察，必要时应用高频振荡通气、放置胸腔闭式引流管。

（二）吸入性肺炎

穿刺中可见鲜红色的血液，快速的血流，采血管内的血液有节律性的搏动。如果误穿动脉，立即拔除针头，用无菌纱布或无菌棉球垂直穿刺点加压按压，局部按压至少5min或者封闭穿刺部位；按压后观察穿刺点周围有无血肿、青紫等不良反应，并积极处理。

（三）局部皮肤压伤

长时间胸外心脏按压时，按压部位可能出现局部压红、瘀斑。操作过程中应注意局部皮肤保护，可在按压部位垫一棉球，动作轻柔。

（四）牙龈或口腔黏膜损伤

气管插管时应注意操作轻柔、规范，一旦出现损伤，给予对症处理。

六　相关知识

1. 自动充气式气囊得到四种氧浓度

（1）气囊不连接氧源，氧浓度为21%（空气）；

（2）连接氧源，不加储氧器，氧浓度为40%；

（3）连接氧源，加袋状或管状储氧器，氧浓度分别为100%或90%。

2. 复苏的特殊情况　如果按照流程规范复苏，新生儿的心率、脉搏、血氧饱和度和肌张力会有所改善。如无良好的胸廓运动、未闻及呼吸音、持续发绀，可能存在某些特殊情况。

新生儿持续发绀或心动过缓可能为先天性心脏病，但此类患儿很少在出生后即刻发病，因此所有无法成功复苏的原因几乎都是通气问题。

3. 继续或停止复苏　如果复苏的所有步骤均已完成，而心率始终无法检测到，应在出生20min后与团队和患儿监护人讨论，做出继续复苏或停止复苏的决定。

对于生存机会很小、可能早期死亡或有严重合并症的新生儿，经专家讨论，监护人参与决策，可以不进行复苏或仅给予有限步骤的复苏。

4. 团队合作和复苏培训　参与新生儿复苏的团队和个人，包括医疗机构中所有产科、儿科、麻醉科等参与分娩的医护人员，均要熟练掌握相关知识和技能，具备有效的执行力。持续的强化培训可以改善新生儿复苏的结局，故应至少每2年进行一次复训，更频繁的复训会更有利于知识和技能的巩固。各分娩机构应将定期复苏培训和考核制度化，注重复苏技能的操作演练，推荐以案例模拟和参与式反馈为主要培训形式。

（吴建南）

第55章

远、近视力检查法

一 适应证

需要了解眼部视力状况的各种情形。

二 禁忌证

无绝对禁忌证,受检者不能理解(如年龄太小)或不能配合者不宜采用该方法。

三 物品准备

国际标准视力表(灯箱)、标准近视力表、遮眼板、视标指示杆,必要时备平面镜。

四 远视力检查操作步骤

(一)操作前准备

1. 检查环境与设备设置

(1)确保室内光照适宜,视力表须有标准亮度的光线照明。

(2)视力表放置于被检者视线水平处,距离为5m。如果距离不足,可使用平面镜反射进行检查。检查时将平面镜安放在距离视力表2.5m的位置。

(3)视力表悬挂的高度,需保证1.0行高度与被检者眼睑高度平齐。

2. 患者准备

(1)询问并记录患者是否佩戴眼镜或隐形眼镜。检查时根据体检要求或病情需要分别检查裸眼视力与矫正视力。

（2）向患者解释远视力检查的目的及流程。

（3）向患者交代远视力检查的注意事项。

（二）操作中要点

1. 视力检查时应两眼分别进行，一般先右后左，先用遮眼板遮住一眼，不要压迫眼球。正常远视力标准为1.0。检查者从视力表的最上面一行开始，从上到下依次检查。检查者用指示杆指示视力表的视标，嘱被检者说出或用手势表示"E"形视标缺口的方向。每个视标辨认的时间为3s，每一行正确辨认视标的数量超过该行视标总数的2/3为合格，然后转入下一行检查。

2. 对视力低于0.1者，让被检者逐步向视力表移动，直至能识别视力表上0.1行的视标为止，此时的视力 =[能看清0.1视标的距离（m）÷5]×0.1。

3. 如果距离视力表1m处仍不能识别最大视标，则改查指数。从距离被检者1m处开始逐渐向眼前移动手指，直到能辨认为止，记录能辨认指数的距离（cm），如"指数/30cm"。

4. 如在手指距离眼睛5cm处仍不能辨认正确指数，则改查手动，即检查者在被检者前方摆动手，嘱被检者辨认检查者的手是否摆动，并记录能够感知手动的距离（cm），如"手动/10cm"。

5. 如被检者在手靠近时仍不能感知手动，则改查光感。应在暗室中用手电照射受试眼，严格遮盖对侧眼，测试患者能否感知到光亮，记录"光感"或"无光感"，并记录能够感知光感的距离（cm）。一般到5m为止，如"光感/30cm"。对有光感者还要检查光源定位，嘱患者向前方注视不动，检查者在受检眼1m处，上、下、左、右、左上、左下、右上、右下变换光源位置，检测受检眼能否感受各个方位的光源，用"+""–"表示光源定位的"阳性""阴性"。

（三）评价

1. 操作过程中评估、沟通，体现对患者个性化的护理及人文关怀。

【操作过程中注重人文关怀】

2. 掌握相关理论知识。

五 近视力检查操作步骤

（一）操作前准备

1. 检查环境与设备设置

（1）确保室内光照适宜，视力表须有标准亮度的光线照明。

（2）准备标准近视力表，调整至患者易于阅读的位置。

2. 患者准备

（1）询问并记录患者是否佩戴眼镜或隐形眼镜。检查时根据体检要求或病情需要分别检查裸眼视力与矫正视力。

（2）向患者解释近视力检查的目的及流程。

（3）向患者交代近视力检查的注意事项。

（二）操作中要点

1. 检查时被检者坐位，先用遮眼板遮住一眼，双眼分别检查。

2. 眼睛距离近视力表30cm远。

3. 从上至下依次指示"E"形视标，请被检者回答缺口方向。

4. 如果在30cm处不能看清最大视标，则可以移近或者移远近视表检查，但必须同时记录近视力与实际距离。

5. 规范记录近视力，如"0.1/10cm"。

（三）评价

1. 操作过程中评估、沟通，体现对患者个性化的护理及人文关怀。

【操作过程中注重人文关怀】

2．掌握相关理论知识。

六　注意事项

1．检查视力的环境应光线充足、照明度稳定。

2．被检眼应与1.0视标在同一高度。

3．戴眼镜者应先测裸眼视力，再测矫正视力和记录矫正眼镜度数。

4．遮挡眼睛时勿压迫眼球。

5．被检者应正视前方，不要歪头、斜视、眯眼或偷看等。

七　相关知识

1．视力　即视锐度，主要反映黄斑区的视功能。可分为远、近视力，后者为阅读视力。日常屈光状态下不戴镜所测得的视力称为裸眼视力，验光戴镜后的视力称为矫正视力。临床诊断及视力残疾分级一般是以矫正视力为标准。

2．视力表设计的原理　视力表是根据视角原理设计的。人眼能分辨出两点间最小距离的视角为1分（1′）视角，视力是视角的倒数。目前常用的国际标准视力表上1.0行的"E"形符号，在5m处，每一笔画及笔画间隙的宽度各相当于1′视角。正确认清这一行，则具有1.0的视力。临床上≥1.0的视力为正常视力。

3．视力计算公式为$V = d/D$。V代表视力，d为实际看清某视标的距离，D为正常眼应当看清该视标的距离。

4．临床上常见的视力记录标识包括数指（counting fingers，CF）、手动（hand movement，HM）、光感（light perception，LP）、无光感（no light perception，NLP）。

5．远视力检查联合近视力检查可大致了解受检者的屈光状态，并可以比较准确地评估患者的阅读能力。例如：近视时近视力一般正常而远视力较差，老视或调节功能障碍时远视力可以正常，但近视力差。

6.儿童视力检查　对于小于3岁不能合作的儿童检查视力需耐心诱导观察,检查注视反射及跟随反射是否存在来大致了解患儿视力情况。采用视动性眼球震颤和视觉诱发电位等检查可客观地评估婴幼儿视力。对于3岁以上不能配合普通视力检查的儿童,可使用图形视力表。

（王　健）

第56章

刷　手

一　目的

去除手和手臂皮肤上的污渍及各种致病菌,以预防和控制病原体传播,防止术后感染发生。

二　物品准备

无菌毛刷、肥皂或皂液、碘伏、无菌方巾。

三　操作步骤

(一)操作前准备

1. 操作者准备　更换洗手衣,衣袖卷至肘上 10cm 以上,换鞋,戴帽子、口罩,修剪指甲、摘除首饰。

2. 洗手池准备　确保洗手池干净整洁,无污渍或残留物。根据需要调整洗手池的高度,以便操作者能够舒适地进行刷手操作。

3. 检查刷手用品　在操作前,检查刷手用品是否齐全、无过期,并确保其包装完好无损。

4. 环境准备　确保刷手区域的环境清洁,无尘埃、杂物等。同时,保持适当的温度和湿度,以免操作者在刷手过程中感到不适。

(二)操作中要点

1. 湿润双手　打开水龙头,调节水流大小,使水温适宜。用流动水湿润双手,并涂抹适量的肥皂或皂液。

2．刷手　取无菌毛刷，按照一定的顺序（如先刷手掌，再刷手背，最后刷指缝等）进行刷手。刷手时要用力适中，确保每个部位都被充分刷洗。

3．冲洗双手　用流动水冲洗双手，去除刷洗下来的污垢和细菌。注意冲洗时要彻底，不留死角。

4．消毒双手　将适量的碘伏倒在手掌中，然后用双手揉搓，使碘伏均匀涂抹在双手上。碘伏具有广谱杀菌作用，可以有效杀灭细菌。

5．擦干双手　用无菌方巾擦干双手，注意避免已消毒的双手触摸非无菌物品或区域。

（三）评价

1．清洁度　刷手后，手术人员的手应该彻底清洁，无污垢、油脂和其他可见污染物。

2．细菌减少程度　通过刷手，应该显著减少手部皮肤的细菌数量，以确保手术过程的无菌性。

3．皮肤状况　评价刷手对皮肤的刺激性和皮肤的干燥程度。理想的刷手产品应该既能有效清洁手部，又不会对皮肤造成过度的刺激，使皮肤过于干燥。

4．方便性和实用性　刷手的步骤和使用的产品应该易于理解和操作，以适应手术室的快节奏和高效要求。

5．持久性　刷手后，手部的清洁状态应该能够维持一定的时间，以确保手术过程中手部始终保持无菌状态。

四　注意事项

1．选择合适的洗手液　应使用具有杀菌效果的洗手液，并确保洗手液在有效期内。

2．刷手顺序　刷手时应从指尖开始，逐渐向上刷至肘部，然后再向下刷回至指尖，形成一个循环。同时，应注意刷洗甲缘、指间和手掌等容易藏污纳垢的部位。

3．刷手时间　刷手时间应足够长，以确保彻底清洁双手和手臂。一般来说,刷手时间应不少于2min。

4. 刷手力度 刷手时应使用适当的力度,既要确保清洁效果,又要避免过度用力导致皮肤损伤。

5. 冲洗 刷手后,应用流动的清水冲洗双手和手臂,以去除洗手液和污垢。冲洗时应注意保持水流的方向与手臂方向一致,以避免污水倒流。

6. 干燥 冲洗后,应用无菌毛巾或一次性无菌纸巾轻轻擦干双手和手臂。注意避免过度擦拭导致皮肤损伤。

7. 保持双手位置 在整个刷手过程中,双手应始终保持在身体前方,避免与身体其他部位接触,以防止污染。

8. 遵循无菌原则 在整个刷手过程中,应遵循无菌原则,避免任何可能的污染。例如,避免触摸非无菌物品或区域,避免与他人直接接触等。

(郝谦依)

第57章

实 训 拓 展

1. 中心供氧装置常见的故障及处理

中心供氧装置常见故障有氧气管道堵塞、漏气，氧气表损坏等。

（1）迅速启用应急氧气袋，并与氧气管相连，持续给患者提供氧气。

（2）必要时，把应急氧气袋移到患者身边，持续提供氧气。

（3）认真倾听患者的感受，并尽力帮助患者及其家属。

（4）注意患者的血压是否正常，是否出现呼吸困难、肢体发绀、血压升高或血液中的氧含量减少。

（5）迅速联系机房设施和设备的维保团队，以便尽快完成相关的维修工作。

（6）向护士长汇报有关治疗方案的详细信息，并确保中央供氧系统的正常运转，保证氧气表、氧气袋和氧气瓶处于备用状态。

2. 常见的氧疗并发症

（1）氧中毒的症状通常包括胸部的剧烈疼痛和刺激，随之可能会导致呼吸加速、恶心、呕吐、头晕、焦虑和持续性的咳嗽。因此，建议不宜进行过多、过久的氧气治疗。

（2）患有肺不张的患者可能会感到焦虑、呼吸急促、血压升高，并可能导致严重的呼吸困难、口唇发绀，甚至昏厥。因此，鼓励患者做深呼吸，多咳嗽和经常改变卧位、姿势，防止分泌物阻塞。

（3）接触氧气时，人体呼吸道会变得非常干燥，并且会产生大量黏稠的分泌物。这种情况的主要表现是难以咳嗽，并且会影响嗅觉和味觉。因此，在进行氧气治疗之前，必须将氧气进行湿润，并定期进行雾化。

（4）在婴幼儿中，晶状体后纤维增生症是一种常见的疾病，尤其是在早期生长阶段。这种疾病会导致眼睛的血液循环受阻，并导致眼睛变得脆弱，甚至无法恢复。为了预防这种疾病，婴幼儿需要控制吸氧的浓度和时间。

3. 预防呼吸机相关性肺炎的策略

为了有效阻止机械通气患者患上呼吸机相关性肺炎，建议实施一系列的集中式治疗措施：①将患者的床位提升至30°～45°（不论是何种情况）；②每日唤醒和评估能否脱机、拔管；③推荐口腔护理每日2～4次使用氯己定漱口液（新生儿除外）；④在睡觉前，我们会给婴儿提供冷凝水清洁；⑤为了保证婴儿的健康，建议使用专门的密封式吸痰器；⑥建议持续或间断行声门下分泌物吸引；⑦定期更换呼吸机管路；⑧严格执行手卫生；⑨协助患者尽早进行床上或床旁活动以预防深静脉血栓，根据风险评估的结果实施一般预防、药物预防和物理预防措施；⑩尽早予肠内营养，预防消化性溃疡。

4. 机械通气患者行气囊压力监测的气囊压力设定

为了确保患者的安全，使用机械通气的患者应该进行气囊压力的监控。这种设备主要用于稳定患者的呼吸系统，避免呼吸困难。如果气囊的容积不够，容易导致漏气或误吸；如果容积超标，容易损伤呼吸系统的组织，甚至会引发呼吸困难。最佳的气囊压力范围为18.4～22.1mmHg（25～30cmH$_2$O），以确保最佳的安全性。

5. 吸痰时吸痰管的选择

吸痰管是气道分泌物吸引的主要用品之一，不同样式的吸痰管所产生的效果亦不相同。具备侧孔的吸痰管更加耐用，能够更快地清除呼吸道分泌物。使用合适的吸痰管可以获得最佳的清洁效果，随着吸痰管管径的增加，吸痰的疗效会变得更加明显，但也会导致更多的肺部塌陷。当吸痰管的管径超过人工气道内径的 50% 时，将显著降低气道内压力和呼气末肺容积。选择吸痰管时，其管径不宜超过人工气道内径的 50%，有侧孔的吸痰管吸痰效果优于无侧孔的。

6. 机械通气患者吸痰前、后短时间给予高浓度氧气的原因

在吸痰操作前、后短时间给予患者吸入高浓度的氧，可减少吸痰过程中氧合指数降低以及由缺氧导致的相关并发症；仅吸痰前患者短时间吸入高浓度的氧，可使吸痰过程中发生缺氧的风险降低 32%；吸痰前、后均给予提高吸氧浓度，可使缺氧的风险降低 49%，联合肺复张可使缺氧风险降低 55%。呼吸机面板上的手动给氧键按下去后由机器给予 100% 的纯氧，维持 30～60s。

7. 俯卧位通气改善氧合的原理

俯卧位改善氧合的主要机制是降低肺内分流。大量重力依赖区肺泡塌陷是导致急性呼吸窘迫综合征肺内分流的主要原因，俯卧位通气减少了肺本身重力对靠近背侧重力依赖区肺泡的压迫，降低重力依赖区胸膜腔内压，使腹侧和背侧的胸膜腔内压分布更均匀，同时减少心脏和纵隔对部分肺组织的压迫，有利于背侧部分塌陷的肺泡复张，改善背侧区域通气情况。同时俯卧位通气后，背侧区域血流分布减少并不明显。因此，俯卧位通气明显降低背侧区域的肺内分流，而不增加腹侧区域肺内分流，总体上起到降低肺内分流的作用，进而改善患者的氧合。此外，促进痰液引流可能是俯卧位通气改善氧合的另一原因。

8. 俯卧位通气治疗的最佳时间

目前对于俯卧位通气治疗，尚无明确的理想时间或持续时间，根据患者病情严重程度而有所不同。根据最新的研究，长期俯卧位通气能够降低急性呼吸窘迫综合征患者的死亡风险，而且在持续 10h 以上的俯卧位通气的情况下，这种方法的疗效更为显著。一旦患者的气体循环、呼吸状态及总的临床表现得到了明显的好转，其通常就能够重新回到正常卧位。但亦有研究表明，若长期处于俯卧位的呼吸，患者的压迫症状会更加明显，且症状的恶化也会更加显著。

9. 动脉血气分析前的质量控制要点

（1）采血前评估及解释：在进行采血之前，应嘱患者卧床或者静坐5min，以帮助患者缓解紧张情绪，并避免过度呼吸或屏气。记录患者的姓名、给氧浓度、体温等。

（2）采血器具的选择：建议采用具有高效抗凝剂的自充式、塑料制成的一次性专用动脉采血器具，以确保安全和准确地收集血液。

（3）采血方法：为了保证采血的安全性和准确性，应该加强采血技术的培训，尽可能避免从股动脉和股静脉同时采血。如果患者血管状况允许，应尽量减少抽拉注射器活塞，利用动脉压力使血液自动充盈，以防止气泡进入血标本。

（4）采血后标本处理：如果在采血过程中进入了空气，须在采血完成之后第一时间彻底清除。然后，立刻关闭动脉采血器，以确保血液和凝血药物能够完全混合。这可以防止血液凝结，也不会形成任何细小的血凝块，从而提高采血结果的准确性。

（5）标本运送与接收：在采集样本后，应尽快将其送往检验室进行检测，并在30min内完成；如果需要进行血乳酸检测，则必须在15min之内完成。如果无法在采血后30min内完成检测，应将血标本放置在0～4℃环境中保存。

（6）其他因素：①血气分析仪使用或维护不当；②患者血液成分异常，如血脂过多、含有亚甲蓝和／或羟钴胺素、存在异常血红蛋白等。

10. 胸腔闭式引流常见异常情况及可能的原因

（1）引流管阻塞：若引流瓶长管水柱无波动，则提示引流管不通畅，若患者出现胸闷、气促、气管向健侧偏移等症状,应疑为引流管阻塞,须设法挤压或使用负压间断吸引,使其通畅。

（2）引流装置漏气：如果气泡在引流管中不断地喷涌,说明该管道存在泄漏。为了避免这种情况的发生,需要立即检查管道的连接处,看其是否紧固,并确保没有任何损坏。如果气泡急剧喷涌,这就意味着气体已经渗透到了胸膜,需要注意防止发生肺裂伤和支气管胸膜瘘。

（3）引流管脱出：常因引流管固定不牢、缝线松动,或者患者变换体位、下床活动等导致,抑或因护士操作不当,导致引流管被拖拽而发生部分或全部脱出。

11. 胸腔闭式引流管意外脱出后的处理

若引流管从胸腔脱出,应立即用手顺皮肤纹理方向捏闭引流管周围皮肤（注意不要直接接触伤口）,消毒后用凡士林纱布封闭伤口,并通知医生,必要时重新置管。若是引流管与水封瓶连接处断开,立即折叠引流管,并用2把止血钳夹闭引流管,按照更换引流装置流程重新更换引流用水封瓶。

12. 肺部感染患者机械振动排痰的护理要点

（1）在进行振动排痰治疗时,应该从较低的频率开始,以便患者能够逐步适应。

（2）为防止传播疾病,建议患者定期佩戴一次性叩击头套。

（3）建议患者在就诊前1～2h,就医后2h,分别进行2次至4次的振动排痰。

（4）在敲击时,应该保持谨慎和有条理的移动,避免快速和随意的移动,以免影响敲击的效果。敲击时应避开胃部和心脏部位。

（5）为了帮助痰液更有效地流动,建议对痰液滞留的区域进行持续地敲打,增强其内部的压力,这样可以有效地将痰液清除。

（6）对于痰液黏稠的患者,建议在叩击前行雾化吸入,叩击完成后,应采取体位引流帮助患者排出痰液。

(7)为了确保患者的健康,需要对其生活状况进行严格的监控。如果患者出现脸色苍白、肢体麻木、流清水涕、气喘、心跳加速、血压升高等不适症状,应立即终止对其进行治疗。

13. 体位引流的护理及观察要点

(1)患者体位要求是患肺处于高位,其引流的支气管开口向下,根据病变部位不同采取相应的体位进行引流。

(2)建议患者停止进食,努力清除口腔内的痰液,同时护士轻叩相应部位,提高引流效果。

(3)当患者的痰液变得黏稠难以吸收,应按照医生的指示服用或雾化吸入祛痰药物,以帮助患者更好地清除痰液。

(4)宜选择空腹时进行体位引流,每日 2~4 次,每次持续 15~30min。

(5)在进行体位引流操作期间,必须密切观察患者的症状:①是否有眩晕、脸部发红、手足发热、脉搏加快或减弱的情况;②引流液的颜色、性状和量是否有异常,并及时进行记录;③是否有过多的引流物溢出,要及时采取措施避免;④治疗过程中需观察患者生命体征、氧合指标的变化,如出现异常及时终止治疗;⑤如引流液每日小于30ml,可停止引流。

(6)在进行叩击和体位引流之后,嘱患者立刻进行深度呼吸并咳嗽,这样可以促进分泌物的清除。

14. 临床常用的预防误吸的方法

(1)在给需要鼻饲的患者置入胃管时,最好使用较细的胃管。因为过粗的胃管会持续压迫咽部,造成咽部组织的损害,甚至导致呼吸困难。而且胃管直径越大,对食管下端肌肉的收缩作用影响越大,误吸风险也相应增加。鼻饲前,应确定胃管位置与胃潴留容量;鼻饲时,食物温度不宜过低、鼻饲速度不宜过快,避免胃痉挛、胃内压力升高过快刺激迷走神经及交感神经末梢,产生恶心、呕吐,导致胃内容物反流、呕吐、误吸等情况；若胃潴留量＝200ml 时，暂停 2～8h 喂食；合理安排护理操作，鼻饲后 1h 内不进行翻身、叩背、吸痰、口腔护理等护理操作以免引起反流误吸；在条件允许情况下，采用间歇鼻饲以减少胃肠道不良反应。

（2）请确保患者睡眠状态良好，并且周围的空气流通，避免观看电视和聊天，防止发生呕吐。床头摇高 40°～60°，或协助患者取舒适坐位，头稍前屈。根据患者的吞咽情况，可以选择糊状或液体的食物。

15. 临床常用评估吞咽功能的方法

（1）空吞咽测试：嘱患者取端坐体位或舒适放松卧位，检查者示指指腹横置于患者甲状软骨上缘，嘱患者尽力、反复做吞咽动作。当喉结随吞咽动作上举、越过示指后复位，即判定完成一次吞咽反射。记录患者 30s 内完成的吞咽次数。如患者做空吞咽时喉结不随吞咽上下移动，说明吞咽功能完全丧失，则不能进行饮水试验。

（2）饮水试验：嘱患者取端坐体位，喝 30ml 温开水，观察所需时间及有无出现呛咳情况：1 级（优），能于 5s 之内顺利地 1 次将水喝完；2 级（良），分 2 次以上，能不呛咳地将水喝完；3 级（中），能 1 次将水喝完，但有呛咳；4 级（可），分 2 次以上将水喝完，但有呛咳；5 级（差），频繁呛咳，不能全部咽下。

16. 颅内压增高的早期表现

（1）头痛是颅内压增高的典型表现，其特征是剧烈的胀痛和撕裂感。

（2）呕吐通常发生在头痛严重的情况下，表现为喷射状，并且会伴有一定的恶心。

（3）视乳头水肿的特征是眼球的外观变得模糊，中心部分凸出，静脉扩大和弯曲。尽管如此，早期并未对视力造成损害。

（4）急性颅内压增高常伴有明显的进行性意识障碍，早期表现包括嗜睡、情感低下、动作减慢、回忆衰退及精神状态恍惚；而慢性颅内压增高的早期表现包括意识不清、动作迟钝、情感沮丧、血压升高、心率加快、通气不易等。

（5）颅内压增高可能会导致一侧或双侧的动眼神经受损，而婴幼儿则表现为头颅膨胀、头皮及额部、眶部浅静脉膨胀、颅缝变宽或分离、前囟变大、凸起，在叩诊时会发出破罐声。

17. 良肢位的概念、摆放良肢位的目的

良肢位是为了保持肢体的良好功能而摆放的一种体位或姿势，是从治疗护理的角度出发而设计的一种临时性体位。良肢位是早期抗痉挛的重要措施之一，这种良肢位（又称抗痉挛体位）能够使偏瘫后的关节相对稳固，可以有效预防上肢屈肌、下肢伸肌的典型痉挛，同时也是预防以后出现异常运动模式的方法之一。

18. 摆放良肢位的注意事项

（1）所有的姿势都只能暂时使用，最好不要超过 2h，以免造成压疮。

（2）将床头调整至适当的高度，使患者保持半躺姿势，以减轻紧张性迷路反射对下肢伸肌张力的影响。

（3）卧床期间，尽可能从患侧接触患者。

19. 防止废用综合征的被动运动方法

通过实施被动运动来防止废用综合征是有效的，根据患者目前的肌力情况，可先对患者进行肌肉的等长练习，待肌力进一步恢复再逐渐过渡到等张练习。例如，将膝关节完全伸直，做股四头肌的收缩、松弛运动，收缩 10s 松弛 10s，收缩 10 次为 1 组，每次功能锻炼重复 10 组。

20. 训练偏瘫患者逐步恢复生活自理能力的方法

（1）为了帮助患者恢复生活自理能力，应与其家属协商并制订训练计划。

（2）向患者和家属阐述早期生活自理能力训练的重要性，鼓励其积极参与，帮助患者建立康复的信心，以获得家庭

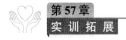
成员的支持和配合。

（3）为了提高运动能力，应让健侧肢体主动活动，比如伸展手指、屈曲肘部、抬高手臂和屈曲膝部；同时，还应该练习在床上左右移动和自如翻身；此外，还应该练习自己坐起和坐下时的平衡。

（4）生活自理能力的训练

1）洗漱：指导患者取半坐位，把脸盆置于其双腿之间，然后用健侧手清洁脸部、患侧手。当拧毛巾时，要把毛巾缠绕在患者的前臂上，然后用健侧手来拧干。

2）进食：取半坐位将饭桌横于胸前，用患侧手支撑着餐盘，用健侧手拿勺子，把食物送到嘴边。

3）穿、脱衣衫：先穿患侧再穿健侧，先脱患侧的一半，再脱健侧的整个衣袖，最后退出患侧的衣袖。

4）床上使用便器：将便器放在健侧的床边，使健侧的腿弯曲，并用健侧的脚和肩膀支撑臀部。然后，将便器放在臀下面，让健侧足伸到患侧足下面，并让患侧腿左右移动，以便让腰部和臀部舒适地躺在便器上。在取出便器之前，患者应该先将身体翻转过来，然后用健侧手将其从床上拿走。

21. 患者发生气管切开导管意外脱管的应急处理

（1）在发现有外伤出血的情况下，应迅速使用无菌止血钳将伤口撑开，然后外覆一层纱布，同时及时向医生报告。

（2）若患者的气管切开持续1周以上，窦道形成时，则应更换套管，再次置入。

（3）如果切口时间少于一周，应立即与医生协商，进行重新置管。

（4）密切观察患者的生命体征和意识，仔细检查瞳孔，并及时进行血液检测，如果发现任何异常，立即通知医生并采取必要措施。

（5）做好护理记录。

（6）做好患者及家属心理护理。

22. 新型气管切开伤口换药敷料的种类

目前，已经出现了多种不同的换药敷料，其中包括采用水胶状材质制成的外科缝合绷带和具有良好黏性的软聚硅酮泡沫材质缝合绷带。

23. 对气管切开患者的切口实施保护性护理的措施

（1）使用一次性无菌泡沫敷料和经过消毒处理的纱布，尺寸为7cm×7cm，并将其剪成"E"形。

（2）为了保持良好的卫生，建议在手术过程中使用低浓度的盐水对气管切开套管的切口进行冲洗，冲洗范围应大于5cm。冲洗应在手术结束之前和之后各2次。

（3）建议每3～7天换一次药，并在出现渗液或渗血的情况下立即更换。

（4）操作流程：使用等渗盐水棉球清洁气管切开套管切口→消毒待干→将泡沫敷料（由左至右或由右至左）固定于气管切开套管系带板与皮肤之间切口处，抚平敷贴→再用无纺纱布覆盖在泡沫敷料上。3～7d消毒气管切开伤口及更换泡沫敷料1次。每日只须进行气管切开套管外口清洗及更换无纺纱布。当痰液喷溅在无纺布上时，用纸巾擦去表面污物，泡沫敷料仍保持清洁干燥。

24. 肌力的分级标准

肌力分为6级。0级：完全瘫痪，肌力彻底消失。1级：仅少许肌肉收缩，而没有肢体活动。2级：肢体可以水平运动，但仍然难以抬起。3级：肢体能够抬离床面，却难以抵御外部的阻力。4级：可以有效地抵御外部的阻力，但肌力仍低于5级。5级：肌力正常。

25. 神经系统疾病患者溶栓治疗的适应证、禁忌证及护理要点

溶栓治疗的适应证有短暂性脑缺血发作、脑血栓形成及脑栓塞；禁忌证包括出血性疾病、消化性溃疡的活跃期、重度肝肾疾病、高血压、产后、高龄、活动性肺结核等。

在接受溶栓治疗之后，应该特别注重对患者的监测，关注患者的皮肤、黏膜、排泄物的颜色、呕吐的情况，以及是否存在头疼或意识模糊的情况；此外，还应该定期监测患者的凝血功能；暂缓留置胃管、尿管、中心静脉插管等操作，尽量避免针灸、腰椎穿刺、外科手术；使用软毛牙刷刷牙、避免外伤、有创操作后加强按压。

26. 溶栓治疗患者可能出现的并发症及预防措施

可能出现坠积性肺炎、泌尿系统感染、便秘、下肢深静脉血栓、压力性损伤等并发症。

（1）预防坠积性肺炎：保持病室空气新鲜，定时开窗通风，避免对流通风；保持口腔清洁，每日行口腔护理或每餐后协助患者漱口；进食时应抬高床头，嘱患者小口咀嚼、慢慢吞咽，避免引起呛咳、误吸；协助患者多翻身，每次翻身后予以拍背；指导患者有效咳嗽，及时咳出痰液。

（2）预防泌尿系统感染：保持床单位、衣裤清洁干燥；每日用流动水清洗会阴；指导患者多饮水，每日饮水量为 2L 左右，通过排尿冲洗膀胱和尿道。

（3）预防便秘：指导患者多喝水，多食蔬菜、水果等高纤维食物，如韭菜、芹菜、香蕉等；指导患者做腹部按摩，按升结肠→横结肠→降结肠→乙状结肠的顺序，顺时针方向按摩；养成定时排便的习惯；必要时使用缓泻剂或甘油灌肠剂，保持大便通畅。

（4）预防下肢深静脉血栓：观察肢体有无肿胀、颜色改变、疼痛等异常；给予肢体按摩、做被动运动训练，必要时可使用气压装置和抗血栓弹力袜预防下肢深静脉血栓。

（5）预防压力性损伤：保持皮肤清洁，每日全身擦洗一次；保持床单位干净、平整，有潮湿、污渍时及时更换；多翻身，每 2~3h 翻身一次，按摩骨隆突处，可使用气垫床；翻身或取、放便盆时避免拖、拉、拽等动作损伤皮肤；加强营养，保证高热量、高蛋白、高维生素食物摄入，以预防压力性损伤的发生。

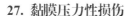

27. 黏膜压力性损伤

压力性损伤是长期卧床患者或躯体移动障碍患者易出现的皮肤并发症。压力性损伤的发生不仅局限于体表皮肤，也可能发生在黏膜上、黏膜内或黏膜下，黏膜（呼吸道、胃肠道和泌尿生殖系统黏膜）压力性损伤主要与医疗器械有关。因此，医务人员不应只关注体表皮肤，也应重视医疗器械引起的黏膜压力性损伤。

28. 治疗压力性损伤伤口敷料的选择

2019 版《压疮／压力性损伤的预防和治疗：临床实践指南》建议根据压力性损伤的分期和渗出液的量选择治疗性的伤口敷料。

（1）非感染的 2 期压力性损伤：推荐使用水胶体敷料、水凝胶敷料或聚合物敷料。

（2）伴有少量渗出液的 3 期或 4 期压力性损伤：推荐使用水凝胶敷料。

（3）伴有中度渗出液的 3 期或 4 期压力性损伤：推荐使用藻酸钙敷料。

（4）伴有中／重度渗出液的 2 期或更高分期的压力性损伤：推荐使用泡沫敷料。

（5）伴有高渗出液的压力性损伤：推荐使用高吸收性的敷料。

（6）在不能使用高级伤口敷料时，仍应遵循湿性愈合原则，推荐使用湿润的纱布保持伤口湿润环境，透明薄膜敷料固定伤口。

29. 轴线翻身法适用情形及可能的并发症

轴线翻身适用于神经瘫痪、颅骨牵引、脊柱损伤、脊柱手术、脊椎不稳定、髋关节术后患者的卧位更换，翻身不当可能会引起继发性脊髓神经损伤、植骨块脱落等并发症。

30. 废用综合征临床表现及预防

废用综合征是一种严重的慢性疾病，致患者长期处于静

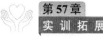

止状态，并且由于缺乏运动或其他外界刺激而导致身体的生理功能受损。临床表现包括肌肉萎缩、骨质疏松、关节僵硬、血栓形成和肺功能下降等。为了有效地预防废用综合征，患者应及时进行有益的运动和功能锻炼，包括床上翻身、移动、肌肉收缩、全面的关节活动、保持肢体关节处于正确的姿势，以及提高日常生活活动能力。

31. 胰岛素常见的注射部位及不同注射部位对胰岛素的吸收速度

（1）常见的注射部位：①腹部，耻骨联合以上约 1cm，最高肋缘以下约 1cm，脐周 2.5cm 以外的双侧；②双侧大腿前侧外上 1/3；③臀部外上侧；④在上臂的外侧中间 1/3。为了更有效地控制血糖水平，建议在腹部注射短效胰岛素；若想要延迟胰岛素的吸收，建议在臀部进行注射；对于年幼患者，建议在腰骶部位或大腿处注射中效胰岛素。

（2）建议在注射前，先把腹部划分为 4 个等分的区域，大腿和臀部划分成 2 个等分的区域，每一周选择 1 个等分的区域，并且总是按着顺时针的方向交替注射，2 次连续的进针位置要间隔不小于 1cm（约等于患者的一个手指宽度）。在患者开始注射胰岛素后，医务人员最少一年评估一次患者胰岛素注射部位更换顺序是否正确。

32. 注射胰岛素的常见问题及预防措施

（1）皮下脂肪增生是胰岛素注射中最常见的并发症。胰岛素使用时间的长短、注射部位是否轮换、更换针头的频率与皮下脂肪增生密切相关。一旦有皮下脂肪增生现象，应停止在此部位继续注射，以减少皮下脂肪增生产生的影响。皮下脂肪增生一般会在停止胰岛素注射后不久消退。皮下脂肪增生的检查需要患者保持平卧位（如无法做到可取站立位或坐位），以充分暴露注射部位。患者每年应至少接受 1 次注射部位检查；直至下一次医务人员检查前，患者都应避免在皮下脂肪增生部位注射胰岛素；当注射部位从脂肪增生处转移到正常组织时,应减少胰岛素注射量,一般减少原剂量的20%。

（2）脂肪萎缩比较少见,其发病机制尚不明确。研究表明,胰岛素结晶会导致机体产生局部免疫反应,从而使肥胖的发生率增加。特别是那些患有自身免疫性疾病的年轻女性,更容易出现脂肪萎缩的情况。当停止注射胰岛素时,脂肪萎缩会逐渐减轻,但是脂肪萎缩可能会因为针头的反复使用或者没有按照医嘱更换注射部位而加剧。一旦发生脂肪萎缩,应停止在该部位注射胰岛素,必要时需要改变胰岛素剂型。

（3）痛感：与以下几个因素相关,针头长短、针头口径、针头外形、注射环境（包含周边自然环境及紧张的氛围）、注射时手指捏皮肤过紧、重复使用针头、针尖触及肌腱或筋膜、机体体温较低、消毒液未干或者在体毛根部注入等。所以,要减轻注入痛感,应选用总长度更短、口径更小、穿透力更小的针头；不重复使用针头；应用中的胰岛素应常温储存；尽量避免在体毛根部注入；酒精消毒皮肤待干后注入；大剂量胰岛素应拆分注入或增加胰岛素浓度等。如患者偶感锐痛可能因针头触碰神经末梢,如持续性剧痛需要检测注射方法是否得当。

（4）对于出现的出血或淤血,应该及时采取有效的措施,以保证胰岛素的有效吸收和治疗效果。如果出现这种情况,应该仔细评估注射技术,检查凝血功能是否正常,避免使用抗凝药物。

33. 胰岛素笔的安装方法

（1）使用时,将笔帽拔出,把胰岛素笔的笔芯架旋开。

（2）如果活塞杆尚未被推回,用手指直接按压活塞杆顶部,直至活塞杆不能移动,此时会听到"咔嗒"一声。

（3）将胰岛素笔芯插入笔芯架,再轻轻将笔芯架卡到笔身上,直至听到"咔嗒"一声。

34. 常用的坐浴方法及适应证

（1）冷水坐浴：温度 14～15℃，持续 2～5min 即可，用于功能性无月经、阴道松弛等。

（2）温水坐浴：温度 35～37℃，持续约 20min，用于术前准备、外阴炎症、慢性盆腔炎等。

（3）热水坐浴：温度 39～41℃，可先熏后坐，持续约 20min，用于急性炎性浸润、渗出性病变等。

35. 与性伴侣须同时进行相关治疗的阴道炎种类

（1）外阴阴道假丝酵母菌病：15% 男性与女性患者接触后可能出现龟头炎，为避免女性重复感染，有龟头炎症状的男性须进行假丝酵母菌的相关检查及治疗。

（2）滴虫性阴道炎：该病主要传播方式为性传播，性伴侣须进行相关治疗。

36. 哺乳期阴道炎的治疗方法

哺乳期患者优先选择局部用药，不建议口服药物治疗。因局部用药，药物通过局部黏膜吸收进入血液循环再进入乳汁后的药物含量较少，对乳汁影响较小。如果必须口服药物治疗，可以选择相对安全的头孢类药物，也可暂停哺乳。

37. 预防导管相关性尿路感染的措施

为了有效地避免因接受导管治疗而引起的尿路感染，应在接受治疗后 48h 之内，及时采取有效的护理和治疗手段，以降低感染风险。具体措施：

（1）放置导尿管过程中遵守无菌原则。

（2）在留置导尿管的同时，应确保集尿系统保持完全密封。

（3）严格把控留置导尿管的适应证，依据患者情况确定留置时间。

（4）留置导尿管期间保持引流通畅，病情允许的情况下多饮水以冲洗尿道。

38. 尿常规标本的类型

（1）首次晨尿标本：收集早上起床后的第一次尿液标本，

此尿液最适合于尿液常规检查,特别是细菌和亚硝酸盐、尿蛋白和细胞、管型及有形成分的显微镜检查。

（2）随机尿标本：是一种检测尿常规的有效方法,它可以根据患者的饮水、饮食习惯及收集时间等多种因素,从任意一个时间点采集尿标本,而且不受条件限制,特别适用于门诊、急诊患者的检查。尿糖测定在糖尿病患者中更加灵敏。

（3）餐后尿标本：是一种重要的检测方式,可以帮助医生发现病理性蛋白尿和糖尿,而且在午餐后的尿标本中,可以检测出尿胆原,这一点非常重要。

39. 在尿标本留取中,常用防腐剂的种类与使用方法

（1）甲醛是一种常见的化学物质,它可以防止细菌生长并保护尿液中的有机物。在使用时,每 100ml 尿液中加入浓度为 400mg/L 的甲醛 0.5ml,主要用于艾迪计数（12h 尿细胞计数）。

（2）浓盐酸具有多种功能,包括保持尿液在酸性环境中,防止尿中激素被氧化,使用方法是每升尿液中加入 10ml 浓盐酸,主要用于内分泌系统的检查,如 17- 酮类固醇、17- 羟类固醇等。

（3）甲苯能够保持尿液的化学成分不变,因此在第一次尿液倒入后,每 100ml 尿液中加甲苯 0.5ml,主要用于临床尿蛋白定量、尿糖定量检查等。

40. 患者 12h、24h 尿标本留取的注意事项

（1）在当日 19 时排空膀胱后开始留取尿液,至次日 7 时进行最后一次尿液的采集,以保证 12h 的准确性。

（2）在当日 7 时排空膀胱,然后开始进行 24h 的尿液收集,直到次日 7 时收集最后一次尿液。

（3）应当确保尿液标本中不含任何血液、白带、精子或粪便等杂质。

（4）在标本收集完毕后,应尽快进行检测,以防止细菌的滋生、分解,或受到污染。集尿瓶应放在阴凉处,根据检验

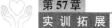

要求在第一次尿液倒入后添加适合的防腐剂,请确保尿标本放在有盖的容器中,避免因水分蒸发而影响测量结果。

41. 造口(人工肛门)袋的选择

根据患者的造口术术式、造口类型和位置、腹部轮廓、生活方式、个人偏好、视力和动手能力选择造口袋。此外,个人喜好、视觉效果和实际操作能力也是需要慎重考虑的。一件式造口袋的袋体与底盘紧密结合,底盘质地轻盈柔软,与皮肤的兼容性和适应性极佳,非常适合术后恢复期患者使用。而两件式造口袋的袋体和底盘可以分离,底盘可以紧贴腹壁,再将其套上,从而可以自由调整造口袋的方向,而且可以随时拆卸清洗和更换,可重复使用。选择正确的产品能够有效地保护皮肤,抑制异味外溢。

42. 防止肠造口狭窄的方法

为了预防肠造口狭窄和肠梗阻,建议患者正确地使用人工肛门并每天进行扩肛1次。建议家中准备液体石蜡和医用橡胶手套,佩戴手套后使用沾有液体石蜡的小指轻轻地插入人工肛门,停留1min,然后再用另一只手轻轻地插入,停留1min,注意不要使用暴力。长期不进行扩肛会导致肠造口狭窄,如果在扩肛过程中患者产生膨胀感,应该更加缓慢和轻柔地进行扩肛。

43. 中心静脉导管意外脱出时的处理

当中心静脉导管意外脱出时,应根据其脱出长度、尖端位置和输注药物的性质,采取适当的措施进行处理。

(1)如果发现有一个导管断裂,应该立即中止治疗,并重新建立静脉通路。然后行胸部X线片检查,检查断裂的导管断口是否位于上、下腔静脉。如果导管已经断裂,应该进行必要的消毒和固定,然后才能再次使用。如果接触到了有毒、有刺激作用、pH > 9 或 pH < 5、渗透压 > 0.6mmol/L 的液体,请立即取出导管并进行相关的登记和报告。

(2)完全脱出:立即戴无菌手套,用无菌敷料按压穿刺点,报告医生。观察患者生命体征,有无空气栓塞等症状。重新建立静脉通路,检查脱出导管的长度、完整性并记录,填写不良事件报告单并上报。

44. 中心静脉导管堵塞的原因及处理

（1）导管阻塞的可能原因包括:①外部机械因素,如缝合不当、导管弯曲或卡住;②药物发生沉积;③血栓性堵塞。

（2）血栓性堵塞的处理方法:对于部分和完全闭塞的导管,可使用负压方法进行溶栓。在临床实践中,三通接头的使用非常普遍:首先,将三通接头的一头插入密闭的内部,然后,在两个接头处分别插入空的无菌 10ml 以上的注射器和 10ml 带有溶栓剂的注射器。将空注射器的针栓拉出以产生真空,然后将二通旋塞阀旋转关闭空注射器与导管的连接,打开溶栓注射器,使之与导管相通,通过负压作用使药物被吸入导管。保留溶栓药物一段时间再回抽,如仍无回血,重复上述步骤,直到可回血。

45. 不能耐受胃管的原因及处理

（1）留置胃管的患者常出现剧烈的咳嗽、恶心、呕吐等不适。

（2）长期留置胃管或多次重置胃管易造成鼻、咽黏膜损伤和出血等,患者有强烈的异物感。常用的处理措施有:

1）做好解释工作,告知插管的目的及其必要性,使患者主观上接受。

2）告知患者插管时、留置胃管后如有不适,可以张口深呼吸,主动配合吞咽,消除紧张心理。

3）操作熟练、轻柔、规范,提高患者的舒适度,减少呕吐症状。日常要注意保持口腔和鼻腔的清洁。

46. 胃肠减压管引流不畅的原因和处理

（1）胃肠减压管不能有效引流的常见原因有患者翻身时管道受压、肠梗阻和胃穿孔患者胃内食物残渣滞留过多、胃肠吻合术后的血凝块,均会导致管道堵塞。

（2）如果胃肠减压管引流出现问题，应该采取措施。首先，用注射器将20～50ml的无菌生理盐水缓慢地灌入胃内，有助于将胃内的液体稀释，从而更好地实现引流。如果在灌入过程中遇到阻碍，则应该检查胃管是否与胃壁接触，然后分别旋转胃管的两端，一次性完成灌入和抽出。

（3）在活动或翻身时，应当牢固地固定胃肠减压管，防止其脱出，并且应该避免胃肠减压管因受压、扭曲而堵塞；同时，应该采取措施防止胃液长时间潴留，以免管道内的液体变得更加黏稠而引流不畅；将负压引流器放置在床头，保持胃肠减压的持久有效性。

47. 静脉治疗的并发症及相应的处理

（1）静脉炎：拔除外周静脉留置针或输液钢针，可暂时保留经外周静脉穿刺的中心静脉导管（peripherally inserted central venous catheter，PICC），并及时通知医生。可采用25%硫酸镁湿敷，以及水胶体敷料对发生静脉炎的血管进行处理。将患肢抬高并保持稳定，防止受到压迫。必要时建议停止向患侧输液，同时加强对该侧肢体血管的观察。

（2）药物渗出与药物外渗：为了避免药物的过量使用，建议采取以下措施。首先，暂停治疗，抬起手臂，尽快通知医生，进行适当治疗；其次，密切监测皮肤状态，包括颜色、温度、触摸感受、关节活动及患肢远端血运情况，并做好相应的记录；最后，针对不同性质的药液进行处理，既要缓解外渗或渗出引起的组织损伤，又能要镇痛、消肿等。

（3）导管相关性静脉血栓形成：当发现有静脉血栓形成的迹象时，首先要抬高患者的手臂，使其保持静止。避免使用热敷、按摩或者压迫等方法，并尽快通知医生进行治疗。接下来，要密切关注患者的身体状态，包括血管是否扩张、是否出现疼痛、皮肤是否变红、有无出血趋势。

（4）导管堵塞：当发现静脉导管出现阻塞时，首先要查明原因，而非盲目地推注生理盐水。一旦确定为阻塞，就必

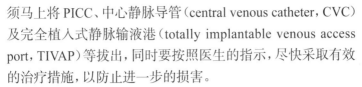

须马上将 PICC、中心静脉导管（central venous catheter，CVC）及完全植入式静脉输液港（totally implantable venous access port，TIVAP）等拔出，同时要按照医生的指示，尽快采取有效的治疗措施，以防止进一步的损害。

（5）导管相关性血流感染：如果发现患有与导管有关的血流疾病，请立刻停止注射，取出外周静脉留置针，留下 PICC、CVC 和输液港。按照医生的指示对患者的血样进行检测和治疗，并做好记录。

（6）输液反应：当出现输液反应时，最重要的是立即停止输液，停止使用该药物和输液装置，通知医生，以便进行适当的治疗，并保留原有药液及输液器。此外，还需要密切关注患者的状况，并做好相关的记录。

（7）当出现输血反应时，最重要的是要迅速采取措施，如停止输血，替换输血装置，保留静脉通路，输注生理盐水，保存剩余的液体和输血装置，同时向其他医护人员提出相关治疗方案。此外，还需要密切关注患者的状况，做好记录。

48. 使用抗凝药物治疗期间出血并发症的预防和处理

（1）预防：①使用抗凝药物前，须准确评估出血风险，识别出血高危患者。②根据病情选择最佳的抗凝药物，严格控制用药剂量和途径，除非有特殊情况，否则不得随意减少或增加用药剂量。③禁食坚硬食物，使用软毛牙刷刷牙，勤剪指甲，避免导致皮肤黏膜出血。④采取正确的压迫止血方法。⑤监测血常规（血红蛋白及血小板计数）和凝血功能指标，及时识别特定部位出血的临床表现，如皮肤瘀点、瘀斑、牙龈出血、血尿、便血等，应特别警惕头痛、意识障碍等颅内出血征象。

（2）处理：①明确出血原因与部位，了解患者的凝血功能。②普通的牙龈出血或皮下瘀点、瘀斑等，可减少抗凝药物的剂量，或采用局部压迫等止血措施。临床上可用于治疗皮下瘀斑的措施有硫酸镁湿敷、贴水胶体敷料，喷云南白药、涂抹多磺酸黏多糖乳膏等。③发生消化道、泌尿系统、颅内出血等情况时，应停用抗凝药物，选用相应的拮抗药物，如鱼精蛋白、维生素 K 等，必要时输注新鲜冷冻血浆、人凝血酶原复合物或进行血浆置换。对颅内出血量大者，可行穿刺引流术或血肿清除术。

49. 复发性肺血栓栓塞症的预防和治疗

（1）预防：①在肺血栓栓塞症（pulmonary thromboembolism，PTE）急性期，应该尽可能保持卧床休息，如果出现深静脉血栓形成（deep venous throm-bosis，DVT），则应尽量避免患肢进行剧烈运动；禁止按摩或热敷患肢。②在病情允许下多饮水，每日 1 500ml 以上，保持排便通畅，必要时使用通便药物。③严格遵循抗凝和溶栓药物治疗方案，并对患者的 PTE 症状进行全面监测，包括但不限于疼痛、憋胀、呼吸急迫、血压骤减。

（2）处理：①一旦出现疑似 PTE 症状，立即通知医生，予以高流量吸氧，保持 $SpO_2 > 90\%$；建立静脉通路，遵医嘱予以输液等对症处理，严密观察病情变化。②查找原因：是否为抗凝、溶栓治疗不规范所致，如抗凝、溶栓方案不正确，药物剂量不足等。若为此原因，进行规范化抗凝、溶栓治疗。若非以上原因，应评估患者是否存在潜在的疾病。③在规范抗凝治疗过程中出现 PTE 复发，应考虑将口服维生素 K 拮抗剂（VKA）转换为低分子量肝素（LMWH）抗凝治疗，或将原来应用 LMWH 的抗凝治疗的剂量适当增大（增加 1/4～1/3 剂量），同时积极寻找复发的可能原因并进行干预。

50. 血栓形成后综合征的预防和治疗

血栓形成后综合征一般指急性下肢深静脉血栓形成 6 个月后，出现慢性下肢静脉功能不全的临床表现，包括患肢沉重、胀痛、静脉曲张、皮肤瘙痒、色素沉着、湿疹等，严重者出现下肢高度肿胀、硬皮病、经久不愈的溃疡。有 20%～50% 的 DVT 患者晚期出现下肢深静脉血栓后综合征（postthrombotic syndrome，PTS），这会导致患者的肢体疼痛加重，并且会阻碍他们的康复。为了帮助诊断 PTS，许多临床评估工具都被用来衡量 PTS 的程度，例如 Villalta 评分、Ginsberg 评分、Brandjes 评分等。

（1）预防

1）压力治疗：对于慢性期 DVT 患者，为了有效地缓解症状，在住院期间可以采取压力治疗，如使用间歇充气加压装置，来改善静脉回流，降低肢体的淤血及水肿的程度，从而有效地阻止 DVT 的再次发作；而在出院时，则应当佩带Ⅱ级逐层加压的弹力袜。

2）药物治疗：遵医嘱继续口服抗凝药物至少 3 个月，定期复诊。

3）避免久站久坐，休息时抬高患肢。

（2）处理

1）压力治疗：PTS 的基础治疗，有助于改善 PTS 症状，包括逐级加压弹力袜和间歇充气加压装置。

2）药物治疗：遵医嘱使用改善血液循环的药物，可在短期内改善 PTS 症状，其长期有效性和安全性尚需进一步评估。

3）血管腔内治疗：当前的技术仅限于缓解患者的症状，尚无法修补受损的深静脉结构。因此，对于 Villalta 评分介于轻、中度和重度的患者，应采取保守的手段进行治疗，尤其是对于 Villalta 评分为重度的患者，如发生静脉曲张性溃疡，髂静脉、股总静脉狭窄或闭塞等情况时，应采取更加安全的手段来进行治疗，可行腔内介入治疗，包括球囊扩张、支架植入术等。

4）运动训练：能够减轻 PTS 症状，提高生活质量。

51. 皮下注射过程中因患者挣扎发生断针的处理

（1）请确保患者保持正确的姿势，避免针头刺入肌肉或深层组织。

（2）如果断针的位置暴露在皮肤之外，可以使用无菌的镊子或止血钳将其拔除。

（3）如果断端与皮肤完全平行，断面清晰可见，可以用一只手的拇指和示指垂直向下，轻轻按压断针周围的皮肤使其凹陷，然后用另一只手持无菌镊子将断针拔出。

（4）如果断端完全隐藏在皮下或肌肉中，可以通过 X 线定位，并由外科医生进行局部切开取出。

52. 特殊人群皮下注射时，注射部位的选择方法

（1）儿童：适宜选择臀部或大腿。

（2）在妊娠 28 周至临产前 48h 期间，为了保证安全，应当选择腹部进行皮下注射。通过超声检查腹部皮下组织的厚度，若发现皮下组织厚度超过注射针头的长度，则应该采取左右腹部轮流注射的方式。在长期皮下注射低分子量肝素之前，应使用腹部定位卡进行精确的定位。

53. 影响有创动脉血压监测准确性的因素

（1）换能器未在使用前归"0"。

（2）换能器的位置不准确。

（3）穿刺套管与压力套装连接不紧密。

（4）管道堵塞或动脉留置针位置不当。

（5）加压袋充气压力值的影响。

（6）换能器损坏或监护仪故障。

54. 有创动脉血压监测并发症的预防及护理措施

（1）血栓形成或栓塞：①在抽取动脉血液后，应立即使用生理盐水进行彻底的清洗，防止发生凝血。②一旦发现血凝块堵塞管道，应立即将其取出，而不是将其推入，以免形成动脉血栓，甚至导致动脉栓塞。③为了避免血栓形成，动脉置管的时间应尽量缩短，并且要确保管道内的液体不会溢出，以便及时将生理盐水滴入患者体内，维持其循环功能。

（2）出血或血肿：①为了确保测压系统的准确性，穿刺失败或拔管后应立即采取有效措施进行止血，压迫时间不少于 5min，并用弹性宽胶布进行加压覆盖；②必要时，可以使用绷带进行局部加压包扎,30min 后予以解除,同时要注意指端颜色的变化。

(3)感染:①为了确保安全,必须进行严格的无菌操作,包括使用碘伏消毒穿刺点,定期更换敷料。②必须密切观察患者的身体状况,一旦发热或出现其他症状,须立即采取措施,确定是否存在感染。必要时,取创面进行培养或做血培养以协助诊断,并合理应用抗生素。③置管时间不宜超过7d,一旦发现感染征象应立即拔除插管。

(4)肢体缺血、坏死:①在进行桡动脉置管之前,必须进行血管通畅试验(Allen 试验),以确定尺动脉是否具备充足的血液供给。②密切关注术侧远端手指的颜色和温度,一旦出现缺血表现,如皮肤变得苍白、发冷或有疼痛感,应立即拔除置管。③在固定管道时,应避免使用环形或过度紧绷的包扎方式。

(5)动静脉瘘:①在进行穿刺时,应该操作轻柔,防止因重复操作而损伤血管壁,必要时行直视下桡动脉穿刺置管。②选择适当的穿刺针,切勿太粗及反复使用。

55. 血氧饱和度的正常值及监测血氧饱和度对急性心肌梗死患者的临床意义

血氧饱和度是指血液中氧合血红蛋白结合的氧含量与氧容量的百分比,能准确反映机体实际氧含量,是组织氧消耗量及心排血量的重要指标。当血氧饱和度低于90%时,可能会出现低氧血症,而正常血氧饱和度在95%~100%之间。

急性心肌梗死所致的血氧饱和度降低与以下4种因素相关:

(1)当患者突然发生急性心肌梗死时,会引起心肌收缩乏力、心肌细胞损伤、心肌细胞凋亡、心脏结构变化,从而使得左心功能受到严重影响,血流动力学紊乱,进而引起组织缺氧及动脉血液浓缩。

(2)急性心肌梗死发生后,肺部的血液循环变差,会引起肺间质水肿,并且会使得肺部的氧气供应减少,进而引发低氧血症。

(3)急性心肌梗死发生时,左室充盈压升高、肺血管外水分增加导致肺容量、功能残气量和肺活量等降低。

(4)急性心肌梗死时儿茶酚胺过量分泌,组织需氧量增加。

由于急性心肌梗死的发生,会引起左心功能明显下降及血流动力学紊乱,从而导致动脉血氧含量显著减少。为了早期发现低氧血症,应定期监测脉搏和血氧饱和度,以便及时采取措施。

56. 高血压患者家庭血压监测的方法

(1)家庭血压监测应在安静、温度适宜的房间内进行。

(2)为了确保结果的准确性,建议患者在进行测量前30min,停止抽烟、喝咖啡或运动,并于舒服的环境中休息3~5min,可靠墙或使用有背部支持的椅子。

(3)测量血压时,将捆绑袖带一侧的前臂放在桌子上,捆绑袖带侧上臂的中点与心脏处于同一水平,双足放松、落地。袖带尺寸根据个人臂围调整。

(4)晨起(服用降压药前)和夜间分别测量血压,连续监测血压3~7d,每次需要测量2次,2次间隔1min以上。记录血压的平均数。

57. 慢性阻塞性肺疾病的预防和治疗模式

针对慢性阻塞性肺疾病,在防治工作中面临"三低",包括早期诊断低、治疗依从性低、治疗规范性低。构建以医院、社区、家庭为支点的综合防治网能显著增强基层卫生服务机构应对此病的能力,这也是解答前述难题的有力措施之一。对病情控制稳定的患者来说,治疗路径应涵盖:病情确诊、状态评估、初步医疗干预、再评估与方案调整等环节,并需定期进行这一系列流程,依据评估结果调整治疗策略,达到对慢性阻塞性肺疾病患者个体化治疗方案的精准化匹配。

58. 呼吸训练的方法

涵盖了收缩口唇式呼吸锻炼方式、腹式呼吸练习法、抵抗性呼吸训练方式、吸入末期暂停呼吸练习法和全面呼吸体操；还包含了诸如膈肌起搏器、肺部训练设备等多种呼吸锻炼工具的使用。

59. 危重症患者早期肺康复的适应证

（1）神经系统：患者对言语刺激有反应，Richmond躁动镇静评分（Richmond agitation and sedation scale，RASS）> -3分。

（2）呼吸系统：吸入氧浓度<60%，呼气末正压通气<10cmH$_2$O（有足够的氧储备即可，一定条件下，可适当放宽吸入氧浓度至90%）。

（3）循环功能：至少2h未增加血管升压药输注量，无活动性心肌缺血，心律齐无异常，不存在运动禁止的因素（例如动态不稳定性骨折）。

60. 医用防护口罩导致压力性损伤的预防与处理

（1）好发部位：长时间佩戴医用防护口罩，易在鼻部、颧骨、面颊、耳部等部位发生压力性损伤。

（2）预防措施：选择合适规格的口罩；戴口罩前清洁受压部位皮肤，将预防性敷料按面部轮廓裁剪成大小合适的尺寸，在受压部位进行无张力性粘贴；同时应尽量保持局部皮肤的清洁。

（3）处理措施：轻度的压痕无需处理；若受压的皮肤出现红肿和破溃，可将泡沫型敷料或水胶体敷料裁剪成合适尺寸（范围大于破溃区），粘贴在皮肤表面；也可将抗生素软膏均匀涂抹在破溃皮肤的表面。

61. 工作人员佩戴防护用品时的注意事项

（1）不可同时佩戴医用外科口罩与医用防护口罩；不宜同时穿防护服与隔离衣；若防护衣附有鞋套，则无需额外穿上。

（2）佩戴口罩后要进行密闭性检测，确保密闭性良好。

（3）在踏入污染区域之前，必须对所有的防护装备进行彻底的检查，以确保其佩戴正确且满足标准规定。

62. 经鼻高流量湿化氧疗的常见并发症

（1）鼻、面部压力性损伤：管道的长时间压迫造成患者鼻、面部皮肤的破损。应经常变换受压部位，也可预防性将敷料粘贴在受压部位，预防压力性损伤的发生。

（2）吸入性肺炎：管道内的湿热气体遇冷会形成冷凝水，随着高流量的气体喷射，部分冷凝水可能会进入患者鼻腔中，增加误吸风险，从而导致吸入性肺炎的发生。

（3）腹胀：吸入高流量的气体可能会出现腹胀、腹内压增高、气胸、纵隔气肿等并发症。

（4）睡眠不佳：过高的气体流量和机器噪声易导致患者睡眠中断、睡眠质量下降，甚至出现谵妄。

63. 高流量氧疗的优点

（1）氧气供应稳定，且超过常规流量氧疗的氧气浓度，这一氧气浓度不会因患者呼吸模式的变化而受影响，有助于满足患者自行呼吸的需求。

（2）较大的气体输入量能够达到乃至超出患者自行呼吸时的峰值吸入气流，从而减轻吸气时的抵抗，减少呼吸所需的能量消耗，以此来减少氧气的使用量。

（3）通过对气体进行加热并增湿至37℃和44mg/L，有助于减少呼吸困难患者的热量及水分流失，同时保持呼吸道黏膜纤毛系统的最优工作状态，从而利于分泌物排出，并有效减少肺部感染的概率。

（4）高流量气流冲刷上气道无效腔，从而减少解剖无效腔，提升患者的呼吸效能。

（5）高流量气流确保了气道内保持一定的正压，有效地实现了展开肺泡、扩大肺部体积和促进呼吸功能。

（6）不需要完全封闭的回路，无明显面部压迫感，便于患者进食和沟通，因而患者的配合度较高。

64. ST 段抬高心肌梗死院前及院内急救措施

对 ST 段抬高心肌梗死（ST segment elevation myocardial infarction，STEMI）患者而言，及时、迅速且彻底地恢复梗死相关动脉（infarction related artery，IRA）的血流是改善其预后的决定性因素。

（1）减少患者自身延误，缩减患病至初次就医的时间跨度：应通过健康教育让患者掌握 STEMI 的初始征兆，并在出现可能的心肌梗死症状（如胸痛）时迅即拨打"120"，及早寻求医疗帮助，以免因个人尝试药物治疗或反复自我评估症状而延误治疗。

（2）缩减发病现场至医院抢救及院中救治的时间：搭建地区联合抢救网络与标准化的胸痛诊疗中心，是缩短首次医疗接触（first medical contact，FMC）至导丝通过 IRA 时间的关键措施。有条件时，应在 FMC 后 10min 内完成初始心电图检查，并通过远程传输或其他方法迅速将心电图送至相关医疗机构，在 10min 之内作出诊断。

（3）对生存指标的观察：对于所有 STEMI 患者，必须迅速跟踪监控其心律、血压及血氧饱和度，密切关注患者生命体征并及时识别恶性心律失常。

（4）缓解疼痛、喘息不畅及紧张焦虑：疼痛能够激活交感神经系统，可能导致血管紧缩与心脏负荷加重。对于剧烈胸痛的 STEMI 患者，可通过静脉注射阿片类药物来减轻疼痛。

（5）氧疗：高氧状态可能会引起或加重无低氧血症的 STEMI 患者的心肌损伤。对于血氧饱和度高于 90% 的患者，不建议常规给氧。但若患者存在低氧血症，血氧饱和度低于 90% 或动脉氧分压低于 60mmHg，则应及时吸氧。

65. STEMI 心电图常见特征性改变及动态演变过程

（1）心电图的特征性改变：发生急性心肌梗死时，可观察到异常的深宽 Q 波（提示心肌梗死），ST 段显著上翘呈拱形（提示心肌受损），以及 T 波倒置（提示心肌缺氧）。

（2）心电图的动态演变过程：发生急性心肌梗死时，心电图所显示的 ST 段异常抬高通常会在几天到两周的时间里渐渐恢复至正常范围；与此同时 T 波出现反向加深，呈现出特有的冠状 T 波形态，但随后会逐步变浅直至趋平，有些情况下还可能再度呈现正常直立的姿态；而 Q 波在大多数情况下会持续存在。

除此之外，根据心电图特征性的变化及波形导联数量可以判断心肌梗死的具体位置及其影响范围。例如，V_1 至 V_3 导联出现异常表明前间壁心肌梗死；V_1 至 V_6 导联的异常改变表明广泛前壁心肌梗死；当 Ⅱ、Ⅲ 与 aVF 导联异常时，诊断为下壁心肌梗死；而 Ⅰ 与 aVL 导联的异常则表明梗死发生在心脏的高侧壁。

66. 心电监护仪的报警参数设置

（1）心率报警值的设置：应根据患者相同年龄层的常规心率 ±30% 来调整；最低不应少于 45 次 /min，而最高则不能超过 150 次 /min。

（2）血氧饱和度报警值的设置：报警下限设置在 95% 以上，特殊患者如 Ⅱ 型呼吸衰竭患者，根据医嘱设置报警范围，下限不得低于 85%。

（3）血压报警值的设置：常规血压设为收缩压在 90～140mmHg 之间，舒张压在 60～90mmHg 之间，平均动脉血压则应在 70～110mmHg 之间。如果患者血压异常，应考虑其病史并遵循医嘱来调节预设的血压报警范围。

（4）呼吸报警值的设置：通常调定为每分钟 10～30 次呼吸，最低界限不少于 8 次 /min。

67. 微量注射泵主要报警及处理

阻塞报警：查验输液管道是否存在折叠、受压、扭曲现象，注射针头是否发生堵塞，是否出现回血，注射部位是否肿胀，并依照具体原因采取适宜的措施。另外阻塞报警属于压力报警,当管道阻塞产生的压力达到所设定的压力后才发出报警,为避免报警延迟,在设定微量注射泵参数时应尽量选择较低的阻塞报警压力阈值。

排空报警:药液输入量接近或达到设定总量时报警。应加强巡视,提前备好药液,及时更换,以免药物中断影响治疗。

电源报警:当蓄电池电源耗尽时报警。应立即连接电源线,平时注意充电备用。

68. 影响中心静脉压监测的因素

(1)导管置入的深浅度及管路的通畅度。

(2)不同体位的影响。

(3)溶液(如 50% 葡萄糖注射液、脂肪乳注射液等)黏稠度的作用。

(4)机械通气。

(5)人工气腹。

(6)血液净化机械泵的影响。

(7)胸腔内压的改变。

69. 风湿性心脏瓣膜病术后并发症的处理

(1)出血:①周期性地挤压引流管,观察并记录引流液的性状和量。如引流量持续 2h 超过 4ml/(kg·h),或者排出较多血块,且伴随血压降低、心跳加速、烦躁、冒冷汗等体征,提示可能出现了活动性出血,应迅速通知医生,并做好再次进行胸腔手术的准备。②当患者使用华法林等抗凝药物时,需仔细观察患者是否存在牙龈出血、鼻出血,或尿中带血等,严重者可能出现颅内出血,一旦发现异常,要及时向医生汇报以便处理。

(2)动脉栓塞:凝血功能阻碍所致的现象,注意观察患者是否出现意外昏迷、偏瘫或下肢湿冷、剧烈痛楚、肌肤发白等局部血液循环受阻的征兆,如有不寻常迹象,应立刻告知医生进行干预。

70. 粪便潜血试验的检验方法

（1）采用化学方式——愈创木脂粪便潜血试验（guaiac-based fecal occult blood test，gFOBT）对粪便进行定性分析，此方法操作简便且成本最低，然而其检测结果易受食物等外界因素的干扰，导致假阳性率较高，通常需多做 2 至 3 次测试才能确认。在诊断结肠癌及其前期病变的敏感度方面，gFOBT 试验分别显示约为 33%～75% 和 11%～25% 的准确率。

（2）采用抗原抗体反应的粪便潜血检测法，即免疫化学粪便潜血试验（immunochemical fecal occult blood test，iFOBT），该方法通过特异性的克隆抗体对粪便样本中的血红蛋白成分进行识别，此检测技术只需少量粪便样本，且在检测过程中患者不必调整饮食习惯，具有一定优势。针对结直肠癌及其早期病变的筛查，iFOBT 的灵敏度分别达到 71%～75% 和 27%～29%。

71. 正确留取粪便标本的方法

留取粪便标本时应从粪便内部挑取，如粪便有黏液或血液，应尽量选取有黏液或血液等附着部位的粪便。粪便留取后尽快送检，以免细菌滋生影响化验结果。在进行粪便潜血试验前，需指导患者在检查前 3 天不要食用含血食品、动物肝脏等，同时避免摄入铁剂和维生素 C 等可能对实验结果产生影响的药物，以确保检验结果的准确性。

72. 外周血管通路装置的正确选择

2016 年版美国静脉输液护理协会（Infusion Nursing Society，INS）《输液治疗实践标准》指出，对于外周血管通路装置的选择，医务人员应从以下三方面进行考虑：

（1）疾病本身的因素，如医疗计划及预计疗程时长。

（2）患者自身条件，如血管条件、疾病需要、输液治疗史，还要充分尊重患者意愿，考虑其对外周血管通路装置位置的偏好。

（3）医疗因素，如医院是否具备相应医疗资源，护士是否具备相应的护理能力。经深思熟虑，应优先挑选既适合治疗需求，又具有更精细导管、更简单分支结构、最低损伤的置管设备。同时，须注意对患者四肢静脉的保护，还要力求在可选范围内，选择集成安全特性的设施，以确保医护人员的安全。

73. 常见外周静脉通路装置的种类

（1）一次性钢针：又称头皮针。2016年版INS《输液治疗实践标准》中清楚指出一次性注射针应限于一次性用药，且不宜长时间置于血管中。

（2）外周静脉短导管：又称静脉留置针、套管针，可短期留置在患者的血管内。若预计液体治疗时间不超过6天，可采用留置型针头，成年人的大多数液体治疗适宜选用20～24号针管。研究发现，管径大于20号的外周静脉置管容易导致静脉炎；而针对儿童、新生儿及老年患者，则应选用22～24号针管；在紧急情况下需迅速液体复苏或者经静脉高压注射造影剂时，推荐使用16～20号针管；进行输血时，20～24号针管是合适的选择，若需要加速输血，则选择14～18号针管。

（3）外周静脉中等长度导管：中长距离静脉通路的输液导管亦称为外围血管穿刺导管，此种导管的标准长度多为20～25cm，目前常使用的制作材料有聚氨酯或硅胶等。这类导管的构造多为单管道或双管道形态，其外部直径的尺寸通常为2～5法兰（1法兰即为0.33mm）。一般而言，该导管的穿刺部位为手臂肘部的头静脉、贵要静脉或肘正中静脉处，导管尖端不会超过腋下的静脉。建议该类型导管的使用时间是2～6周。研究表明，对于心功能Ⅳ级的失代偿患者、需要长期通过静脉给予药物治疗的患者，以及需要在重症监护室长期依赖医疗设备的重症患者，此类中等长度的导管尤为适宜。

74. 锐器的废弃与存放管理

（1）应立即将受污染的锋利工具丢弃进密封的、耐穿刺的、不渗漏的容器里。

（2）存放污染锐器的容器应定期更换，不允许存放过满。

（3）当转移或替换装有污染性锐器的盒子时，必须确保先将盒子密封以避免在搬运、保存或运送阶段内容物掉落；如果在搬运之前有锐器刺穿盒子或有锐器掉落的风险，需要将之置于另一个符合锐器存放标准的容器内。

（4）避免直接用手开启、倒空或清理可多次使用的存放锐器的容器，以防锐器刺伤手部。

75. 针刺伤发生的相关因素

（1）护理工作者相关因素：一是护理工作者在防止针刺伤方面的意识不足；二是由多种原因造成护理工作者出现疲乏和急促的工作节奏，进而导致其对于一系列标准防护措施的执行力度有所下降；三是焦虑等消极的情绪状态也会促成针刺伤的发生。

（2）防护装置相关因素：一是防护装置的应用频率不高，医护人员无法方便地取得相应的防护用品；二是刀具废弃物贮存器的体积及其开口的尺寸不相吻合；三是所配备的刀具废弃物贮存器数量不充足、型号不合适、位置设置不妥当等；四是医疗废弃物在刀具废弃物贮存器中未能即时清理，造成超量堆积。

（3）作业场所因素：光线昏暗、空间狭窄、噪声过大及患者不配合的状况容易使医护人员受到针刺伤。

（4）作业方式因素：未遵照操作规程的高风险行动，包括重新套上针帽、用手递送手术用缝针、直接用手指弯曲缝合针、用手处理各式针具、清理和归置锋利的医疗工具时动作粗暴、任意放置尖锐工具、没有实施防护办法等行为。操作过程中如果注意力不集中或流程不符合标准，都可能导致针刺伤的发生。

（5）就业安全培养因素：①就业安全的教育培养未充分实施，教育时长不足，且培养手段过于单一；②医护人员对工作中安全防护的关注不足，接受培训后从业指南遵循率较低，且事故发生后的汇报频次低；③教育完毕后的评估检查未执行到位。

（6）体系维护因素：未建立、更新及优化避免针刺伤的相关体系、准则、程序及应急措施。

76. 乙型肝炎患者的随访观察

在完成乙型肝炎的综合疗程后，患者于停止用药后的半年内，需至少每隔两个月对肝脏功能进行一次检测，包括检查谷丙转氨酶、谷草转氨酶，必要时检查血清胆红素水平，同时也需对乙型肝炎相关血清学指标和乙型肝炎病毒 DNA 水平进行跟踪。之后，应每 3～6 个月进行一次定期检查，持续监控时间不宜少于一年。若治疗期间发现病情波动，则应根据需要相应减少检查的间隔时间。

患有慢性乙型肝炎或肝硬化的患者，尤其是具备肝癌高风险因素的人群（40 岁以上男性、酗酒者、肝功能损害者或甲胎蛋白水平异常者），建议每 3～6 个月进行一次甲胎蛋白检测和腹部超声检查，并在必要时补充进行 CT 或 MRI，以便尽早发现肝细胞癌的征兆。对于肝硬化患者，还需每 1～2 年进行一次胃镜检查或上消化道 X 线检查，以监控食管和胃底的静脉曲张情况及其变化。

77. 肝硬化、肝性脑病患者蛋白质摄入原则

通常的观点是要严格限制肝性脑病患者蛋白质的摄入。但是，近期研究表明，在肝硬化患者中有高达 80.3% 存在营养不良的问题。长期严格限制蛋白质的摄入，可能导致肌肉量减少，增加了罹患肝性脑病的风险。补充蛋白质应遵循以下原则：营养状态十分不良的 3～4 级肝性脑病患者要禁止通过消化道补充蛋白质；对于轻度或 1～2 级肝性脑病患者开始数日应当降低蛋白质的摄入量，每日控制在 20g 内。随

着状况的好转，每隔 2～3 天可适当增加 10～20g 蛋白质。此外，比起动物蛋白，更建议食用植物来源的蛋白质；经由静脉输送白蛋白被认为是安全的；对于持续性肝性脑病患者，建议少食多餐，并且逐步增加蛋白质的总摄入量，具体应根据个人情况来调整。

78. 成分输血的适应证

血液的组成包括血浆和血细胞。通过分离技术可以提取血液中的不同成分，并依据患者的具体治疗需要来进行专门的输血服务，这种医疗方式被称作分离式输血。浓缩红细胞适用于急性大量出血患者或是多种类型的慢性贫血患者。血小板适用于血小板减少或功能异常而引起出血的患者。液态冻存的血浆常用于补充全套的凝血因子，可以用于大面积烧伤患者和严重伤害导致血浆急剧流失的患者。冷沉淀主要应用于 A 型血友病患者、血管性血友病患者及纤维蛋白原缺乏症患者。如患者为创伤后失血，血红蛋白和红细胞均有下降，应首先输注浓缩红细胞。

79. 血液制品的输注方法

血液制品出库后必须在 30min 内开始输注，开始输注15min 内输血速度宜慢，15min 后如无不良反应可根据病情和年龄等调节滴速。血液制品从出库到输注结束时间不超过 4h。

80. 临床用血全过程的管理和监控

临床用血过程环节多、涉及要素多。随着医疗信息技术的迅速发展，输血管理系统取代人为管理，对输血全过程时间节点进行实时监控，提高效率同时保障用血安全。对于既定目标的完整流程进行实时跟踪与回应，以构筑起一个连续的管理循环。输血闭环管理是指在整个输血过程中，将医生申请输血、交叉配血、血液制品出库、护士接收血液制品、护士开始输注血液制品到输注结束，以及输注后有无输血不良反应形成闭环链，进行精准控制，并对出现的问题进行分析、决策、反馈，注重实现良性循环，达到有效控制输血质量的目的。

81. 判断液体复苏有效的指征

（1）成人尿量为30～50ml/h或1ml/（kg·h）。

（2）患者安静，无烦躁不安。

（3）无明显口渴感。

（4）脉搏、心跳有力，心率＜120次/min。

（5）收缩压维持在90mmHg以上，中心静脉压为5～12cmH$_2$O。

（6）呼吸平稳。

82. 临床三种备皮方法的比较

剃毛法是传统的术前备皮方法，用具简单，成本低，但容易造成皮肤损伤，引起患者疼痛和细菌移生。化学脱毛法是用脱毛乳化剂进行备皮。备皮器法是目前推荐使用的备皮方法。该工具配备了上下双排刀片，其中贴近皮肤的一排不运动，而另外的上排则快速运动，以此来实施剃除毛发。手术室护士协会（AORN）、疾病预防控制中心中心（CDC）及美国感染控制专业人员协会（Association for Professionals in Infection Control and Epidemiology，APIC）的导则都一致认为，采用备皮工具剃毛可以显著降低皮肤损伤及术后切口感染的风险。

备皮的准则如下：当天手术需要当天备皮；清洁皮肤的步骤需在手术室外进行；仅需剃除影响手术区域的毛发；须使用专门的剃毛工具进行操作，若工具头需重复使用，则在对下一患者使用前必须进行彻底消毒。

83. 肾源性水肿的特点

肾源性水肿是肾脏疾病的常见症状之一，主要原因是肾脏疾病，尤其是肾小球炎症类疾病导致机体内水钠潴留，引起组织疏松部位出现不同程度的组织间液增多。该症状表现为浮肿柔嫩可转移，在眼周或面部、脚踝处较为常见，特别是在清晨较为突出，情况严重可蔓延至双下肢乃至全身。患者往往还会出现尿液检查指标的异常和肾脏功能的减退。

84. 肾源性水肿患者出入量控制的管理

严谨登记全天 24h 的排出液体量，并且遵循"排出多少，补充多少"的补液标准，每天的排出液体量应包括隐性脱水量（大约为 500ml）及 24h 的尿液总量。管理措施有：

（1）准确记录 24h 尿量及输入液体量，若患者大量出汗，则应估算显性出汗量。

（2）粪便含水量计算，正常成人的粪便含水量约占粪便总重量的 50%，如为稀便，则用计量器准确测量。

（3）摄取跟踪：依据医疗机构日常食材水分含量对照表及各类果品的含水量指南来计算所含水量，针对流质食物，首先进行质量测量，继而根据密度转换为含水量。

85. 我国居家血液透析的发展前景

全球范围内，终末期肾脏病患者采用居家血液透析作为替代肾功能的治疗途径之一，该方法的临床效果已被广泛认同。居家血液透析是指经过有居家血液透析资质的医务人员对患者及家属进行充分地评估、培训和考核后，以 24h 电话在线服务为基础，采用互联网结合实地家访对透析过程进行实时监控，医务人员可以及时和直观地提出专业的医疗建议和治疗方案。医务人员会定期对患者进行实地家访，现场发现和解决出现的问题。目前，国内已初步开展居家血液透析治疗，安全、有效。我国地域宽广，互联网实时远程监控的居家血液透析有利于实现分级诊疗，居家血液透析的推进对提高尿毒症的治疗率有着重要的意义。

86. 慢性肾脏病患者血钾的监测与管理

肾脏在调节人体钾代谢平衡中起着重要作用。慢性肾脏病会逐渐恶化且可能并存多种并发症，患者血钾浓度可持续波动，因此定期检测血钾至关重要。操作指南如下：①慢性肾脏病患者不仅在首诊时需检测血钾，其后的每次回诊也同样需要检测血钾。②一旦高风险人群出现血钾异常，就应该提高检测频率（至少每月检测一次），并且持续到所有触发因素得到确认并矫正。③慢性肾脏病患者在使用肾素 - 血管紧张素 - 醛固酮抑制剂或调整药物剂量前后 1～2 周内应复查血钾，以防高钾血症的出现。④患者无论是进行血液透析还是腹膜透析，都应以 1～3 个月为周期定期检测血钾，特别是刚开始接受透析治疗的患者。对于有低钾血症或高钾血症风险的患者，或者曾经出现过这类情况的患者，建议加大检测频率（至少每月一次），直到潜在的诱因被彻底查明并纠正。

87. 腹膜透析导管的维护要点

腹膜透析是终末期肾衰竭患者接受肾脏替代治疗的主要方式，保证腹膜透析导管功能完好和安全，是腹膜透析实施的基础和先决条件。其维护要点：

（1）根据患者的情况制订术后导管冲洗方案。

（2）使用足够大的纱布敷料覆盖伤口，不建议使用透明敷料。

（3）手术后由有经验的腹膜透析护理人员更换敷料。

（4）若手术后第 5～7 天未见有血液或液体渗出，可无需更换敷料。

（5）腹膜透析导管放置 2 周后开始行透析治疗。

（6）术后未行腹膜透析治疗期间，建议每周冲洗导管 1 次。

（7）当导管出现作用失常时，应实施非手术性疗法，比如消除大便秘结、尿液滞留、导管弯曲及堵塞等问题。

（8）必须确保至少每年一次对患者置入导管后的疗效进行评估。

88. 自动化腹膜透析机的应用

随着自动化腹膜透析概念的提出，自动化腹膜透析机问世。其操作简捷、透析药量可轻松调整，且患者日间时段可灵活规划日常事务和工作，有助于患者重新融入社会生活。自动化腹膜透析技术为居家治疗提供了远程监控的手段和方法,使居家腹膜透析变得更加安全和有效。

89. 良性前列腺增生常见的手术治疗方法

良性前列腺增生是导致中年及老年男性排尿困难的主要非恶性疾病。该疾病可逐步恶化,一些患者最终不得不依靠外科手术进行治疗,以缓解尿道下段的相关症状及其对日常生活造成的负面影响。经典的外科手术方法主要包括经尿道前列腺电切术、经尿道前列腺切开术及开放性前列腺摘除术。近年来,鉴于激光拥有出色的凝血止血功能及非导电的特点,通过尿道进行的激光切割术逐渐成为治疗良性前列腺增生的关键手段。

90. 留置和维护导尿管相关的手卫生时机

根据世界卫生组织规定的 5 个手卫生时机,为了预防导尿管相关尿路感染的发生,在进行留置和维护导尿管的相关操作中,可以将手卫生时机具体分为:

(1)"两前":在进行任何可能导致无菌尿液被污染的相关操作前,包括留置导尿管前、戴无菌手套前,以及进行收集尿标本或者排空引流袋等接触患者的操作前。此时进行手卫生的目的是保护患者免受有害细菌的侵入。

(2)"三后":在进行任何可能接触患者尿液的相关操作后,包括收集尿标本、排空引流袋和拔除导尿管。此时进行手卫生的目的是保护操作者及周围环境免受有害细菌的侵袭。

因此,在置管前及进行任何导尿管及引流系统相关操作前、后均应进行手卫生。

91. 经尿道前列腺电切术术后持续膀胱冲洗的方法

(1)术后初期快速冲洗法:当外科手术刚刚结束时,在前 2～6h 采用快速冲洗手段,可以取得较好的冲洗效果。具体来说,是在手术结束后的前 2h,不限制持续性膀胱冲洗的速度,然后,根据冲洗液颜色的变化来调节持续性膀胱冲洗的速度,这种方法能有效降低术后膀胱痉挛的发生率。

(2)瞭望式快速漂洗技术:规定膀胱灌洗流速为 140 滴/min,

前提是保证排液路径通畅，封闭冲洗管道 5～10s，随即毫不限制地放开，并保持这种状态 20～30s，之后再恢复至初始设定的流速。该技术能迅速且高效地排出膀胱中积存的细小血凝块，从而有效降低术后膀胱痉挛和出血的可能性。

（3）交替速冲洗技术：快速与正常速度冲洗膀胱交替进行，具体为术后 1h 膀胱冲洗不限速，之后冲洗速度调整到每分钟 100～120 滴。每隔 4h 进行 1h 的无速度限制膀胱冲洗，24h 后，再将冲洗速度降至每分钟 80～100 滴。这样的速度变换策略能避免膀胱张力增加，有助于降低膀胱痉挛的发生概率。

92. 留置尿管期间不常规进行膀胱冲洗的原因

膀胱冲洗的目的是清洁膀胱、稀释尿液、去除结石残渣、避免尿管阻塞，以确保尿液顺利排出。膀胱冲洗作为一种治疗手段，主要用于预防和解决患者血尿导致的血块凝固，治疗已发生的尿路真菌感染等问题。然而，在留置尿管期间，并不推荐经常性地进行膀胱冲洗，其原因之一为膀胱冲洗可能对膀胱壁产生机械性损伤，操作时会破坏导尿管的密闭系统，同时又增加了接口的污染机会和逆行感染的发生率；二是采用抗菌药物冲洗可能会培育出有耐药性的菌种。所以留置尿管期间，膀胱冲洗不是常规护理措施。

93. 老年性阴道炎的治疗及预防要点

随着年龄的增长，女性卵巢功能会持续退化，导致体内雌激素水平降低，阴道壁变薄且失去弹性，从而减弱了抵御微生物侵害的能力，增加了发炎的概率，这在绝经后女性中尤为普遍。常见的症状包括但不限于阴道分泌物减少、外阴瘙痒、尿急和尿频等。主要治疗策略是补充雌激素以恢复阴道自然屏障，绝大部分患者能够恢复健康，但依旧存在复发的可能。因此，除了治疗本身外，更为重要的是加强对女性的健康教育，提高其防病意识和自我管理能力。养成良好的个人卫生习惯，保持私密部位的清洁和干爽，避免感染，这些措施对预防老年性阴道炎具有重大意义。

94. 混合性阴道炎的阴道微生态治疗

由众多病原体引起的阴道炎症状被称作混合性阴道炎，其治疗比单一病原体感染更为棘手，原因在于这种病症涉及复杂的阴道菌群动态变化，若不及时使用适宜的治疗方案，混合性阴道炎极易复发。治疗时不仅要使用抗菌药或针对性药物以清除真菌、滴虫等病原体，还需特别关注调整阴道的微生态平衡，促进微环境的恢复。即便在经过全面诊查后，也有约 30% 的病例难以明确诊断，对这部分患者更应加强阴道微生态的修复。中药和微生态制剂在治疗混合性阴道炎和改善患者阴道微环境方面展现了积极作用。采取抗菌药与微生态制剂如乳酸杆菌联合治疗策略，可以在治疗初期补充必要的乳酸杆菌，帮助重塑阴道自然的健康状态，这对巩固治愈成果、预防疾病复发有重要的作用。

95. 阴道冲洗的并发症及预防措施

（1）阴道黏膜损伤及感染：表现为阴道黏膜红肿、出血，可伴有发热。预防措施为操作时动作轻柔，严格遵守无菌操作原则，选择大小合适的阴道窥器。

（2）处女膜破损：表现为处女膜出血或完整性被破坏。预防措施为操作时动作轻柔，选择较小的冲洗器，无性生活史者不能使用阴道窥器。

96. 产后或妇科手术后患者阴道冲洗的适应证和注意事项

分娩后 10 天或妇科手术后 2 周，如患者出现白带浑浊、有异味，或阴道切口未良好愈合、局部黏膜发生感染、组织坏死，宜采用阴道冲洗治疗。施行时要特别留意，使用的冲洗筒的高度不超过床沿 30cm，防止污染源倒流至子宫腔内或对阴道切口造成进一步损害。

97. 会阴湿热敷的目的和原理

目的：促进局部血液循环，提高局部组织中白细胞的吞噬作用,促进炎症吸收,使血肿局限,缓解肿胀和疼痛,改善组织营养供应,加速组织修复、再生,利于开放性伤口的愈合。

原理:利用热原理、药物的化学反应或渗透压差,直接作用于病变区域,促进药物吸收和肿胀消除。

98. 易出现贫血的子宫肌瘤类型

子宫肌瘤患者出现贫血,多是因为经期血量增加、经期延长。肌壁间肌瘤若体积过大,能够引起子宫内层面积的扩展和内膜的过度增生,进而影响子宫的收缩能力,导致经血过多、经期延长及月经周期缩短;位于黏膜下方的肌瘤亦可导致经血过多和经期延长。因此子宫肌壁间肌瘤和黏膜下肌瘤患者都容易出现贫血。

99. 子宫肌瘤的聚焦超声治疗

治疗子宫肌瘤的方法繁多,包括药物治疗、经动脉子宫栓塞、切除肌瘤的手术及完全摘除子宫等。随着生活品质的提高,患者选择治疗方案时,尤其是想保留生育能力的女性,更趋向于非侵入性且成效显著的方式。作为一种创新的非侵入性疗法,聚焦式超声治疗技术正逐渐推广。该技术凭借MRI的精准导航,将超声波能量集中照射在病灶组织上,产生 $65 \sim 85\ ℃$ 的高温,导致肌瘤细胞蛋白质失活并引发细胞坏死。并且,利用实时 MRI 来确保病变区域定位精确并实时监测治疗过程中的温度变化,精确消融目标组织,同时避免影响邻近正常组织。该技术是一种非侵入式的技术,不需要切开或穿刺就可以进行,无创是其最显著的优势。

100. 乳腺癌相关淋巴水肿的功能锻炼方法

乳腺癌手术后引起淋巴水肿是因手术、放射疗法或癌细胞传播后,淋巴循环遭受阻碍所导致,可致富含蛋白的淋巴液流动不畅,间质液积累发生肿胀。预防和控制此并发症需进行适宜的运动。医生通常会建议患者在手术之后,及早开展逐步增强的肢体训练;手术后 $2 \sim 4$ 周内,避免患肢提起超出 0.5kg 的物品,4 周后应避免提起超出 2.5kg 的物品;避免做剧烈的、反复的、费力的外旋动作，如球类运动、擦拭物品、推拉或快速摆臂动作；还应配合做深呼吸，并进行包括步行和慢跑在内的有氧运动，伤口愈合后可以游泳，但要避免过劳。对于年龄在 18～64 岁之间的乳腺癌康复患者，通常建议每周至少进行 150min 中等程度的有氧运动（即每天 5 次，每次 30min），或 75min 高强度的有氧运动和最少两次的抗阻力训练，包括锻炼大肌肉群，每组训练建议进行 10min，且最好能每日进行体育锻炼。65 岁以上患者宜依照上述建议进行体育活动，若罹患限制行动能力的慢性病，则应遵医嘱适度调节运动时长及强度，同时应避免持续不进行任何运动。关于康复性锻炼的具体方法、时长与频次，都应按照相关活动指导方针来执行或者由有专业资质的运动生理学家及理疗专家依照个人情况，做出专门的评估并规划合适的活动计划。

101. 乳房术后重建指征与类型

重建乳房与多种因素相关，尤其是在经历治疗乳腺癌的外科手术之后，女性可能面临乳房被切除或者乳房形态损毁的情况。通过进行乳房重建手术，患者能够重新恢复乳房的形态、轮廓和解剖特征，进而恢复身体形态的完整。

（1）乳房术后重建的指征：无论出于何种原因，准备接受或已完成乳腺切除的患者，以及由于进行了保留乳腺的手术而致使乳房形态发生显著改变的患者，均适宜考虑进行乳房重建。

（2）即刻重建和延期重建：在进行乳腺切除的同时，借助同一次麻醉即可完成乳腺重建，这便是即刻重建。这种方法的主要优势包括能够保持乳房的关键解剖结构，比如下垂的乳房折痕、乳房本身的皮肤乃至乳晕；减少了手术开销，患者也无需承受失去乳房的心理痛苦。相反，乳房的再造亦可能在全乳切除后数个月至数年里施行，这即为延期重建。

102. 完全植入式静脉输液港的概念及常见并发症

完全植入式静脉输液港（totally implantable venous access port，TIVAP）与PICC相同，是目前乳腺癌患者术后接受化疗时常应用的一种血管给药手段，是一种被完全植入体内的封闭给药系统，由末梢置于上腔静脉的导管和植入皮肤下方的输液接头两部分组成。目前输液港根据植入途径分为上臂式和胸壁式两种，前者植入上肢贵要静脉或肱静脉，后者植入颈静脉，但在置管过程中或携带输液港期间均有可能发生不同类型的并发症，如局部淤血、切口撕裂、感染、导管堵塞、导管脱落、气胸、血气胸等。

103. 胸壁式静脉输液港的置管流程

患者签署知情同意书及麻醉告知书。患者取仰卧位，确定输液港位置并消毒。在实施局部麻醉并生效之后，遵循严格的无菌手术程序，操纵穿刺针进入患者的颈部或锁骨下静脉。随后，在导丝的辅助下妥善放置导管进入血管内。待确认导管尖端正确位于上腔静脉和右心房交汇处之后，于患者体内形成皮下通道及植入小袋。接着将输液港的输入端稳固安装于患者的锁骨下凹陷区域。输入端应植入患者锁骨下区域皮肤下0.5～1.0cm，固定程度较好且不影响患者的自由活动。在将输液港、导管和输入端连接完毕后，进行刺入部位的缝合及导管的固定工作。运用标准脉冲式方法冲管，做好接头处理。在完成上述的操作后，通过对患者进行X线检查来确定其导管的位置是否正确。在操作结束7天后，拆除缝线。

104. TIVAP留置期间的注意事项

患者输液港留置期间，须确保该部位肌肤持续保持干燥、清洁。倘若发现输液口或其隧道附近出现红肿、疼痛等感染迹象，应立即与医师或护理人员联系；应避免用留置输液港的一侧手臂提重物或进行过度的活动，如做引体向上或抬举重负；需小心不要强烈撞击输液口所在位置；在治疗间隙，每隔28天需前往医院对输液港进行保养；如果留置输液港一侧的手臂肿大或动作受限，应即刻到医院进行检查。

105. PICC置管过程中原发性导管异位的预防与处理

在PICC置管时，可能发生原发性导管异位，该情况下导管尖端可能误入未预期的体内部位，包括但不限于进入同侧或异侧的锁骨下静脉、颈内静脉、头臂静脉、腋静脉、无名静脉；奇静脉、左右胸廓内静脉，甚至可能进入右心房或右心室内，造成路径弯曲、环绕等情况。

（1）预防措施：在置管时，必须密切监测患者的各项症状与体征，及时识别导管位置出现偏差的表现，如患者反映有颈部传来涌水声或手臂与肩膀感到疼痛、感觉胸部压迫或疼痛、心跳加速、心律失常，甚至心搏骤停；当导管推进到预计的深度时，应借助超声设备检查插管一侧的颈静脉，确认导管尖端是否误入颈静脉，并做出相应调整；操作者需掌握如何判断胸部X线检查结果，必要情况下进行适当的复位操作，然后再次进行X线检查以核实导管尖端所处位置，并对所有执行的步骤做好记录。

（2）处理措施：应根据实际情况采取相应的处理措施，比如施加颈内静脉压力、注射生理盐水、在多种X光成像设备的监视下进行操作等。导管的复位须在最大无菌屏障和进行无菌操作的条件下完成。PICC外露部分已与穿刺点周边的肌肤产生了接触，因此医护人员禁止向血管内推入导管的任何外露部分。每次导管复位后，都需拍摄胸部X线片确定导管尖端位置，并记录所采取的措施，以便进一步追踪导管使用情况。当PICC的尖端无法重置进而干扰了导管的正常作用，那么就应当考虑重新安放或者取出导管。

106. 静脉用药集中调配中心简介

静脉用药集中调配中心（pharmacy intravenous admixture services，PIVAS）是药物按照其特性在符合国际规范的环境中，通过药师审查处方后，由接受过专业训练的药学人员严格遵循操作规程进行的全静脉营养制剂、抗肿瘤药和抗菌药物等多种静脉用药的混合调配区域。PIVAS 的设立对于提升医院静脉药物配制的品质、确保患者用药安全、合理使用药品，以及加强医疗人员的职业保护等方面具有显著作用。国内的 PIVAS 采用了独立空气净化系统和处理技术，以实现特定区域内的空气独立排放和循环，构建一个局部封闭且相对负压的工作环境，如此能有效限制药粉、药液在规定空间内的分布。为了确保静脉用药配制的质量和医护人员的安全，在 PIVAS 进行集中调配已经成为我国抗肿瘤药物混合调配的主要模式。

107. 化疗药物外渗的处理

化疗药物若不慎渗出，需迅速终止输液并保留给药途径；用注射器抽取留在静脉通路中的剩余药物，并安全移除外周静脉导管或静脉输液港无损伤针。如药物从中心静脉导管渗漏至深层组织，应按医生指示进行 X 线检查，查看导管尖端的确切位置。护理人员要测量患者肿胀区域大小与外渗液体量，确认渗漏范围并做好标记；还需观察受影响区域皮肤的颜色、温度、触感、关节的运动能力，以及渗漏区域末梢组织的血液循环状况。

在化疗药物外渗后的前 24～48h 内，适宜采用冷疗法，如干冷敷或者用冰袋局部冷敷，每次 15～20min，每天至少 4 次。如遇到奥沙利铂或含植物碱的化疗药物外渗，应当给予干热敷，成人使用时温度不应超过 60℃，儿童则不得超过 42℃；若患处出现明显肿胀，可用 50% 硫酸镁或如意金黄散进行湿敷治疗。同时，根据外渗的具体化疗药物类型，护理人员还需要按医生指示使用特定解毒剂和其他疗法。在处理引起水泡的化疗药物外渗时，局部应遵医嘱进行封闭处置，执行封闭治疗时需谨慎，以免损伤置于体内的中央静脉导管装置。

除以上护理措施外，还应抬高患肢，避免局部受压。护

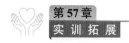

理人员也必须实时做好患者的症状与生命体征记录工作,细致登记外渗发生时间、发生部位及其影响范围、皮肤状况、使用的输液装置和外渗药物的名称、浓度及剂量,以及所采取的处理措施等信息。

108. 胰岛素泵在糖尿病治疗中的优势

(1)能够提高对糖尿病患者在围手术期血糖的控制,减少血糖波动。

(2)可减少胰岛素吸收异常。

(3)可平稳控制血糖,减少血糖波动。

(4)降低低血糖发生的风险。

109. 短期胰岛素泵治疗的适应证

(1)1型糖尿病患者和需要长期强化治疗控制血糖的2型糖尿病患者。

(2)新近发现或既往已明确为2型糖尿病的患者需采用短效胰岛素的集中治疗法。

(3)2型糖尿病患者伴应激状态。

(4)妊娠糖尿病患者或糖尿病合并妊娠及备孕的糖尿病患者。

(5)糖尿病患者围手术期的血糖控制。

(6)需临时使用大剂量皮质类固醇治疗的2型糖尿病患者。

110. 胰岛素泵治疗期间意外高血糖的处理

出现意外高血糖,需排除以下情况:

(1)胰岛素泵:①关闭后尚未重新启动或持续处于关闭状态;②尚存在未清除的报警信号;③输送器自身出现故障。

(2)电池电力不足或电池失效。

(3)输注系统:①更换输液管时,由于未将空气排出,造成胰岛素未能正常输送;②输液管道破损或连接松动,引发胰岛素泄漏。

(4)存放药物装置:①存放药物装置内的胰岛素全部用

完；②气泡堵塞存放药物装置的释药口；③存放药物装置前端损坏破裂，造成胰岛素溢出无法通过注射管道输送入人体内。

（5）前端滴管处：①滴管前端的皮下注射胰岛素装置发生脱落，导致胰岛素未能注入人体内；②皮下注射胰岛素装置与滴管的接合部位出现松动或断裂，引发胰岛素泄漏。

（6）植入区域：在腰部植入的位置出现感染、肿块、瘢痕，或受腰带压迫摩擦的部位，胰岛素吸收不充分。

（7）输液管道可能因胰岛素结晶而阻塞或导致胰岛素失效。

111. 胰岛素泵的日常护理

（1）推荐定期更换注射区域，通常以 3～5 天为一个更换周期，最长不应超过 7 天。若注射位置出现硬结或感到疼痛，应立刻调整。

（2）每隔 2～3 天须更换一次胰岛素输送泵的导管，且在每一次替换输注管道时要遵循以下步骤：须洗净双手，继而对皮肤进行消毒，保持无菌环境并选择适宜的穿刺部位。

（3）定期清洁胰岛素泵，应用软布清洁。

（4）必须防止胰岛素泵受到静电干扰、水浸、冲击和磁力作用。在进行 MRI 扫描时，应取下胰岛素泵并置于诊室之外。

（5）定期回厂检测：根据要求，某些品牌胰岛素泵须定期回厂检测。

112. 甲状腺功能亢进患者发热的预防与处理

患者易于出汗且难以忍受高温，通常是因为其体内甲状腺激素分泌过多，促使代谢活动加快，进而产生畏热和多汗等反应。而治疗过度活跃甲状腺时所用的药物可能导致白细胞计数减少，削弱机体防御机制，增加了患者感染的概率，可能伴随发热等症状。因此，甲状腺功能亢进患者日常应保持充足睡眠，进食高热量、高蛋白食物，避免感冒，一旦出现发热应及时就诊,检查血常规,鉴别甲状腺危象,遵医嘱使用退热药物。

113. 严重水肿患者肌内注射的方法

在实施临床操作时,针对个别患者进行肌内注射,需依照实际状况施行,目的是确保患者健康无恙;对于严重水肿患者,宜选长型针管深层次给药,针梗插入深度应达到其长度的三分之二,注射前应手动压迫注射区域皮肤,推开水肿液,然后进针,完成注射后要持续压迫该部位几分钟,防止药液与水肿液在拔针后外渗。

114. 甲状腺危象患者出现快速性心律失常的药物处理

甲状腺危象患者由于肾上腺素能神经兴奋,心率显著增快,易出现各种快速性心律失常,严重者甚至出现心力衰竭。因此重视患者的主诉、监测患者的心电活动可及时发现其是否出现心律失常。经常应用的药物包含β受体阻滞剂,其关键功能体现在对抗交感神经系统的刺激及肾上腺素的影响、减弱心肌的搏动强度、遏制血管平滑肌细胞的紧缩、减少心脏对氧气的需求量、抑制心脏起搏点电位的肾上腺素能神经兴奋,能有效缓解患者的临床症状。

115. 甲状腺危象患者高热时降温禁用非甾体抗炎药的原因

甲状腺危象前兆的患者会有体温升高表现,体温38~39℃。而发生甲状腺危象患者的体温一般在39℃以上。主要是因为患者血中甲状腺激素大量增多,使儿茶酚胺的作用增强,促进脂肪分解加速,导致急性代谢紊乱。甲状腺危象患者降温禁用非甾体抗炎药,如阿司匹林等,因其能够和甲状腺激素竞争性结合血液中的甲状腺素结合球蛋白,导致血液中游离甲状腺素增多,从而加重病情。

116. 患者自行进行口腔清洁时的注意事项

患者须培养个人良好的牙齿清洁习惯,保持口腔干净。平时多饮水,餐前、餐后、睡前用漱口液漱口。指导患者用软毛牙刷刷牙,定期进行口腔自我检查,发现异常及时报告医务人员。

117. 手消毒剂的种类

消毒洗手液是用来清洁手部皮肤,降低手上的细菌数量的一种卫生用品,主要成分包含了乙醇、异丙醇、氯己定、碘酒等。此类产品有快速挥发型和无需水洗型之分。

(1)迅速干燥型洗手消毒产品:这种消毒液富含酒精及肌肤护理配方。种类涵盖液态、凝胶状及泡沫式三种形态。

(2)免洗型手部消毒液:专为手部外科消毒设计,使用后无需以清水清洗即可完成消毒,种类有溶液、凝胶及泡沫等形态。

118. 骨髓移植前需要做的准备工作

(1)通过组织配型检查,寻找合适供者。优先考虑人类白细胞抗原匹配度较高的直系兄弟姐妹作为捐献者,若没有,则寻找匹配度高的非血亲捐献者。推荐年纪较小、性别为男、未感染巨细胞病毒且ABO血型相容者。

(2)供者同意捐献骨髓并签署知情同意书。

(3)抽取骨髓前2周对供者进行循环采血并保存,以便在术中回输,避免发生失血性休克。

(4)在供者与受者之间血型兼容性较差的情况下(即供者含有受者所没有的血型特异性抗原,比如供者是A型、B型或者AB型而受者是O型;或者供者是AB型而受者是A型或B型),则将提取的供者骨髓与6%的羟乙基淀粉溶液(分子量450 000)以4:1的体积比进行混合。此操作可从骨髓血液中隔离红细胞,以此预防可能出现的急性血红蛋白尿。

119. 骨髓采集方法

(1)在无菌手术室里,通过严谨的手术程序提取供者的骨髓,视患者的实际需求,可提取500~800ml的骨髓。

(2)依据各自的目标,对采集到的骨髓需进行分隔与筛选处理。选用17号或18号注射针头连续筛选两次,或者利用不锈钢筛子进行一次过滤，然后将处理过的骨髓置于输血包中，并添加肝素以防止凝血。

（3）在收集至 400ml 后，须立刻输回术前收集的自体血以避免发生休克。进行骨髓提取时，持续关注供者的血压、呼吸及心率。提取骨髓的速度不应过快，确保每抽取 500ml 骨髓的时间至少为 30min。

（4）采集后用液氮保存或 −80℃ 低温保存。

120. 输注骨髓的方法

（1）在输注骨髓之前，根据医嘱采用抗敏感药物治疗，并采用无滤网的输血器进行输注，避免造血干细胞的粘连。

（2）输注前每袋骨髓需倒挂 30min，使脂肪细胞充分上浮，输注中不得摇动。

（3）输注时先缓慢滴注 20min，注意观察有无变态反应，若无反应一般可调速到 70～80 滴/min 快速输入。

（4）输注中严密观察有无发热、变态反应，尿量和尿色有无异常变化，监测生命体征，如有异常及时处理。

121. 隔离衣与防护服的区别

（1）功能不同

隔离衣：医护人员在接触患者时防止自己被血液、体液等潜在传染源污染，或为了防止患者受到感染而使用的防护用品。

防护服：医疗工作者在接触甲类及视同甲类的传染病患者时使用的防护用品，以预防病毒扩散。

（2）使用者指征不同

穿隔离衣：当处理与接触传播相关的传染性疾病患者时，例如患有传染性疾病者和多重耐药菌感染患者；在对患者施行保护性隔离措施期间，比如对大面积烧伤患者、进行骨髓移植的患者进行医治和照护时；或者在可能会受到患者血液、体液、分泌物及排泄物污染的情况下。

穿防护服：接触通过空气传播或飞沫传播的传染病患者时，在有可能受到患者血液、体液、分泌物及排泄物污染时。

（3）使用对象不同

隔离衣：用以双向保护，既避免医护人员受到传染或污染，也用以预防患者受到感染。

防护服：保护医疗工作者避免感染，实现单方面的隔离保护，主要适用于医疗工作者。

122. 水银式体温计和血压计全面禁止生产的原因

水银式体温计和血压计因其低成本、高检测灵敏度及优良的稳定性能而被广泛应用。然而，水银式体温计（汞含量1g）、血压计（汞含量60g）极易发生汞外泄，造成环境污染，汞的挥发可能导致人体发生急性汞中毒。

2020年10月，国家药品监督管理局综合司发布《关于汞的水俣公约》，自2026年1月1日起，全面禁止生产含汞体温计和含汞血压计产品。目前，医疗卫生机构正逐步使用电子化的体温计、血压计和心电监测设备，以取代水银式体温计和血压计。

123. 无创血压测量的金标准——科罗特科夫音

这是1905年由俄国医生科罗特科夫（Korotkoff）发明的一种通过听诊测量收缩压和舒张压的血压测量技术。科罗特科夫将血压测量中的声音变化分为5期：

第1期：随着臂环内压的逐渐降低，耳边传来首批细微而清脆的跳动声，计量汞柱此刻指向的标尺便是测得的收缩压数值。

第2期：随着压力的下降，声音变大，成为柔和吹风样杂音。

第3期：音量增强且出现了较为清晰的撞击之音。

第4期：声音突然变小，短促而低沉。

第5期：在无法听见跳动声的那一刻，水银标尺显示的数值即为舒张压。

124. 老年人的跌倒风险管理

老年人较易跌倒，其风险源自个人及周遭环境条件。对

于老年人跌倒风险管理,实践推荐如下:

（1）在评估老年人跌倒的风险因素时,需全面分析内部与外部的影响因素。

（2）跌倒的危险因素与社区环境密切相关。跌倒风险评估时,不仅需要对个体进行详细评估,还要考虑社区环境相关的风险因素。

（3）对老年人施行关怀计划时,应将有效的跌倒风险检查与评价包含进去,通过消除风险因素来预防跌倒。

125. 疼痛评估工具有效性的实践推荐

（1）疼痛管理应基于患者自陈式的疼痛评估。

（2）单维度和多维度的疼痛评估工具都能够评估疼痛的严重程度。

（3）在临床上广为应用的疼痛量表有：从评估的简便性和依从性考虑,推荐使用数字分级评分法（numeric rating scale,NRS）；视觉模拟评分法（visual analogue scale,VAS）,在准确度方面表现出色；面部表情疼痛评分法（faces pain scale,FPS）,适合评估交流能力受限的老年与儿童患者；口述描绘评分法（verbal descriptor scale,VDS）,在门急诊环境中对于疼痛患者非常适用,通过划分疼痛等级能够即时了解患者的疼痛强度。

126. 髋关节置换术后康复方案

（1）手术前的康复指导：指导患者进行髋部中间肌群的力量锻炼；训练床上的排泄管理；进行肺部功能的强化,包括深度吸气和有效咳嗽,以及双臂延伸和胸部扩张活动；介绍手术后康复计划,告知需规避的姿势和动作；指导使用手术后的辅助器械,如单拐、拐杖、行走辅助器等。

（2）术后1周内的康复策略：实施因人而异的康复方案,根据患者所接受的手术类型及身体条件,制订个体化的康复方案。在手术当天,患者须取平卧位并保持安静,腿部垂直支撑于阶梯样的垫子上以保持延伸状态；受手术影响的部位下方垫以柔软物品，以便让足膝部适度弯曲；使用专门的 T 形鞋以防止腿部外翻；进行深呼吸练习。术后第 1 天，患者开始在床旁进行动作锻炼，先在床边站立，然后在辅助器械的帮助下逐渐尝试步行训练。

1）呼吸训练：进行深吸气、深呼气和有效的咳嗽、咳痰训练。双上肢做伸展扩胸运动，进行肺功能训练。每一个动作做 10 次，每日重复 2～3 组。

2）踝泵运动：受伤腿部的踝关节主动做背伸和趾屈动作，激发下肢肌群进行等长收缩以压迫深层血管，进而促进血液循环及防止下肢深静脉血栓的生成。每小时做 15 次，每个动作维持 5～10s 后再进行放松，每组重复 10～15 次。

3）肌力训练：开展针对股四头肌、腘绳肌、臀大肌和臀中肌等肌群的静态紧缩练习；进行双臂和健康腿部的肌力提升训练。

4）开展关节活动范围锻炼：①做髋关节伸展操，在弯曲健侧髋部和膝盖的同时，进行术侧髋关节的主动伸直动作，充分伸展屈髋肌和关节囊的前区。②进行髋关节屈曲锻炼，保持膝盖弯曲，在向臀方向拖动足跟的过程中锻炼髋关节的屈曲，注意角度不超过 70°。③进行髋关节外翻练习。在平躺状态下，轻微地使受伤侧髋关节外翻 20°～30°，保证髋关节不发生旋转，并坚持每次持续 5～15min。

5）负重训练：①骨水泥固定型假体。手术完成后首日，患者即可借助助行器或双拐离床负重，练习床边站立、部分负重行走和上下楼梯。随着时间的推移，从部分承重逐步过渡到完全承重行走，并逐渐扩大行走范围，每天重复 3 次，持续 1 周，1 周后改用健侧拐杖或手杖。②非骨水泥固定型假体。患者在手术后第一日也可以借助行走辅助器或者双拐离床，但不应承重。

6）行走锻炼：患者在手术完成后的 24h 内，在物理治疗专家的监督下借助行走辅助器进行地面移动。术后首日的行走锻炼，每次的起始距离约为 5～10m，并应稳步提升，逐步增加训练时间。

7）卧坐位练习：开始时先将健侧的腿屈曲，臀部抬高向前挪动，把健侧腿移至床边，利用双侧肘关节协助自己坐起。接着屈曲健侧腿同时伸直患侧腿，将患侧肢体移动至小腿能自然垂在床沿外。在坐起的过程中，膝盖的位置要保持在臀部以下，避免身体前倾。

8）坐站位练习：以健侧腿微触地面，手臂倚靠拐杖，患侧腿轻触地，借助健侧腿及双手支持挺直臀部而站起。

127. 新型冠状病毒肺炎危重症患者院内转运流程

（1）在患者转移之前，有必要事先与目的地的科室沟通，告知患者离开、抵达的时间点，预计在该科室的逗留时长，以及可能需要的特定器械，并据此规划转运路径。

（2）准备氧气瓶、心电监护仪、密闭式吸痰装置等必需设备，无人工气道患者佩戴医用外科口罩，避免携带不必要物品。

（3）伴随患者转运的专职人员需严格按照二级保护标准，着装包括但不限于防护服、一次性隔离衣、一次性软边帽、医用保护性口罩、护目镜或面罩、乳胶手套等防护用品。

（4）按照设定好的转运路线转运患者，转运过程中密切监测患者生命体征，确保所有转运人员熟知转运路线及突发事件的处理流程。

（5）接收部门安排专人进行对接，接收人员应执行三级防护。

（6）转运结束：①转运人员携带转运物品原路返回；②接收部门接收后应继续密切监测患者生命体征直至平稳；③对转运物品进行终末消毒。

128. 高热患者的饮食护理

建议清淡饮食，摄取高热量、高蛋白、高维生素的低脂食物。提倡患者增加水的摄入量，充分补充水分和电解质，食用新鲜果蔬，防范大量出汗造成的体力衰竭。

129. 亚低温治疗的常见并发症及护理

（1）呼吸系统并发症：肺部感染主要发生在亚低温治疗过程中，该疗法会降低人体的温度，进而干扰身体多种系统功能，从而增加了患者肺部感染的风险。为预防肺部感染，室内应通风且保持卫生，增加患者翻身及拍打背部的频率，建议每 30min 进行一次。此外，使用 0.45% 的氯化钠溶液进行气道湿化和雾化吸氧，有助于降低肺部感染的可能。

（2）循环系统并发症：主要表现为心搏无规律。若患者处于寒冷环境中，可能会出现心率减慢、血压降低，有时还可能引发严重的心律失常，如心房颤动、心室颤动。因此，在护理过程中，需利用心电监护仪监测患者的血压、心率、呼吸速率及血氧饱和度等关键生理参数。亚低温治疗时，需实施持续性24h 动态心电图监测，并做好详尽记录。

（3）冻伤及压疮风险：当患者接受冷疗设备治疗时，由于皮肤和肌肉血管呈收缩状态，致使末梢血流量减少；免疫力亦会相对下降；有些患者不能独立翻身或活动四肢，从而增加了冻伤和压疮发生的可能性。为防止这类状况，须确保冷却器在病榻上铺设均匀，无皱褶，并在其上方覆盖一层薄毯，这种做法能够预防低温伤害，也不会妨碍设备的冷却功能。如冷却器遭冷凝水打湿，须迅速更换。必须仔细观察与冷却器接触的皮肤区域温度与颜色，及时察看肢体末梢循环情况，适当调节水温避免因过冷造成局部冻伤。增加翻身次数、按摩受压皮肤、促进血液循环；保持皮肤洁净且干爽，维持病床的平顺与舒适度。

130. 脑室引流管的护理要点

（1）放置引流管：在无菌操作下，连接无菌引流装置并妥善固定，确保引流管的开口处位于耳廓上方，这样有助于保持颅内压平衡。在转移患者或进行吸痰时，必须夹闭引流管，防止引流液逆流造成的感染。

（2）调节放液速度与量：手术后初期需将引流袋位置提

高,缓慢放液,日排液量宜保持在 300ml 为宜,使颅内压平稳降低。

(3)监测并记录引流液状态:正常脑脊液呈无色透明状、无沉积物。手术后的 1～2 天内可能为血性液体,但之后会逐步澄清。如果脑脊液含血量过多或发现其色泽持续加深,则可能意味着脑室出血未停,此时需立即向医生报告以便及时给予治疗;如果脑脊液变得浑浊,呈类似磨砂玻璃状或者有絮状物,则可能预示颅内发生了感染,应尽快抽取脑脊液送检并处理。

(4)避免感染的措施:执行无菌技术,确保置管处的敷料保持清洁、干燥,每天定时更换敷料和引流袋,若发现有污染立即进行更换;在换新的引流袋期间,应该夹闭引流管,避免引流液逆流造成感染。

(5)确保引流通畅:避免引流管因受压、缠绕、扭曲或堵塞而影响其功能,并特别注意在移动患者或其翻身时,预防引流管拉扯和滑落。

(6)适时拔除引流管:常规引流持续时间一般不宜超出 14 天,若时间过长,容易造成颅内感染。

131. 脑室引流术的并发症及预防措施

(1)颅内感染:是脑室引流术的常见并发症。主要原因有术前皮肤准备或术野消毒不严密;手术操作过程不规范;留置引流管时间过长,细菌等病原微生物沿管道逆行侵入;患者营养不良、免疫功能低下。

预防措施:彻底实施消毒,杀灭皮肤上的致病菌;按照规范化的手术流程,挑选合适的引流管,借助电钻完成颅内开孔,经皮下隧道置管;建议患者食用易于消化的高蛋白、高热量及含充足维生素的食品,以此来增强体质和防御能力;加强患者平日的照护管理,保持病房清洁,做好口腔和皮肤的护理;执行无菌操作原则,更换引流装置或排出脑脊液的同时,需要取样进行细菌培养,以及抗生素敏感试验。

（2）脑室内出血：主要是因为在进行穿刺或放置引流管过程中，对脑内脉络丛或血管造成伤害；或是因为脑脊液排放速度过快，导致扩张的脑室因大量液体迅速流失而压缩坍塌，从而使得脑室壁上的血管及脉络丛出血，继而诱发硬脑膜下或者硬脑膜外的血肿；此外，过量排液导致脑室腔负压过大，同样可能引发出血事件。

预防措施：进行穿刺或放置引流管时，注意力度要适宜，避免用力太猛；若患者为颅内动脉瘤，应避免未经精确判断就随意进行脑室外部排液；在脑室排液过程中，流速要保持稳定，避免过快。对于阻塞性脑积水患者，其排液速度应常规控制在每小时 15ml 的标准范围内，24h 内排液总量宜保持在 350～450ml 之间，切忌超过 500ml。

132. 脑室外引流不畅的原因及处理

（1）因颅内压低于 1.0～1.5kPa 所致的引流不畅，可通过降低引流管高度或抬高床头的方法进行鉴别。若引流液无色透明，CT 检查脑室内无积血、积液，可尝试夹闭引流管，为拔管做准备。

（2）若发现引流管置入脑室过深、扭曲，或末端附着于脑室内壁，可以参照 CT 影像进行调整，将引流管慢慢向外拉至脑脊液开始排出的合适位置，并再次缝合固定。

（3）若引流管被微小血块或脑组织碎屑堵塞，应对管道接口进行彻底的灭菌处理，在无菌条件下，用消毒的注射器轻柔抽取堵塞物。禁止用生理盐水进行冲刷操作。如有需要，应考虑替换新的引流管。

133. 需要进行术前脑室引流的情况

当患者病程进展较快，肿瘤压迫周围脑组织、出现严重脑积水，导致颅内压进行性升高，出现头痛、呕吐症状时，为迅速缓解颅内压增高的症状，避免因肿瘤压迫、小脑扁桃体疝引发的心跳、呼吸骤停，降低手术风险；改善患者术前营养状态和睡眠质量，增加对手术麻醉和治疗的耐受性，于术前

1～2天实施脑室引流术,以有效降低颅内压。

134. 颅内压的监测方式

(1)有创颅内压监测

1)种植技术:经由头部皮肤开刀及钻入头骨的操作,把极小的感应器植入到脑颅之中。

2)导管法:通过脑室引流术,将一根引流导管植入侧脑室中,通过引流的脑脊液或注入的生理盐水来充盈管道,进而通过管内流体将颅内压力传递,连接至压力感应装置进行压力检测。

(2)无创颅内压监测

1)闪光视觉诱发电位(flash visual evoked potential,FVEP):当大脑内的压力增加,影响了神经的电信号途径,会导致FVEP波峰出现的时间增加,增加的程度与脑颅内部的压力呈正相关。

2)经颅多普勒超声检查法:通过监测脑底大动脉血流速度间接监测颅内压。

3)通过测量眼内压:由于颅内压升高会干扰海绵窦静脉的血液回流,进一步妨碍眼房水的正常排出,眼球内的压力也会相应变化。由此可见,眼内压的变化能够间接反映颅内压的高低。

4)其他:如基于电信号分析的颅内压无创监测、视网膜静脉压检测法、鼓膜检测法等非侵入性颅内压测量技术,其精确度与稳定性还需要依据循证医疗的调查和仪器技术的进步来进一步验证。

135. 有创颅内压监测探头植入部位及其优缺点

有创颅内压监测探头植入部位有脑室内、脑实质内、硬脑膜下3种。

(1)通过脑室进行的监测因其稳定性和精确性成为测量颅内压的最优方法,同时该方法支持引流脑脊液,能够评估脑脊液的属性,并提供清晰的波形图。然而,此种手段也伴

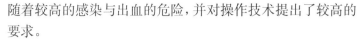

随着较高的感染与出血的危险，并对操作技术提出了较高的要求。

（2）在脑实质内实施监控的好处在于植入迅速、精确且稳定，亦适用于探头无法植入脑室时，且所得波形信号清晰；然而，其不足之处在于仅显示特定区域的压力而非整体的颅内压，而且其中的光纤容易损坏。

（3）在硬脑膜下实施监控的益处在于降低感染率和出血概率，且可以迅速操作；不足之处在于这种方法为间接测量方法，与植入式相比，其可信度和精确度略逊一筹，产生的波形品质也较为低劣。

136. 引起颅内压增高的原因

诱发颅内压上升的因素可以归结为五个主要类型：一是脑内部的生长物侵占了颅内空间，如颅内出血、脑瘤、脑脓肿等；二是脑组织本身体积的膨胀，如脑水肿；三是由于脑脊液的流动和／或吸收出现障碍引起的阻塞性或交通性脑积水；四是脑部血液供应过多或静脉排血受阻，常见于脑部肿胀或静脉窦血栓；五是由于先天性缺陷导致颅内容积减少，如狭颅症、颅底凹陷症等。

137. 神经外科患者发生误吸的高危风险因素

意识状态差（格拉斯哥昏迷评分低于 12 分）；患者年龄大于 70 岁或小于 7 岁；吞咽能力受限至第三级别或更高；存在使用气管插管或施行气管切开进行人工辅助呼吸的情况；经由鼻饲管进食者存在胃内残留液体超出 100ml 的状况；出现呕吐现象；饮食之后常出现咳嗽、声哑、气息粗哑、流口水、口内食物不易清除、感到恶心或抽搐等问题。

138. 发生误吸后的处理

食物被误吸后可在气道内停留，亦会进入支气管树状解剖结构，导致机械堵塞，发生呼吸衰竭导致死亡。因此，鼻饲时应注意观察，一旦出现呛咳、呼吸困难应立即停止进食，并采取以下处理措施：

（1）对口腔及呼吸道进行异物排查和移除：首先对患者口腔内部进行细致检查，一旦发现异常物体，应在手指上绑上纱布将其清除，如果存在可摘义齿等植入物也应尽快摘除，避免对口腔造成损害。若异物无法手工清除，应让患者侧卧并轻拍其背部，或实行海姆立克急救法，即站在患者背后，一手握拳，另一只手紧抓住拳头，然后快速且用力地推压患者的胸骨下端向上，以此动作迅速提升横膈，使气管内部产生强劲的气流，帮助患者将堵塞在呼吸道中的异物咳出。

（2）及时吸出口、鼻咽部分泌物，保持呼吸道畅通。

（3）准备好急救物资和药品：在进行紧急救治时，护理人员应迅速告知其他医师或护士，以便迅速准备好一切所需的急救物资，如有必要，实施纤维支气管镜检查以取出异物。

（4）高流量吸氧。

（5）密切监测患者的意识状态、瞳孔反应及生理指标波动，特别关注其呼吸节奏和血氧饱和度。

（6）做好病情记录和对症治疗：常规进行血氧饱和度监测和床边心电监测，准确记录抢救前、后的生命体征和临床检测指标。积极进行原发病治疗和相应的心肺复苏、抗休克、抗感染等对症治疗。

139. 指导孕妇胎动自我计数

追踪观察孕中期胎动，是一种判定胎儿在母亲子宫中是否健康的简便、经济又实用的方法。一般来说，胎儿每小时至少应有3～5次的胎动。建议在每天早上、中午和傍晚各自选定一个小时进行胎动次数的监测，将这三个时段内的胎动次数合计后乘以4，就可以计算出12h内总胎动次数，理论上12h总胎动次数是30次。如果监测到的胎动次数不足10次或较平时减少过半，可能表明胎盘功能出现问题或胎儿可能存在缺氧状况，应立刻就诊。

140. 胎心音的最佳听诊位置

听取胎儿心跳的位置根据胎儿的先露部位而定，在母体腹部偏向胎儿背部的区域胎心音最为清晰。头先露时，通常在母体脐下的左右两侧胎心音可以听得较为明显；臀先露时，胎心音的听诊位置一般位于母体脐上方的左侧或右侧区域；若为肩先露，听诊胎心音的位置则随着胎儿的降落或移动而改变。

141. 先兆临产的判断方法

（1）在分娩临近之时，孕妇经常会出现"假性临产"现象。这种情况下，子宫的收缩往往持续时间较短（不超过30s），且收缩间隔时间长而缺乏规律性。伴随的宫缩力度并未逐渐加强，多在夜间发作而清晨则自行缓解，仅导致轻微的下腹胀痛感。此时，宫颈仍未有效短缩且宫口的扩张也不明显。通过应用镇定类药物可以有效地遏止这类假性临产的情况。

（2）大部分初次怀孕的女性发现随着孕期的推进，其上腹区域比之前更加舒畅，食量也随之增加，而且呼吸更加轻松。这种感觉主要是由于胎儿的头部开始下沉至骨盆入口，导致子宫底部位置下降所致。同时，由于胎儿头部对膀胱产生压力，孕妇常常出现频繁排尿的情况。

（3）临产前24~48h，孕妇可能出现"见红"现象。这是由于宫颈内口附近的胎膜与该处的子宫壁分离，引起毛细血管破损，导致阴道排出少量血液，此血液与宫颈管的黏性分泌物混合后流出体外。这种情况通常被视为即将进入分娩阶段的一个较为确切的信号。如果排出的血量超出正常经期的量，则不应视作临产迹象，反而可能是晚期妊娠相关出血病症，例如前置胎盘等。

142. 导乐分娩技术

在国际医学界，常常用"助产师"来称呼那些拥有孕育子女经验、怀抱奉献之心，以及具有接生技能的女士。她们将教授待产妇生产知识，鼓舞其信心，并进行心灵上的慰藉，协助其消除恐惧。整个生产过程中，助产师始终守护着产妇，借鉴自身生产经验与医学知识，针对不同阶段的产程提出有效策略与忠告。这样的陪伴与指导，能够缩短生产时间，减轻产妇分娩与产后的失血风险，减少剖宫产的概率，同时降低新生儿的患病率，有益于母子安康。

143. 监测孕妇血糖的主要方法

（1）血糖仪进行毛细血管（指尖）血糖监测。

（2）动态血糖监测。

（3）糖化白蛋白监测。

（4）糖化血红蛋白（glycosylated hemoglobin，HbA1c）监测。

144. 血糖仪进行毛细血管（指尖）血糖检测的适用情况

（1）对于需要通过调整生活习惯来管理血糖的患者而言，监测血糖水平有助于认清饮食和体育锻炼对其血糖带来的变化，进而作出相应调节。

（2）口服降糖药的糖尿病患者。

（3）使用胰岛素的糖尿病患者。

（4）特殊的糖尿病患者，包括围手术期、危重症、1型糖尿病、妊娠糖尿病患者，以及低血糖高危人群等。

145. 动态血糖监测的适用情况

动态血糖监测分为回顾性和实时性两种。

（1）回顾性动态血糖监测适应证

1）1型糖尿病患者。

2）需胰岛素强化治疗的2型糖尿病患者。

3）糖尿病患者在个人监测血糖的过程中，遇到如下任何情形：不能解释的严重低血糖事件、低血糖反复出现、对低血糖无感觉、在夜间经历低血糖，或是出现不明原因的血糖上升，特别是在空腹期间、血糖波动剧烈，或者由于对低血糖的担忧导致刻意保持血糖在较高的水平。

4）妊娠糖尿病或糖尿病合并妊娠患者。

5）患者教育。

（2）实时性动态血糖监测适应证

1）糖化血红蛋白（HbA1c）<7%的1型糖尿病患儿和青

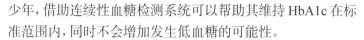

少年，借助连续性血糖检测系统可以帮助其维持 HbA1c 在标准范围内，同时不会增加发生低血糖的可能性。

2）对于 HbA1c≥7% 的 1 型糖尿病患儿和青少年，可以采取实时动态血糖监测。

3）有能力接近每日使用的成人 1 型糖尿病患者。

4）住院接受胰岛素治疗的 2 型糖尿病患者。

5）处于围手术期的 2 型糖尿病患者。

6）非重症监护室环境下使用胰岛素治疗的患者。

146. 监测糖化白蛋白的情况

（1）短期血糖波动监测的高效标志：与 HbA1c 相比，糖化白蛋白对短期血糖的波动反应更为敏感，并且能展现出糖尿病患者在过去 2～3 周的血糖平均水平。

（2）对糖尿病进行检测：糖化白蛋白比例超过 17.1% 便能筛选出大多数未确诊的糖尿病患者。出现糖化白蛋白的异常往往是糖尿病高风险人群应接受口服葡萄糖耐量测试的关键提示。

147. HbA1c 监测的适用情况

HbA1c 是医疗实践中衡量长期血糖管理水平的权威标准，作为调整治疗策略的关键参考，可反映过去 2～3 个月内的血糖管理水平。

148. 妊娠糖尿病孕妇在孕期出现低血糖的处理

妊娠糖尿病孕妇在孕期出现低血糖后，立即予以心电监测，开放静脉通路。遵医嘱经静脉补充葡萄糖，静脉滴注胰岛素时须控制输液的速度并加强巡视。关注患者的清醒程度，并监测其生理指标，待其恢复清晰认知时询问其个人感受，若存在不适，立刻寻找诱因并告知主治医师。密切监测血糖和 HbA1c 水平，及时汇报医生监测结果。病床要加床挡，加强生活护理，防止跌倒、坠床等情况发生。

149. 妊娠糖尿病孕妇孕晚期监测胎儿情况的方法

建议妊娠糖尿病孕妇在孕 28～36 周期间，每隔四周就接受一次产前超声检查。此外，根据医疗指导需要提高检查频率。对此类孕妇而言，越临近生产，越要密切监测胎儿的变化。对于需依赖注射胰岛素或口服药物来控制血糖的妊娠糖尿病患者，建议从孕 32 周起每周进行一次非应激性胎心监测。

150. 妊娠糖尿病孕妇分娩期间的血糖管理

产妇在生产过程中，需每隔一小时检查一次血糖水平，保证其在 4～7mmol/L 范围内。如妊娠糖尿病患者在生产时血糖无法保持该范围，则可以通过静脉给予葡萄糖与胰岛素。若产妇须做全麻手术，应从麻醉开始时计时，每半小时监测一次血糖，直到胎儿顺利出生且产妇完全恢复清醒状态为止。

151. 正常分娩(normal birth)的界定

世界卫生组织在 1996 年最早提出了正常分娩的定义：产程起始必须是自发性的，整个生产过程中保持低风险状态（无任何并发症），胎儿于孕 37～42 周顺利以头部先露的方式自然娩出，分娩结束后产妇与新生儿均处于健康状况。继此之后，众多国家的相关机构和组织依次推出了各自的正常分娩定义，对这一概念作出了更精确明了的划定。随着对分娩过程中过度医疗干预的风险认知，正常分娩越来越受到关注。明确正常分娩的定义，并识别属于该范畴的干预手段，对于减少不必要的医疗介入，以及确保母婴健康至关重要。

近年众多国际机构及各国相关机构目前一致认同正常分娩，正常分娩中的干预包括使用一氧化二氮和氧的混合物缓解疼痛、定时监测胎儿心跳、积极管理胎盘娩出期。而非正常分娩的干预手段则涉及催产、使用产钳或吸引器辅助分娩、剖宫产、会阴切开，以及产后立即进行脐带结扎。

152. 孕妇的风险评级和高危因素识别

分娩前应对孕妇进行全面评估，及时辨别高危孕妇和高危因素。依照《孕产妇妊娠期风险评价及管理工作规范》，孕期风险级别可得以区分。没有合并症与并发症出现的孕妇，被视作低危险群组。孕妇高风险的因素包括孕妇个体存在的合并症与并发症，以及胎儿相关的并发症：①孕妇自身的风险因素，涉及心血管和脑血管病变（比如孕期血压增高等）、代谢系统异常（如妊娠糖尿病等）、免疫系统疾患、神经系统病变、肾脏疾病和肿瘤等情况，以及之前不良的妊娠及手术经历。②关于胎儿的风险因素，涵盖了胎儿发育迟缓、胎动减少、脐带循环不畅等症状。③与胎盘相关的风险因素，包括前置胎盘、胎盘植入等异常情况。

153. 延迟脐带结扎（delayed cord clamping）

所谓延迟脐带结扎，是指在新生儿出生后60s以上，或脐带停止搏动后（约出生后1～3min）再断脐。对无需急救的足月儿和早产儿，建议延迟脐带结扎。近些年的相关随机控制试验研究揭示了延迟脐带结扎所带来的好处：该做法能够扩充新生儿的血液量，降低对输血的需求，减缓早产儿脑室出血概率，减少由缺铁引起的贫血可能，有利于传输免疫因子与干细胞给新生儿，还有助于提升早产儿脑组织中的氧气含量。且此方法并不会使产妇产后出血风险升高。然而，对于出生即呈现窒息状态需要立即抢救的新生儿，应立即结扎脐带。

154. 自由体位分娩法

即在正常分娩过程中采取非仰卧体位（俯卧位、蹲位、立位、坐位、侧卧位等）。采取合适的分娩体位可促进产程进展、纠正胎位不正、减轻分娩疼痛及保障母婴安全。

经典的仰卧位可能因腹部大动脉受到挤压而降低子宫的血液供给，进而引发胎儿供氧不足，并且还可能会抑制子宫的自然收缩。而采用立位或侧卧位则更加有利于子宫的正常收缩，能更有效地利用腹部的压力，在经由阴道进行自然分娩时提供更为显著的辅助，同时，这样也能降低产妇会阴部位肿胀和撕裂的风险。发生肩难产时，立即采取俯卧位,可使胎儿双肩顺利娩出。除胎膜早破伴胎头高浮者需要平卧、抬高臀部外,建议产妇自行选择舒适体位。

155. 无保护会阴接生技术的概念

无保护会阴接生技术是指第二产程中助产士根据产妇实际情况,采取不保护会阴、不做会阴切开术,而让产妇利用子宫收缩充分扩张会阴中心腱,不采取人工干预而经阴道分娩的方法。该项分娩技术注重由助产士操控新生儿头部娩出的速度,使新生儿以一种顺其自然且行进缓慢的方式通过生殖道,最大程度利用了会阴部位的伸展性,确保其受力均匀,使得会阴肌肉得到彻底的伸展,有效降低会阴肌肉撕裂或切开的可能性,从而减少因会阴损伤所导致的产后出血问题,并且提升产妇产后的舒适感。无保护会阴接生技术的优势在于:降低产妇分娩时的痛苦,降低会阴部位的撕裂和切开概率,有助于产妇盆底肌肉快速恢复功能,体现出以人为本的生育理念。

156. 凯格尔(Kegel)训练法的相关知识

产妇在生产后需通过自主控制会阴和肛管的节奏性紧缩行为,来增强以耻骨尾骨连线为核心的盆底肌肉群。执行过程中,应辅助产妇保持舒适的体位并引导其做缓慢而深的呼吸,吸气时绷紧肛管、会阴及尿道口,维持 4~6s;呼气时松弛肌肉,持续约 10s。此类练习每次应保持 15~30min,每日完成 2~3 组。或者可以选择每日完成 150~200 个练习,持续 6~8 周,以此作为治疗的完整周期。凯格尔训练法因其操作简便,不受时间、地点和姿势的限制,已经成为提高盆底功能的首选方法,尤其是在产后恢复期广泛应用。对于压力性尿失禁,能够实现 50%~75% 的治疗成功率。

157. 为新生儿实施正压人工通气的指征

(1)羊水被胎粪污染且新生儿存在呼吸抑制。

(2)气囊面罩通气效果不佳。

(3)需要胸外心脏按压。

（4）需要使用肾上腺素。

（5）特殊情况，如先天性膈疝。

158. 气管插管正确插入气管的表现

（1）每次通气时胸廓都有明显起伏，无胃部扩张。

（2）肺部听诊有呼吸音且对称，胃部听诊无或有较小的声音。

（3）呼气时气管导管内壁有雾气。

159. 新生儿心肺复苏时，参考经阴道分娩的健康足月儿生后动脉导管前血氧饱和度标准

（1）1min 60%～65%。

（2）2min 65%～70%。

（3）3min 70%～75%。

（4）4min 75%～80%。

（5）5min 80%～85%。

（6）10min 85%～95%。

160. 早产儿黄金小时体温管理的概念

"黄金小时（golden hour）"这一概念最早于1973年由Cowley等研究者提出，指成人在遭受急性伤害后，治疗的关键时间，着重指出受伤之后最初60min对救治成效起决定性作用，直接影响着伤患的恢复情况。至1990年，The Vermont Oxford Network 将"黄金小时"这一概念用以描述极低出生体重儿出生之后的首个小时。近期，这一观点在新生儿重症监护病房（neonatal intensive care unit, NICU）的运用越来越普遍。这一概念提出是为了建立一个标准，将早产儿的远期并发症发生率降至最低。研究显示，在早产儿出生后的"黄金"1h之内，实施迅速而有效的医疗救助，能够显著改善早产儿的短期健康情况，例如降低体温过低、血糖过低和低氧血症的发生率，并对其长期的健康结果产生正向作用，例如降低颅内出血、慢性肺疾病及视网膜病变的发生率。在降低早产儿的发病率和死亡率方面，"黄金小时"发挥着至关重要的作用。

161. 保温箱温度调节的方式

（1）手动控温：依据设定目标，提前设定保温箱的温度至所需水平，继而根据患儿的实际体温来评估所设温度的适宜性。

（2）肤温控制

1）根据设定特定皮肤目标温度调控保温箱温度，将体温传感器贴于患儿的上腹部（避开肝脏所在的位置），同时设定期望达到的局部皮肤目标温度。保温箱的加温系统会根据传感器检测到的体温与预设目标温度的差异进行相应的加热作用。这一方式的不足之处在于保温箱内的温度波动可能较为剧烈，一旦患儿体温升高，箱内温度反而会降低，这可能会造成假性不发热状态，不易被察觉，从而对病情观察造成不便。

2）将传感器置于保温箱中央接近患儿的位置，设定目标温度，此方式箱内温度波动较小，缺点是不利于维持患儿体温稳定。

162. 蓝光箱光疗灯管的使用时限

（1）普通蓝光灯管使用时限为 1 000h。

（2）日光灯管使用时限为 2 000h。

（3）LED 光疗灯管使用时限为 5 000～50 000h。

163. 新生儿生理性体重下降的原因

新生儿出生后的 2～4 天内，因进食量少、不易察觉的水分流失及胎粪的排出，体重可能会减少 6%～9%，通常情况下不会超过 10%，10 天之内体重通常能够回升至出生时的重量。对于早产儿来说，体重的减少可能会更为显著，达到10%～15%，且需要 2～3 周的时间方能回升至出生时的重量。

164. 新生儿免疫接种的实施

除非有特定的限制措施，新生儿通常在出生 24h 之内首次注射卡介苗以免受感染，同时分别在出生后的第一个 24h、满月及半岁时各注射一次预防乙型肝炎的疫苗。

165. 成功促进母乳喂养的十项措施

（1）全面贯彻执行《国际母乳代用品销售守则》及世界卫生大会的相应决策。拟定书面化的婴幼儿喂养方案，并定期与员工及家长沟通，构建一个持续性的监督与资料管理体系。

（2）确保工作人员充分掌握必要的知识、技术和能力，以促进和支持哺乳工作。

（3）就母乳喂养的关键性和具体实施方式与孕妇及其家属进行对话。

（4）分娩后即刻开始不间断的肌肤接触，帮助母亲尽快开始母乳喂养。

（5）支持母亲开始并维持母乳喂养及处理常见的困难。

（6）在没有医疗必要的情况下，坚持纯母乳喂养，避免给予新生儿任何额外的食品或饮品。

（7）让母婴共处，并实践24h母婴同室。

（8）协助母亲辨识并针对新生儿表现出的需要进食的信号作出反应。

（9）向母亲阐述使用奶瓶、奶嘴及安慰式奶嘴所带来的潜在危害。

（10）安排好出院事宜，确保父母和新生儿能够得到持续不断的帮助及关照。

166. 乳头内陷或较短者哺乳时的注意事项

（1）孕37周后进行乳头伸展练习。双手大拇指可从多个方位对乳晕周边施加压力并向外拉扯，每天操作一至多次。

（2）产后乳头内陷影响母乳喂养者，可将哺乳用硅胶乳头直接贴于乳房上，扣住乳头，再让婴儿通过吮吸硅胶乳头吸出乳房中的乳汁，或使用吸奶器将母乳吸出后喂养婴儿。

167. 乙型肝炎病毒携带者进行母乳喂养

产妇在分娩过程中，特别是即将生产时，通过胎儿与母亲的血流交接或胎盘接触，可能将乙型肝炎病毒传递给新生儿。因此，即便是乙型肝炎患者，也不需要绝对禁止母乳喂养。然而对于这些新生儿，必须在其出生后的24h之内注射专用且高效能的乙型肝炎免疫球蛋白，并随后开始乙型肝炎疫苗的接种计划。经主、被动免疫后接受母乳喂养。

168. 新生儿补充维生素 K 的原因

研究发现，维生素 K 不易通过胎盘传给胎儿，可能导致新生儿缺乏这种营养素，因此增加了罹患出血性疾病的风险。基于此，2016 年欧洲儿科胃肠病、肝病及营养学学会提出一项指导方案，其中强调了为每个新生儿补充维生素 K 的重要性，并认为肌内注射是确保该药物效果与安全的最佳给药方法。世界卫生组织也提倡对所有新生儿进行维生素 K 补充，以预防因缺乏这一营养素引起的出血问题，推荐的注射剂量是 1mg（对于体重在 1 500g 以下的早产儿需减至 0.5mg）。对于存在出血危险的新生儿，如产伤、早产、母亲孕期接受影响维生素 K 代谢的医治，或新生儿需要手术治疗等情况下，必须采用肌内注射方式补充维生素 K。

169. 新生儿脐带护理方法的进展

目前，我国多数妇产保健设施尚广泛采取对新生儿脐带进行割断，并对其及周围皮肤进行消毒处理，再对脐带端部进行结扎的措施。但是，根据世界卫生组织的推荐，在严格无菌操作的情况下，新断的脐带和周围皮肤不必要进行消毒和结扎，最好保持开放，确保清洁且干燥，有助于脐带快速脱落。对于脐部的日常清理保养，建议每日仅用无菌盐水或灭菌注射用水彻底清洗脐部，不需要辅以消毒措施，清净后使用干棉签擦拭，保持脐部不被覆盖或裹绕，脐带残端须暴露于空气中，保持其清洁和干燥，以促进脐带顺利脱离。研究证实，这类更新的护理方法并不会加大脐部受感染的概率或是延长脐带自然脱落的时间，反而能减少操作步骤，缩减开销，同时方便对脐部进行观察。若脐带断面被粪、尿污染，应使用洁净流动的清水冲洗，并擦干确保其保持干燥。脐带末

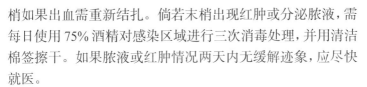

梢如果出血需重新结扎。倘若末梢出现红肿或分泌脓液，需每日使用75%酒精对感染区域进行三次消毒处理，并用清洁棉签擦干。如果脓液或红肿情况两天内无缓解迹象，应尽快就医。

170. 婴儿抚触的作用

婴儿天然地渴望与成年人的身体接触和亲昵行为，这种现象被称作需要肌肤之亲。如果这种需求得不到满足，婴儿可能会出现抑郁情绪、饮食欠佳和生长发育迟缓等问题；而亲密的肌肤接触能够有助于情感调适及感官的整合。

有研究证实，长期、规律的抚触对婴儿的体格成长和消化系统、神经系统、免疫系统的发育都有很好的促进作用。通过温柔的触摸可以帮助婴儿增长体重，调整睡眠、增强抵抗压力的能力；进一步促进婴儿神经系统的成熟；提升婴儿自身抵御疾病的能力；同样也能够使得母亲得到积极的反馈，助力母乳分泌，对母乳喂养大有益处。

171. 腹部 I-L(ove)-U 抚触方法

用右手沿顺时针方向，在婴儿的左侧腹部自上而下勾勒出"I"字形状，接着按照操作者的视角从左边开始向右边绘制一个逆向的"L"形图案，并紧接着同样由左往右描绘一个逆向的"U"形轮廓。在进行此操作时，确保绕开脐周围和膀胱区域。

172. 袋鼠式护理

哥伦比亚在20世纪80年代早期提出了一种专门针对早产儿和低出生体重儿的照护方式，即袋鼠式护理（kangaroo mother care，KMC），涉及婴儿与母亲早期进行一段时间的直接皮肤接触，此做法自新生儿出生后持续至满40周以矫正孕周。世界卫生组织对KMC的定义包含三个方面：婴儿与母亲的持续皮肤接触，即袋鼠式体位或称皮肤接触照护；优先进行纯母乳喂养，早期辅以其他喂养方式直至过渡到完全的母乳喂养；尽快使婴儿出院，以降低医院环境的负面影响。

这一照护模式有效降低了婴儿的死亡率和疾病发生率,对其神经系统生长发育、睡眠质量、免疫能力、母乳摄入及减轻痛苦等方面均有正面促进作用,同时也有助于缓解母亲的焦虑和家庭压力。

173. 儿童血标本采集注意事项

注意采集血标本的时间、方法、采血量应准确,一般选择晨起安静状态时采集血标本。对时间、体位、进食有特殊要求的血标本应提前告知患者;同时采集多种血标本时,应先将血液注入血培养瓶,再注入抗凝试管,最后注入干燥试管;严禁在留置针处或输液、输血针处采血,最好在对侧肢体进行采集。

174. 儿童股动脉血气分析标本采集方法

在完成消毒的部位,寻找动脉搏动最为有力的部位,并以左手示指和中指固定该部位。随后,右手持针垂直穿刺,见鲜红色血液反流时,固定好针体与针尖,同时左手快速抽取约 0.5～1ml 的血液。抽血结束后,迅速拔针,并用力压迫穿刺点 5～10min 至停止出血。拔针后,立刻将针头放入防止接触空气的密封凝胶保护套,以隔绝空气,双手搓动一次性血气针,避免凝血,应在半小时内将血标本送往检验科进行检测。

175. 发热对患儿的影响

在高温的情况下,患儿常有舌炎、齿龈痛、腹胀、饮食减少、恶心、呕吐等表现;发热初期及高热时期,患儿会出现神经系统功能亢进(可见焦虑、头痛、头晕、失眠、幻觉及语无伦次)、心率加快、呼吸加快、尿量减少且浓度增加、分解代谢加快、血糖水平上升等症状,患儿若体温过高甚至可能导致痉挛;当体温下降时,大量流失水分和电解质会造成营养失衡,易引起电解质紊乱。

176. 高热惊厥

儿童时期,在上呼吸道感染或其他传染性病症初期,如体温激增至 39℃以上,可能出现抽搐现象,前提是已排除了颅内感染与其他可能导致抽搐的器质性或代谢性疾病。典型症状包括肢体或肌肉突然出现僵硬或抽动,眼睛定格、斜视、发直或上翻,同时意识丧失。这类抽搐事件通常持续若干秒至几分钟,极少个例会进入持续性抽搐状态(即抽搐时长超过 30min)。经历抽搐后,患者意识迅速恢复,中枢神经系统无异常表现,脑电波检查结果在抽搐发作后两周内通常回归正常,遗传因素亦有可能影响。治疗措施包括控制抽搐发作、降低体温、针对病因的治疗,以及防止抽搐再次发作。

177. 腹泻患儿输液速度的调节要点

儿童腹泻合并中度脱水,如不及时补液,会因营养和水分流失过多、摄入不足,而出现水、电解质紊乱。静脉输液的速度主要根据患者脱水的严重性与未来流失液体的预计量和速度来调节。对于严重脱水的患儿,特别是已经出现显著外周循环障碍者,初始治疗阶段应迅速增加血容量,使用等渗溶液,根据体重按照 20ml/kg 的剂量,在 30～60min 内迅速输注。累积性的液体损失(扣除已补充的血容量)应该在 8～12h 之内补足,根据体重每小时给予 8～10ml/kg;当脱水状况得到纠正之后,在补充持续性的体液损耗和正常生理活动所需液体时,应当降低输液速度,在随后的 12～16h 内完成补液,根据体重每小时予 5ml/kg。输液过程中注意观察患儿的病情变化,避免在短时间内输入过多液体,造成其他并发症。

178. 脱水患儿静脉补液注意事项

(1)遵医嘱安排 24h 的液体总量,并遵循补液原则输注。

(2)使用输液泵严格掌控输液速度。

(3)密切监测患儿症状变化,防范心脏功能下降和肺部积液的出现;检查静脉输液是否通畅;关注皮肤状态和排尿量的变化,以及脱水症状是否有所缓解,对比输液前后差异,以评估输液的效果;注意有无酸中毒现象,并在纠正酸中毒

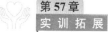

之后观察是否因低钙引发痉挛；在补充碱性溶液时，应防止溶液外渗造成的组织坏死；监测是否出现低钾血症，依据补钾原则，严格控制补钾浓度和速度。

（4）确切地记录24h液体出入量。摄入的液体涵盖饮用水、静脉注射的溶液及食物中的水分，而排出的液体则包括汗液、尿液、呕吐物与排泄物中的水分，以及无形的水分散失等多种形式；对于婴儿和幼儿而言，由于二便不易直接收集，故可采用称重尿布的方式来估算其排泄物中的液体量。

179. 患儿经烤灯照射后臀部皮肤的护理方法

患儿经烤灯照射后，还应适时采用暴露法等护理患儿的臀部皮肤。应在患儿臀下铺上洁净的尿垫，无需紧裹，力求让其肌肤尽可能接触空气或日晒；务必及时替换被弄脏或潮湿的尿垫；每次排尿、排便后，须用温暖的水洗净其臀部，并轻柔地擦拭至干爽，如有必要，可在局部涂抹保湿油、婴儿护理霜或防感染的药膏；努力维持患儿臀部肌肤的洁净和干爽状态。暴露时注意为患儿保暖。

180. 患儿臀红程度的判断

臀红按皮肤损伤情况分为轻度、中度和重度。

（1）轻度：表现为皮肤潮红，可伴有皮疹，无破损。

（2）中度：除了轻度表现外，还有皮肤小面积糜烂、破溃、脱皮。

（3）重度：呈现较大区域的皮肤严重溃烂、开裂或是皮层剥落，偶尔伴随其后的继发性感染。

181. 臀红患儿油膏或药膏的选择

依据患儿臀部皮肤损伤的严重程度决定使用油膏或药膏。

（1）健康肌肤：更换尿布时，清理肌肤后适量涂上润肤品（比如保湿隔离膏、凡士林或者鞣酸药膏等），并不推荐涂撒爽身粉。

（2）轻度臀红：对于轻微的臀红，选用不添加酒精、具备防护功能的护肤品进行涂抹，如霜剂、软膏或浆状的局部保

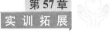

护药物，此类护肤品能在肌肤表层建立防护层，有效防止大便和尿液对肌肤造成的侵扰。

（3）中／重度臀红：在出现液体渗漏时，首先要对渗出物进行处理，然后应用能够吸收的粉剂药品（比如羟甲基纤维素钠粉或是含有其他成分的造口皮肤保护粉末），最后使用无酒精成分的皮肤防护剂来涂抹。

（4）如合并真菌感染，可在涂抹抗真菌粉剂后使用皮肤保护剂覆盖或遵医嘱使用抗真菌药物，如外用1%克霉唑。

（5）执行了上述策略后，若72h内患处皮肤未见好转或情况急剧加重，应尽快联合皮肤科专家、创面造口与失禁护理专科护士共同商讨诊疗方案。

182. 超声雾化吸入与氧气雾化吸入的区别

超声雾化吸入是通过超声波技术，药液被细化成小于5μm的微小雾珠，这些雾珠被患者吸收进入肺部的细支气管和肺泡等区域，此法旨在防治多种疾患。该技术可灵活调节雾化量，产生的雾珠细致平均，使用体验温和且令人感到舒适。缺点是雾化容器容积大，液体量大，但浓度低，雾化时间长，吸入气体氧含量低于正常空气中的氧含量，患者可能感到胸闷、气促等。

氧气雾化吸入是依靠氧气推动，快速的空气流将溶液击碎为直径小于5μm的细小雾化颗粒，这些颗粒伴随呼吸动作进入呼吸道，传输至肺部深处的肺泡。此技术有助于减轻炎症、稀释痰液、缓和痉挛现象。通过氧气推动的雾化治疗可以显著增加药物在目标区域的浓度，缩短治疗周期，且患者的不适感较小，降低了诱发患者产生刺激性咳嗽等不良反应的风险。同时采用高浓度氧气还可降低肺萎陷和肺部扩张不全的可能性。因此，这种方法目前是儿童雾化吸入的优先选择技术。

183. 儿童氧气雾化吸入的注意事项

（1）合理操控氧气供应系统，警惕使用氧气的风险，确保实施"四项预防措施",即防火、防热、防油、防堵塞。

（2）湿化瓶内保持干燥,不能盛水,以免水进入雾化器内将药物稀释影响药物的疗效。

（3）根据患儿年龄、病情、配合程度使用面罩或口含嘴进行雾化,同时应观察患儿排痰情况,雾化后如痰液仍不能咳出,可以予以拍背、体位引流、吸痰等操作。

184. 儿童胸、背部叩击排痰的注意事项

（1）进行胸部叩击帮助排出痰液的最佳时机是在进食前30min或餐后2h,以及饮水30min之后。

（2）叩击时应以不产生疼痛为宜,不能在裸露的皮肤、接近伤口处或胸腔引流管处叩击,亦不可在脊柱、乳房及肋骨以下部位叩击。

（3）存在凝血功能异常、心脏疾病、肋骨骨折和气胸未进行胸腔引流的患儿禁止叩击。

（4）在实行敲打和震动以帮助排痰的过程中,基于患儿体格、营养水平及其身体的承受程度,应恰当决定敲打的手法、时长、次数及频率。

（5）严密观察患儿的反应,注意观察其呼吸频率、脉搏变化。当患儿出现呼吸困难,应评价其是否需给予氧气治疗。若伴有咯血、头昏、疲乏、血压浮动、呼吸节奏异常或心律不齐等症状,应立刻中断治疗。

185. 呼吸衰竭患儿的气道管理

（1）合理氧疗和湿化气道:氧疗应维持 PaO_2 在 $65\sim$ 85mmHg,采用加温湿化器湿化气道,必要时给予雾化吸入治疗。

（2）物理治疗:包括体位引流、翻身、叩背、吸痰等。

（3）对于气管插管患儿应根据吸痰指征及时吸痰,吸痰前 $30\sim60s$ 提供浓度为 100% 的氧气,婴儿采用高于基线 10%$\sim$ 20% 浓度的氧气,避免低氧血症的发生。吸痰时应先吸口、鼻咽部,后吸气道内分泌物,吸痰时负压 <40kPa,新生儿 <13.3kPa,

吸痰时间＜15s，同时注意观察患儿咳嗽情况、痰液性状、呼吸音等。

186. 肌少症的早期判断方法

（1）根据外观判断

1）观察虎口、锁骨上窝及太阳穴处：一般情况下，老年人这3处应该都是饱满、有肌肉的，但有些肌少症患者可能出现凹陷或肌肉流失的问题。①手背虎口：示指与拇指靠拢时，拇指前后移动时骨骼间的肌肉应该为平坦或隆起的。②锁骨：当肌肉放松、手臂放下时，女性可微微看到锁骨，男性则不应看到。③太阳穴：肌肉量足够时，太阳穴应是饱满状态，若呈现凹陷，则有肌肉流失。

2）评估小腿围度：自行用双手大拇指和示指环抱小腿进行测量，轻松完成环绕，或发现与小腿间存在较大间隔时，需留意，这或许是肌少症的征兆。

（2）根据活动能力判断：观察老年人日常的活动能力，也能判断出是否有肌少症的风险。

1）走路迟缓：在室内平地行走时，是否会越走越慢，或出现行走困难的现象。

2）握力下降：在平时拿取物品或是日常购物时，是否可以轻易拿起约5kg的重物。另外，毛巾总是拧不干、水杯总是拿不稳等现象都可能是握力下降的表现。

3）行动吃力：从椅子上起身变得困难，无法马上站立起来，必须用手撑住桌面或扶手，才能从椅子站立起来。上楼梯出现困难，上两三阶台阶就需要休息，都可能是因肌肉流失而影响行动能力。

4）摔倒风险提升：如一年内出现多次（不少于两次）跌倒事件，需格外注意。

5）体重减轻：过去6个月内，在非刻意减重的情况下，体重减轻5%，如原本体重60kg的老年人，半年内没有特别原因体重减轻3kg（原本体重的5%），也需特别注意。

（3）根据自我感受判断：当老年人自己感觉到有以下现象时，家属应特别注意。

1）在主动与家人或朋友握手的过程中，感到握力减弱。

2）过马路时，既往一个绿灯时间内就可以一次性地过完马路，但现在可能无法一次通过。

3）既往上、下楼梯可以不用借扶手使力，现在需要扶手辅助，才能顺利地上、下楼梯。

经过对观察法评定方式的探讨，学者 Morley 于 2013 年提出了老年肌少症快速筛查问卷（SARC-F），这一工具综合了测评肌力（strength）、步行是否依赖辅助工具（assistant in walking）、起立（rise from a chair）、爬楼（climb stair）、摔倒（fall）五个维度，用以迅速判别肌少症。

187. 肌少症主要运动治疗方式

锻炼是增强及维持肌肉质量与力量的极佳途径之一，亦为对抗肌少症的核心策略。此策略因费用不高、成效突出而受推崇。通过及时有力的介入，可有效预防、延缓及治疗肌少症，乃至于可逆转该症状。肌少症主要运动治疗方式包括抗阻运动和有氧运动。

（1）抗阻运动：这种锻炼形式为肌肉为了抵御外部施加的压力而进行的非主动性锻炼。众多研究指出，老年人开展抗阻运动是较为安全的。美国体育医学会认为若要增强肌肉力量和耐力，建议使用拉力带、进行蹲起等练习方法，每星期进行 2～3 轮的力量训练，保证每轮完成最低 8～12 次的最大重复运动。对于 50～60 岁才开始进行力量训练的人群与体质较弱者，更适宜采取轻量级负荷，建议使用的负荷量以能完成 10～15 次重复训练为准。在面对年长或体质不佳的人群时，应警惕关节受损风险，应规避过繁的强度训练，以防血压升高等风险。

（2）有氧运动：是指人体在氧气充分供应的情况下进行体育锻炼。对于年长者而言，漫步是一项极佳的运动方式，宜每日步行达 8 000 步,大约每分钟步速为 650 步。推荐每周进行 1～3 次慢跑或速走锻炼,每次约 1.2km(10min 内完成),并且可交替进行慢跑和速走。除了上述锻炼方式,根据个人情况及爱好,也可选择体操、太极拳、游泳、桌球、瑜伽或自行车等多样化的活动。老年人进行体育活动时,应将心率控制在最大心率的 60%～80% 范围内,其中最大心率计算方法为 220 减去实际年龄。因此,合适的心率下限 =(220 - 年龄)× 60%,而上限 =(220 - 年龄)× 80%。

188. 轮椅的种类

轮椅种类较多,可供不同类型的患者进行选择、使用。一方面,可以在最大程度上帮助患者进行日常生活;另一方面,可以帮助患者进行康复训练。目前,轮椅的种类主要有以下几种:

(1)手推型轮椅:需他人助力的坐轮,扶手设计可选用敞开型、定死型、可取下型,该种坐轮主要应用于看护场所作业。

(2)电动轮椅:适用于成年人及儿童,其重量大约为常规轮椅重量的两倍,能够适应不同类型患者的使用要求。操作方式多样化,可以选择用手或者小臂来操控,该类轮椅配备的操纵杖反应敏捷,轻轻一动手指或小臂即可控制。对于那些手臂功能完全丧失的患者而言,亦可选择利用下颌来驾驭的电动轮椅。目前,更进一步推出了可以通过呼吸或者眼动来操控的电动轮椅。

(3)运动型轮椅:专为赛事打造的轮椅。该轮椅以重量轻便和快速移动为特点。采用了耐用的轻质合金材料制作,并且其设计支持卸下扶手及踏板,以及可移除背部把手部分。

(4)躺式轮椅:支撑背部的部分可从竖直状态倾倒至与地面平行的状态,且脚托部位角度可任意调节。

(5)折叠式轮椅:具有可折叠的车体,便于携带和转移。这类轮椅在国内外被普遍采用。针对不同宽度的座位和各种高度的需求,能够为成年人、青少年及儿童提供服务,同时也可以更换更大尺寸的座背和依靠面,以配合儿童成长过程中的变化要求。此外,折叠轮椅的扶手和脚托皆可拆卸。

(6)其他特殊轮椅:包括但不限于单边被动式轮椅、专为使用厕所设计的轮椅,以及配备升降结构的轮椅。

189. 肌少症患者坐姿训练方法

(1)患者坐稳,后背紧贴轮椅靠背,双眼平视,坐姿端正。

(2)上身稍前倾,双上肢扶住扶手,肘关节微曲,双下肢屈曲。

(3)髋与膝处于同一高度,双足平行与骨盆同宽。

190. 肌少症患者的减压训练方法

(1)患者用双上肢支撑身体,抬起臀部减压,片刻后放下臀部,反复进行练习,每次练习 15～20min。

(2)无法用双上肢支撑身体者,可使躯干侧倾,一侧臀部离开坐垫并抬起。

191. 新型老年护理全身清洗装置

(1)清洗装置的优势:通过流动水沐浴能够冲洗去除表皮细菌、污点和脱落的死皮等不洁物,从而保障皮肤健康的新陈代谢及天然的防护机能。利用此装置可大幅降低体力投入并缩短操作时间,尤其在医院和家庭护理环境中显得尤为关键。对于需长时间卧床的患者而言,其洗浴清洁作用特别关键,明显提高了清洁的品质,尤其对于久卧病榻的老年人的皮肤健康有着明显助益,有助于减少患者可能遭遇的其他健康风险。该全身清洗保健设备免除了重复更替洗涤水和抹布的步骤,也减少了看护人员频繁俯身造成的体力消耗,进而降低了看护人员腰背受伤的可能。此外,其操作便捷且迅速的特点,极大提升了照护效率,同时提高了患者及其家属的满意度。

(2)清洗装置的使用方法:需获得患者许可及协作,先将充气床垫放置其身体下方,充入空气,连接排水管,确保水容器灌满水源,接通电源,设定适宜水温,为其进行卧床式全身洗涤。洗涤结束后,用毛巾擦干身体,并更换干爽衣物。操作时需持续监控其健康状况,若观察到心率、血压、呼吸、意识等出现任何变化,或患者有不舒适反映,应当即中断操作。

192. 无盆擦浴

(1)无盆擦浴的优势:医院感染,特别是水源性感染,常与浴盆与水中的杂质有关。这些以水为媒介的致病因子在医院内通过直接皮肤接触(如患者洗漱)、间接接触(如接触被污染的环境或器械)及空中飞沫等方式传播。传统用肥皂和毛巾的洗涤法会损伤皮肤的防护机制。新式无盆擦浴,通过使用一次性湿纸巾和清洁剂完成洗浴,所用清洁剂为弱酸配方,有助于维护皮肤的保护层;含有的非离子表面活性剂能更好地去除排泄物,有益于保持皮肤的自然功能。

(2)无盆擦浴的方法:采用干洗液和一次性湿纸巾进行身体清洁。开始前需评价患者的健康状况与皮肤状态;准备物品包括一瓶干洗液和一包湿纸巾;事先应将这些清洁用品加热至40～44℃;展开并对半折叠湿纸巾,向其上喷洒四次干洗洁肤液(约3.1ml),使用已经喷涂好的湿纸巾对身体进行擦拭。通常,每个身体部位使用一片湿纸巾清洁,擦拭的顺序为:头部、颈部、面部、左侧胸部、左臂、右侧胸部、右臂、左腿、右腿、会阴区域、背部及臀部。对于体型偏大或皮脂分泌较为旺盛的患者,可以增加湿纸巾的数量,反复进行擦洗。

193. 实用型开关控制出水式床上洗发装置

该装置由挂袋和洗发盆两部分组成,挂袋有供悬挂的开孔,并配置了两个独立的侧室(左侧室体积约100ml,右侧室体积约2 500ml)。每个侧室的底端均配备了一根短管,且短管上有用以控制水流通断的阀门,两根短管在末端连接成"Y"字型,连接点安装有可卸式花洒头,花洒头的软管部分则安装有用于调节水量的控制装置。洗发盆配备颈枕和头

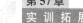
枕。在进行头发清洗时,向左侧室中填充混合了洗发水和水的溶液,另一侧则加入了无杂质的水。将密封性良好的悬挂式袋置于床旁,并保障使用者的颈部受到颈枕的承托,同时使头部舒展平卧在头枕上。随后,将调配完成的洗发液轻洒于患者头发之上,用双手轻抚以实施清洁作业,完成后使用清洁水洗净头皮,直到泡沫和污垢全部洗去。

194. 卧床老年人专用吹风机

该装置背部环绕新型蜂窝状的吸风口,智能控温、控速。顶部有开关键、风力控制键、冷风键和加热键,附有蓝灯、红灯及加、减号指示牌,内侧有180°环形、细长状出风口,内含可充电电池,侧面设 USB 充电口,正面两侧及底部装有橡胶材质防滑垫。其质地轻盈、操作简单,即使是失能老年人也能无需辅助轻松使用。

195. 预防阿尔茨海默病的生活方式指导

阿尔茨海默病(Alzheimer disease, AD)发病与日常生活习惯密切相关,改变生活方式有助于降低罹患 AD 的概率。《阿尔茨海默病防治手册》提出了第一个专门针对 AD 预防的证据指南,指出不满 65 岁者应致力于维持或减少体重,保持健康的生活习惯,维持精神状态良好,预防诸如高血压、糖尿病等会影响认知能力的疾病;通过健身活动、合理饮食和遵循详细的生活计划,维持体重指数在 $18.5\sim24.9\text{kg/m}^2$。对于65 岁及以上的老年人,体重不宜过轻,一旦体重出现减轻趋势,就应立刻注意其认知状态,并保持定期锻炼。推荐老年人参与阅读和棋类等能够激发大脑功能的活动,促进大脑健康;建议停止吸烟,并远离"二手烟"。对吸烟人士来说,应该为他们提供戒烟咨询、尼古丁替代疗法及其他医疗帮助,协助他们通过行为方案或有组织的戒烟方案成功戒除烟瘾。同时,保证充足和高质量的睡眠是预防 AD 的关键手段之一,老年人如果有睡眠障碍,应该及时咨询医生或接受相应治疗。

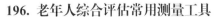

196. 老年人综合评估常用测量工具

全面的老年综合评估任务牵涉到跨学科的合作,对老年人的身体健康、精神状况及社交环境进行周密的考察,以此作为基础,设计出旨在维持及增强老年人的健康状况和日常功能的医疗计划,提高老年人的生活质量。这样的评估方式是现代老年医学领域的关键技术手段之一,并且对于诊断老年多系统疾病极为有效。因此,提供全方位医疗服务的机构及专门治疗老年患者的医院需采用周全且精细的评估流程,对老年人的整体健康状态、身体机能(例如日常生活自理情况、身体协调性和移动能力、摔倒风险等)、营养状况、心理健康水平(如认知能力、情绪紊乱、焦虑或抑郁等情况)、体弱症状、肌肉流失、疼痛感、并发症、用药情况、睡眠障碍、听视障碍、口腔卫生、排尿控制问题、压力伤害、社会支持网络及现居住境况等众多方面进行全面评估。

197. 住院患者跌倒的紧急处理方法

(1)他人急救:若家人目睹患者跌倒,基本原则是避免随意移动患者,应迅速联系紧急医疗服务人员前来处理;医疗人员抵达现场后,应立刻评估跌倒的原因、身体接触地面的位置、意识状况、瞳孔反应,并且进行生命体征检查,确认是否存在损伤、伤害的具体部位及伤害的严重程度,特别是要重点查看是否有头颅损害、骨折或者内部出血等情况。

面对神志不清的患者,经医生初次判断之后,执行外科止血和简易敷料等急救措施;对于有呕吐症状的患者,需将头部轻斜至一侧,并清除其呕出物及口鼻的分泌物,确保其气道畅通无阻;若患者呈现呼吸与心搏骤停,须立刻开展心肺复苏操作;在转移患者时,应稳定其病情,并根据伤势选用恰当的移动方法以便安全转运。

在遇到清醒的跌倒者时,宜首先询问其摔倒的经过和细节,以此判断是否与头晕或脑血管异常有关,并据此进行必要的紧急干预;如果患者呈现剧烈的头痛、面部歪斜、说话困

453

难、四肢无力等脑卒中表现,应避免紧急搀扶(可能会加剧出血或缺血状况);在患者身上若出现了创伤或流血,应立刻执行止血和绑扎操作;检查患者是否有疼痛、关节变形或四肢位置改变等可能提示骨折的迹象,并在医生的指导下,妥善移送患者以进行进一步治疗;询问患者是否存在腰部或背部疼痛,下肢活动或感觉是否有异常,或是否出现大小便失禁等可能表明腰椎受伤的情况,运用恰当的方法移动患者,进行进一步的处理。如排除以上状况,老年患者若欲尝试自己站立,应给予辅助以帮助其缓慢而稳妥地站立,引导至床边休息并继续观察,确认患者无恙后方可离开。

(2)自我急救:以仰面摔地为例,当事者跌倒之后应弯膝,稍作休息,随后用力将身体朝向靠近椅子或其他物品的方向旋转,使身体呈趴卧状态;接着手掌撑地,抬起臀部,屈膝,尽可能面向椅子或支持物呈跪姿,并用双手握住椅背或支持物,借此帮助自己站立;暂且休憩,力量稍有恢复后,利用报警设备联络医疗人员,并告知摔伤情况。

（李　爽　接成刚　张　萍　刘　爽　孙佳琦　郭建多）

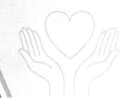

参考文献

[1] 赵成香. 常用护理技术操作与考评 [M]. 上海：上海交通大学出版社, 2014.

[2] 吴惠平, 罗伟香. 护理技术操作并发症预防及处理 [M]. 2 版. 北京：人民卫生出版社, 2023.

[3] 中华护理学会精神卫生专业委员会. 精神科保护性约束实施及解除专家共识 [J]. 中华护理杂志, 2022, 57（2）：146-151.

[4] 中国临床肿瘤学会肿瘤专业委员会, 中日医学科技交流协会热疗专家委员会, 中华医学会放疗分会热疗学组. 肿瘤热疗中国专家共识 [J]. 实用肿瘤杂志, 2020, 35（1）：1-10.

[5] 戴晖. 50 项护理操作技术图解与评分标准 [M]. 2 版. 北京：中国医药科技出版社, 2017.

[6] 贾爱芹, 郭淑明. 实用护理技术操作与考核标准 [M]. 郑州：河南科学技术出版社, 2021.

[7] 王楠, 王亚玲, 于瑞英. 情景体验式临床人文护理操作精选 [M]. 郑州：河南科学技术出版社, 2023.

[8] 张美萍, 石玮, 秦澎湃, 等. 改良大量不保留灌肠方法行肠道准备的临床效果观察 [J]. 结直肠肛门外科, 2021, 27（4）：409-411.

[9] 李小寒, 尚少梅. 基础护理学 [M]. 6 版. 北京：人民卫生出版社, 2017.

[10] 黄金, 李乐之. 常用临床护理技术操作并发症的预防及处理 [M]. 北京：人民卫生出版社, 2013.

[11] 姜保国, 陈红. 中国医学生临床技能操作指南 [M]. 3 版. 北京：人民卫生出版社, 2020.

[12] 李映兰, 王爱平. 护理综合实训 [M]. 2 版. 北京：人民卫生出版社, 2022.